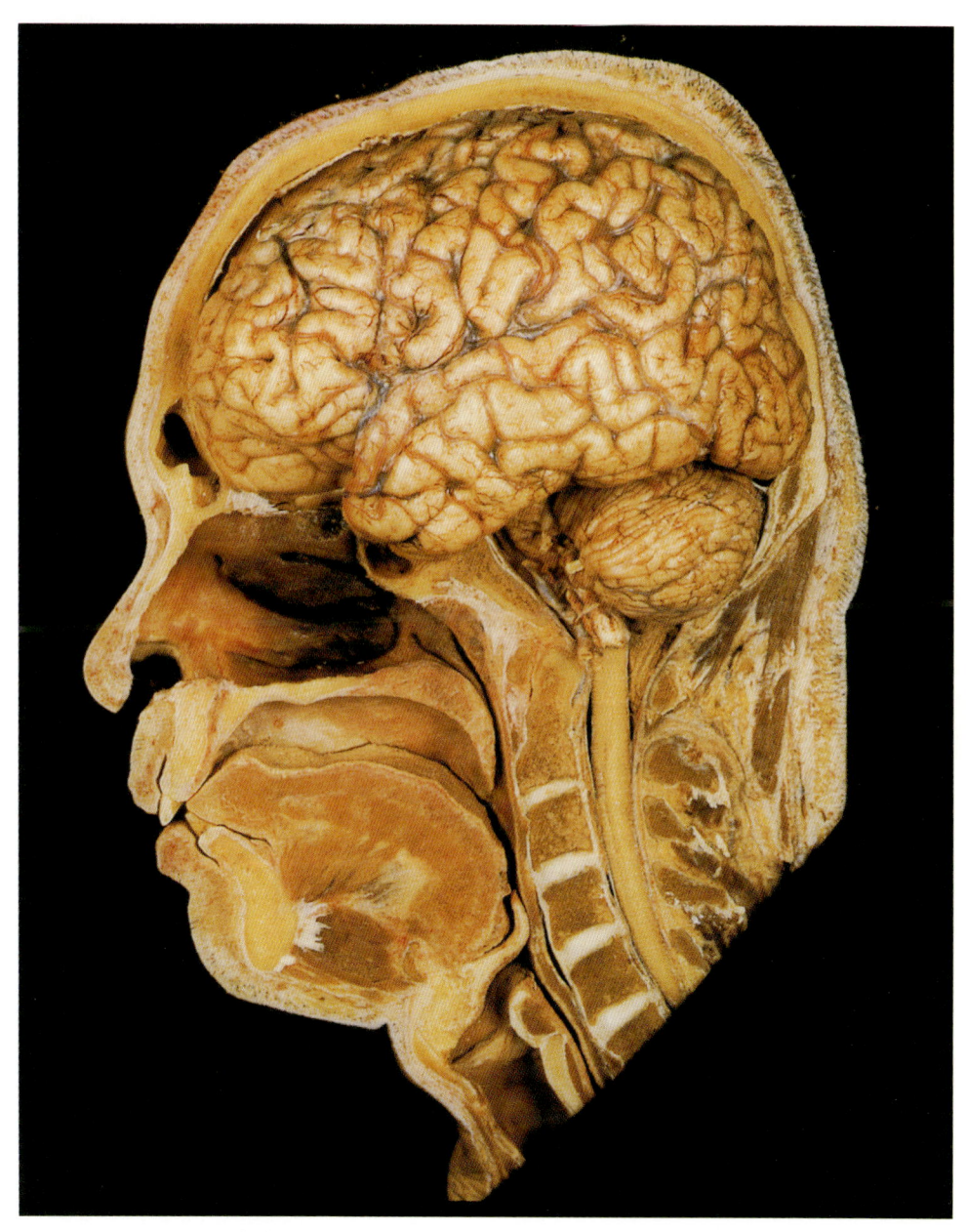

図1　ヒトの脳と脊髄

軟膜で被われ、顔面部は正中断されている。頭蓋骨の中にあるこのどろどろした灰白質の物体の中に意識のようなものがどうして生ずるのであろうか。また、ヒトの脳における神経元同士の膨大な結合とその多様性がもたらす組合せから、ヒトの意識の創発と諸能力を説明することが可能であろうか。(写真は J. W. Rohen, 横地千仭教授らによる)

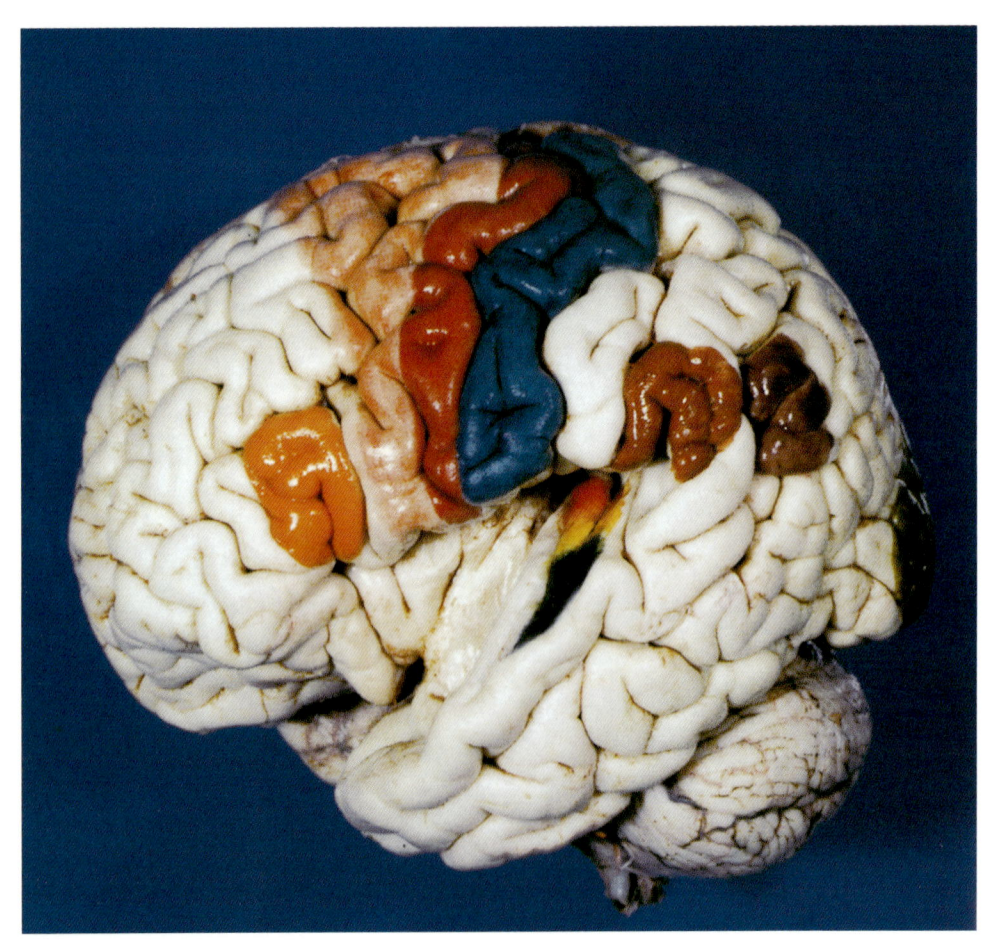

図2　大脳皮質の機能局在
大脳皮質にある種々の機能中枢を色分けして示す。赤は主として骨格筋を支配する体運動領とその関連中枢、青は身体の感覚を司る体知覚領を表わす。外側溝を開き、島と側頭葉の内側面で聴覚領のある所も示してある。
（写真は J. W. Rohen, 横地千似教授らによる）

医療のための脳・神経解剖学の基礎

増補改訂新装版

齋藤基一郎
植草学園大学保健医療学部教授・医学博士

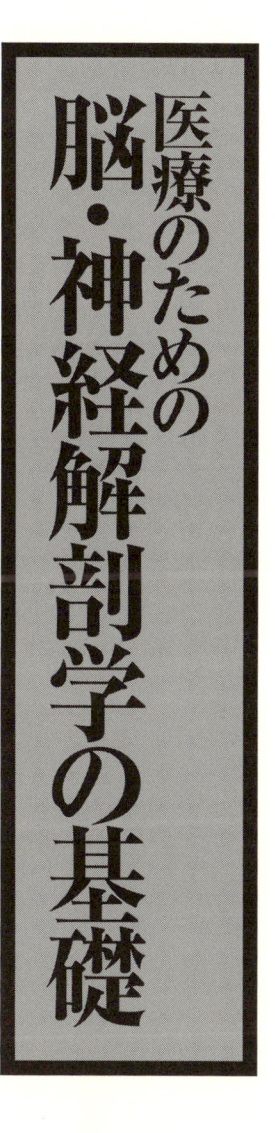

王　昌立
中国医科大学教授

後藤保正
首都大学東京健康福祉学部教授・医学博士

元就出版社

序　文

　21世紀は人間とは何か、その本質を自然科学的に追求すべき人間学の時代となろう。人間の構造と働きの解明、そのうちでもとりわけ、心を生み出す脳の機能と構造に多くの分野の学徒が深い関心を寄せている。しかしながら、脳や神経系の構造はすこぶる複雑で難解であり、解剖学や生理学の専門教官が学徒に教えるにあたって、その概要を理解させるだけでも非常に困難な問題にぶつかる。まず、脳の構造を良く理解するには、良質な教科書を選定し、脳を自ら解剖して肉眼的に充分観察し、連続切片や種々なる方法で染色された標本をたえず顕微鏡で観察し、脳図譜を参考としながら脳の立体構造とその働きを学ぶことが肝心である。本書の内容は、この点教える立場にたって、実際の経験に基づき、医療に従事する学徒が何を最も知りたいか、何が大切かを良く考えて、そこを系統だてて手際良く纏めてある。

　本書の特徴は脳と脊髄はもとより末梢神経系全域に及び、それらの関係を一貫して、美しい解剖アトラスを豊富に用い記述していることにある。また、その内容は基本的事項を系統解剖学の順序に従って述べており、やや専門的な事項や最近の新しい解析手法による所見（MRI像、電子顕微鏡像、脳血管造影像）も含めてある。

　また更なる特徴は臨床上参考になる重要な神経疾患の症状とそれに関連する部位についても述べてある。従って、医療に従事する学徒が脳や神経系の構造と機能を集学的に理解するのに役立ち、この分野の研究者にも新しい知見を伝え、すでに学んだ知識の整理にも役立つことを期待している。

　本書の実現には数年の春秋を経ており、今これを世に送り出すに際し多くの責任を感ずるが、本書が医療を目指す学徒に幾分なりとも神経科学に対する興味を喚び起こす端緒と成れば幸いである。なお、誤りがないよう最大の努力を尽くしたつもりであるが、何分にも取り扱う範囲が広く思わぬ誤りがあるかも

知れない。この点は専門学者の叱正を得て訂正してゆきたい。

　最後に、本書の出版にあたり、種々貴重なご助言を戴いた筑波大学名誉教授松下松雄先生、また立派な図版の転載をご許可下さった日本大学名誉教授で恩師の小島徳造先生、そして原稿の整理・校正・タイプなどに協力してくれた渡辺聡子さん、さらには編集にご尽力を下さった元就出版社の浜正史氏に心から感謝の意を表する。

　　　2001年11月吉日

　　　　　　　　　　　　　　　　　　　　著者を代表して　齋藤基一郎

改訂版にあたって

　本書は出版以来、すでに8年の歳月が過ぎ、追加補遺と修正を必要とする個所が生じた。また初版発行後、多数の学徒やその他の人達から熱心な質問と批判があって予想外の反響に心から喜んでいる。本書によって、より多くの学徒が神経科学と脳の解剖学に興味を持ち、さらに深い専門的な知識を探求されてゆくことを望む。なお、今回の改訂版を支援していただいた元就出版社代表の浜正史氏に謝意を表して改訂版の言葉とする。

　　　2009年2月吉日

　　　　　　　　　　　　　　　　　　　　　　　　　　　　齋藤基一郎

医療のための
脳・神経解剖学の基礎

――― 目　次 ―――

序文…………………………………齋藤基一郎………… *3*

―総　論―

(一) 神経系の区分 ………………………………………………… *11*
(二) 神経系の構成 ………………………………………………… *13*
  A　神経細胞（神経元、ニューロン）………………………… *13*
    a．神経細胞の構造…………………………………… *13*
    b．神経元の分類……………………………………… *14*
  B　神経膠細胞………………………………………………… *16*
  C　反射と反射弓……………………………………………… *17*
  D　神経系の基本的構成モデル……………………………… *19*
  E　神経細胞とシナプスの微細構造………………………… *20*
(三) 神経系の通常用語 …………………………………………… *27*

―中枢神経系―

(一) 脊髄 …………………………………………………………… *31*
  A．脊髄の外景 ……………………………………………… *31*
  B．脊髄の内景 ……………………………………………… *34*
    a．灰白質……………………………………………… *34*
    b．白質………………………………………………… *36*
      1．長い上行線維束……………………………… *38*
      2．長い下行線維束……………………………… *39*
  C．脊髄反射 ………………………………………………… *40*
  D．脊髄の障害 ……………………………………………… *42*
    a．灰白質の障害……………………………………… *42*
    b．白質の障害………………………………………… *43*
    c．混合性障害………………………………………… *43*
(二) 脳 ……………………………………………………………… *43*
  A．脳幹（延髄、橋、中脳）………………………………… *46*
    a．脳幹の外景………………………………………… *46*
    b．脳幹の内景………………………………………… *48*

　　　　1．脳神経核……………………………………………………………… *48*
　　　　2．伝導路の中継核……………………………………………………… *53*
　　　　3．神経線維束…………………………………………………………… *56*
　　　　4．網様体………………………………………………………………… *58*
　　　　5．脳幹の主な横断面の構造…………………………………………… *59*
　　c．脳幹の障害……………………………………………………………… *63*
B．小脳………………………………………………………………………… *66*
　　a．小脳の外景……………………………………………………………… *66*
　　b．小脳の内景……………………………………………………………… *66*
　　c．小脳の線維連絡………………………………………………………… *71*
　　d．小脳の機能……………………………………………………………… *72*
　　e．小脳の障害……………………………………………………………… *72*
C．間脳………………………………………………………………………… *75*
　　a．間脳の構造……………………………………………………………… *75*
　　b．間脳の障害……………………………………………………………… *80*
D．大脳………………………………………………………………………… *81*
　　1．大脳の外景……………………………………………………………… *85*
　　2．大脳の内景……………………………………………………………… *90*
　　3．大脳皮質の障害………………………………………………………… *97*
　　4．大脳髄質の内景………………………………………………………… *101*
　　5．大脳基底核……………………………………………………………… *102*
　　6．側脳室…………………………………………………………………… *104*
　　7．辺縁系…………………………………………………………………… *104*
　　8．大脳基底核の障害……………………………………………………… *104*
E．神経系の伝導路…………………………………………………………… *105*
　　a．求心性伝導路…………………………………………………………… *105*
　　　　1．深部感覚伝導路……………………………………………………… *105*
　　　　2．脊髄小脳路…………………………………………………………… *106*
　　　　3．浅部感覚伝導路……………………………………………………… *108*
　　　　4．頭部の浅部感覚伝導路……………………………………………… *110*
　　　　5．聴覚伝導路…………………………………………………………… *111*

　　　　　6．視覚伝導路……………………………………………… *111*
　　　　　7．嗅覚伝導路……………………………………………… *113*
　　b．遠心性伝導路………………………………………………… *114*
　　　　　1．錐体路…………………………………………………… *115*
　　　　　2．錐体外路………………………………………………… *117*
　　c．伝導路の障害………………………………………………… *120*

　　　　　　　　　—末梢神経系—

(一) 脳神経………………………………………………………………… *123*
　1．脳神経……………………………………………………………… *123*
　　Ⅰ．嗅神経………………………………………………………… *123*
　　Ⅱ．視神経………………………………………………………… *126*
　　Ⅲ．動眼神経……………………………………………………… *126*
　　Ⅳ．滑車神経……………………………………………………… *128*
　　Ⅴ．三叉神経……………………………………………………… *128*
　　Ⅵ．外転神経……………………………………………………… *131*
　　Ⅶ．顔面神経……………………………………………………… *131*
　　Ⅷ．内耳神経……………………………………………………… *133*
　　Ⅸ．舌咽神経……………………………………………………… *133*
　　Ⅹ．迷走神経……………………………………………………… *136*
　　Ⅺ．副神経………………………………………………………… *140*
　　Ⅻ．舌下神経……………………………………………………… *140*
　2．脳神経の障害……………………………………………………… *141*
(二) 脊髄神経……………………………………………………………… *145*
　1．脊髄神経…………………………………………………………… *145*
　　A．頚神経叢……………………………………………………… *148*
　　B．腕神経叢……………………………………………………… *150*
　　C．胸神経………………………………………………………… *152*
　　D．腰神経叢……………………………………………………… *155*
　　E．仙骨神経叢…………………………………………………… *156*
　　F．尾骨神経……………………………………………………… *159*

2．脊髄神経の障害……………………………………………… *159*
(三) 自律神経……………………………………………………………… *163*
　　　A．交感神経系………………………………………………… *164*
　　　B．副交感神経系……………………………………………… *167*
　　　C．内臓感覚神経……………………………………………… *169*
　　　D．内臓神経叢………………………………………………… *170*
(四) 脳と脊髄の被膜、脈管及び脳室………………………………… *171*
　　　A．脳と脊髄の被膜…………………………………………… *171*
　　　B．脈管と脳室………………………………………………… *176*
　　　C．脳室と脳脊髄液の循環…………………………………… *185*
関連参考図書と索引……………………………………………………… *186*

―総　論―

　神経系統は**中枢神経系**となる**脳**と**脊髄**、これに連なり全身に分布する**末梢神経系**に含まれる**脳神経**と**脊髄神経**からなる。人体を構成する各系統の種々なる細胞、組織、器官はたえず異なる活動を行い、それらの機能を統一するものが神経系である。人体は神経系を通して常に変化する内部環境と外部環境に適応し、ヒト自身の生存と発展を維持している。

　長い人類の歴史を経て発達してきたヒトの神経系、特に脳は動物のそれより遙かに複雑に進化し、ただ単に感覚と運動の統合に関与するだけではなく、感情、言語、学習、記憶、思考、自我、そして創造など、他の動物には及ばない意識的な面に重要な役割を果たしている。

　ヒトの最高中枢としての大脳はその中に意識を創発し、宇宙を認識するばかりでなく、また世界を改造し、人類の文化をこの地球上に創造した。

（一）　神経系の区分

　神経系は**中枢神経系** central nervous system と**末梢神経系** peripheral nervous system に分けられる。中枢神経は脳と脊髄を含み、それぞれ頭蓋腔と脊柱管に納められている。末梢神経の一端は脳と脊髄に接続し、もう一端は体の効果器と受容器に分布する。脳と連絡する12対の末梢神経を**脳神経** cranial nerve と言い、脊髄と連絡する31対の末梢神経を**脊髄神経** spinal nerve と言う（図3）。

　末梢神経が人体に分布する部位により**体性神経**と**内臓神経**に分け、体性神経は皮膚、関節、骨格筋に分布し、内臓神経は内臓、心臓と血管、平滑筋と腺に

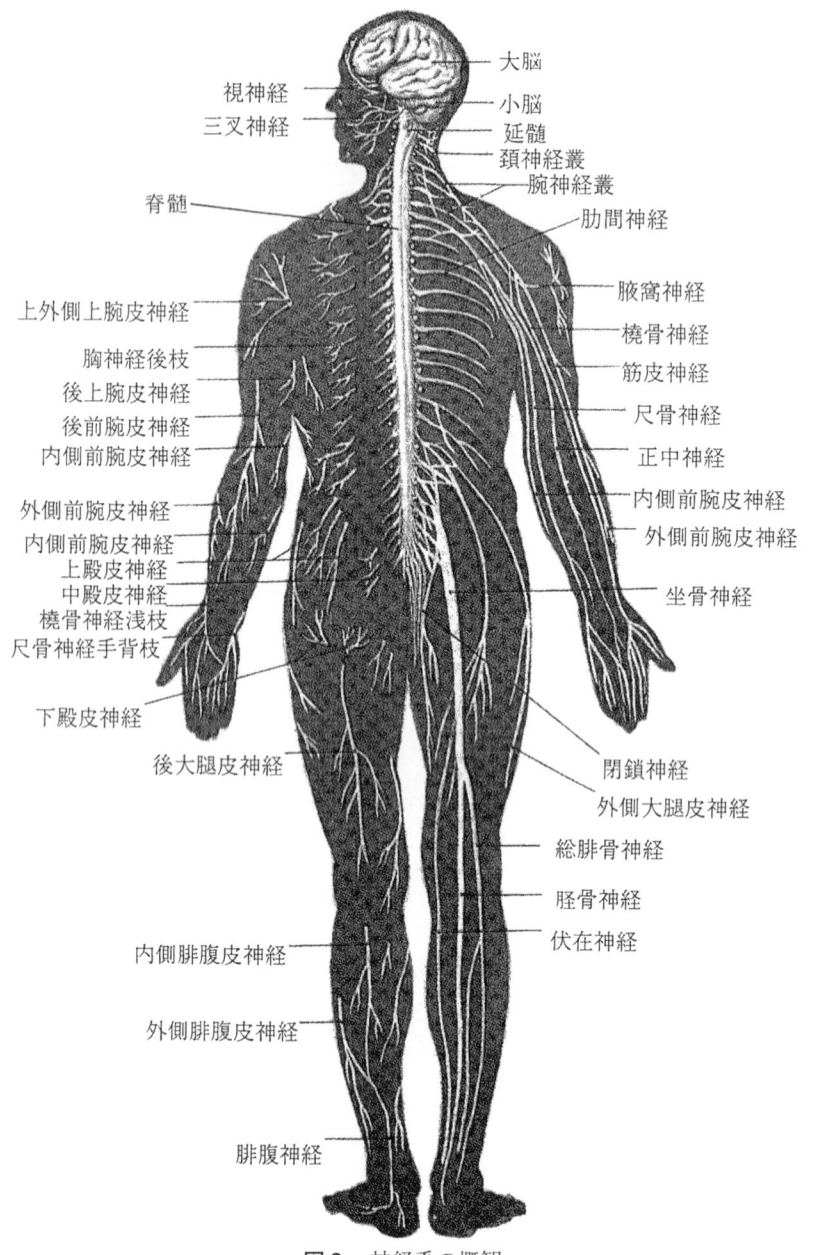

図3　神経系の概観

分布する。刺激を末梢の受容器から中枢に運ぶ入力神経を**感覚神経** sensory nerve と言い、刺激を中枢から末梢の効果器に運ぶ出力神経を**運動神経** motor nerve と呼ぶ。

内臓を支配する運動神経は人間の意識によって支配されない不随意なる平滑筋、心筋、腺に分布するので**自律神経**と呼び、運動の仕方により**交感神経** sympathetic nerve と**副交感神経** parasympathetic nerve に分けられる（図6）。

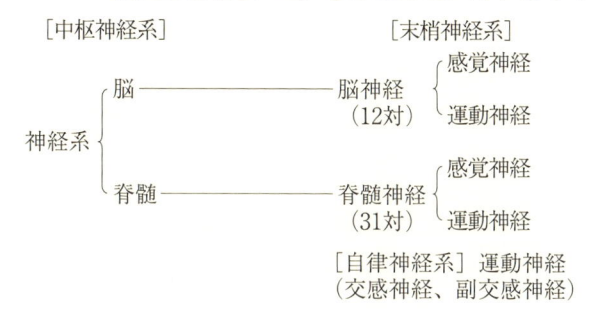

```
              ［中枢神経系］           ［末梢神経系］
                                              ┌感覚神経
           ┌脳─────────脳神経─┤
           │                    （12対）  └運動神経
   神経系─┤
           │                                  ┌感覚神経
           └脊髄───────脊髄神経─┤
                                 （31対）  └運動神経

              ［自律神経系］運動神経
              （交感神経、副交感神経）
```

（二） 神経系の構成

神経系を構成するものは神経組織である。これは二種類の細胞から成り、神経細胞（ニューロン）と神経膠細胞である。

A 神経細胞（神経元、ニューロン）

a 神経細胞の構造　神経細胞は神経組織の中で刺激を伝える機能的かつ構造的単位である。神経細胞の形態はさまざまであるが細胞体と突起のあることが共通点である。細胞体は核と周りの細胞質の二つの部分からなり、**神経細胞** nerve cell は代謝の中心である。突起は**樹状突起** dendrite と**軸索突起** axon の二種類がある。

樹状突起は多数あり、ほかの神経細胞からの刺激を受容する場所である。刺激を伝える軸索突起は一本であり、神経細胞の軸索突起は細胞によって著しく異なり、軸索の長さは $10\,\mu m \sim 1\,m$ 以上もの巾があり、太さは $0.2\,\mu m \sim 20\,\mu m$ である。やや大きな神経細胞の軸索は、脂質からなる**髄鞘** myelin によって幾層にも覆われている。髄鞘は神経細胞の成分ではなく、神経膠細胞の突起が

軸索突起を取り巻いたものである。中枢神経系ではオリゴデンドログリアが、末梢神経系ではシュワン細胞がその役割をなす。

一本の軸索の髄鞘は多くの神経膠細胞の取巻きからなるもので、軸索の髄鞘で覆われない部分を**ランビエルの絞輪** node of Ranvier と言う。細い軸索の周りは膠細胞に覆われているが髄鞘をとらない。軸索と周りの構造をあわせて**神経線維** nerve fiber と呼ぶ。髄鞘のある神経線維を**有髄線維** myelinated fiber と言い、髄鞘のない神経線維を**無髄線維** unmyelinated fiber と言う。神経線維は太くなるほど伝導速度が早い。

神経線維は末端になると若干の細い枝に分かれ、細い枝の末端は膨大して**神経終末** terminal bouton となる。神経終末は他の神経細胞、あるいは効果器（骨格筋など）の表面に接着し、**シナプス** synapse を作る。シナプスを通して刺激を化学的にこの神経細胞から他の神経細胞または効果器へ伝える。

刺激を他に伝える神経細胞を前シナプス細胞と言い、刺激を受ける神経細胞を後シナプス細胞という。前シナプス細胞と後シナプス細胞は直接結合することはなく、その間に狭い間隙がある。これを**シナプス間隙（溝）** synaptic cleft といい、神経細胞間の信号の化学的伝達はシナプス間隙を通る。一般に前シナプス細胞の神経終末は後シナプス細胞の樹状突起や細胞体とシナプスを作る。また、まれに軸索の初節部や神経終末ともシナプスを作ることもある。

b　神経元の分類　神経突起の数によって神経元は形態学上3種類に分けられる。

1　偽単極神経元

細胞体から一本の突起を出し、まもなくT字形に分かれ、一本は末梢枝となって感覚器に分布し、もう一本は中枢枝となって脳と脊髄に入る。第一次感覚神経元（脊髄神経節細胞、三叉神経節細胞）がその例である（図4-A 右）。

2　双極神経元

細胞体の両極から突起を出し、一本は感覚器に分布し、もう一本は中枢に入る。視覚の網膜と内耳ラセン器の神経元がその例である。

3　多極神経元

多数の樹状突起と一本の軸索突起があり、中枢神経系内の運動性神経

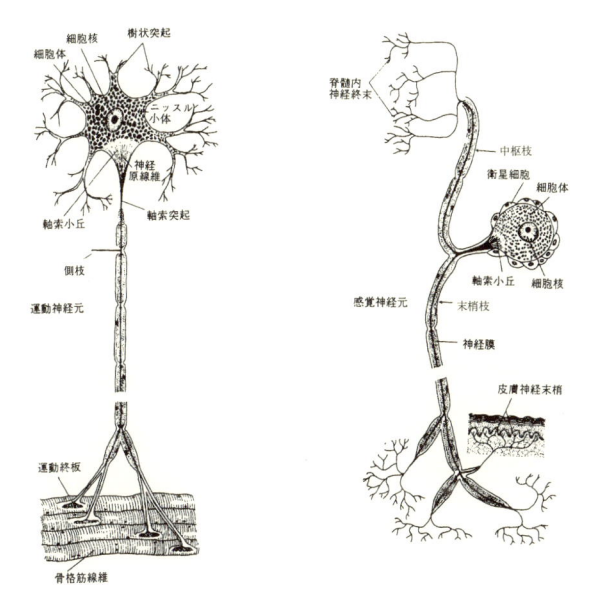

A　運動と感覚の神経元

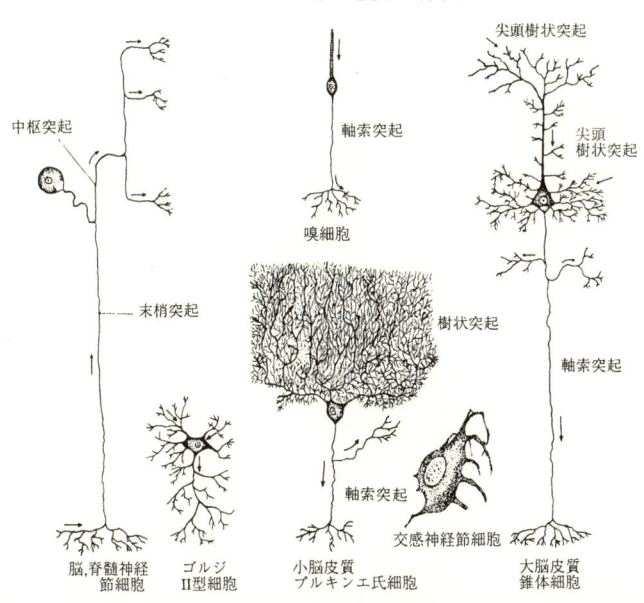

B　神経元の分類

図4　神経元の構造

元（脊髄前角運動細胞、舌下神経核運動細胞など）はこれに属する（図 4-A 左）。

神経元の機能と刺激の伝達方向により 3 種類に分けられる。

1) 感覚神経元

体内、外環境の各種刺激を中枢に伝える。**偽単極神経元**や**双極神経元**がこれに属する。

2) 運動神経元

刺激を中枢から末梢部の骨格筋、平滑筋、心筋と腺に伝える。**多極神経元**がこれに属する。

3) 介在神経元

これも多極神経元に属する。**中間神経元**ともいい、中枢神経内にあり、これらは多数連なって複雑な神経回路網を作る。中枢神経系の 99％以上はこれに属する。軸索の長い介在神経元は刺激を中枢神経の一部から遠方に伝え、故に投射介在神経元といい、**ゴルジⅠ型細胞**とも呼ばれる。軸索の短い小型の介在神経元を**ゴルジⅡ型細胞**と呼び、局所回路を作り、刺激を小範囲に伝える（図 4-B）。

　　B　神経膠細胞

神経膠細胞 neuroglia cells はその量が中枢神経内の神経元より数十倍も多い。この細胞には刺激を伝える機能がなく、神経系の支柱を作り、異なる神経細胞間の隔離、神経細胞の軸索形成、死亡した神経細胞の除去、神経細胞の化学物質代謝の支援、神経細胞を保護するなどの機能がある。大小 2 種類の神経膠細胞があり、小神経膠細胞と大神経膠細胞である。**小神経膠細胞**（ミクログリア）microglia は貪食作用があり、神経系の傷害や病気の時に多くなる。

大神経膠細胞は三種類があり、**希突起膠細胞**（オリゴデンドログリア）oligodendroglia、**シュワン細胞** Schwann cell、**星状膠細胞**（アストロサイト）astrocyte である。前 2 者は中枢神経と末梢神経の髄鞘を各々作る。希突起膠細胞はある神経元の細胞体に接触して衛星細胞となり、神経元の代謝に関与する。星状膠細胞は一番多くあり、その機能も複雑で、神経細胞に対し**支持・栄養**の作用がある。

C　反射と反射弓

　神経系が身体の機能を維持し調整する上で、刺激に対して内部、外部環境に変化を与える反応を**反射** reflex という。反射は神経系がその運動機能を実現するために必要な基本的なある活動方式である。反射を実現させる神経組織内の連絡回路網を**反射弓** reflex arc という。これは受容器→感覚神経→中枢神経（脳と脊髄）→運動神経→効果器からなり、シナプスを介する神経細胞同士が連絡する最短の神経回路網である。この回路が反射機能を司るための基本的な構造的背景となる。

　神経系の働きの基礎概念は明らかに反射弓ではあるが、これを実現することができる最も単純な形をとっていることはめったにない。ここには多数の介在

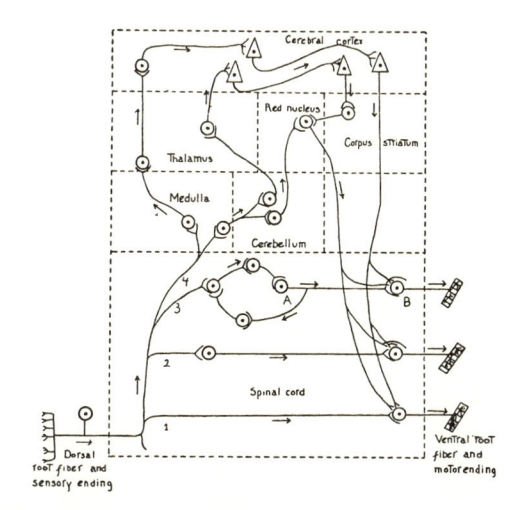

図5　神経の連絡回路網
　　　入力系と出力系が下位に、統合が上位系にある。

神経元が複雑に配列しているので、多種多様な相互連結を形成することが可能であるし、複雑な神経回路網を立体的に作って連絡する場合もある。上図はそのことを単純化して、平面図として表わしている（図5）。反射の特色は不随意運動であり、意識に上らないという点にある。

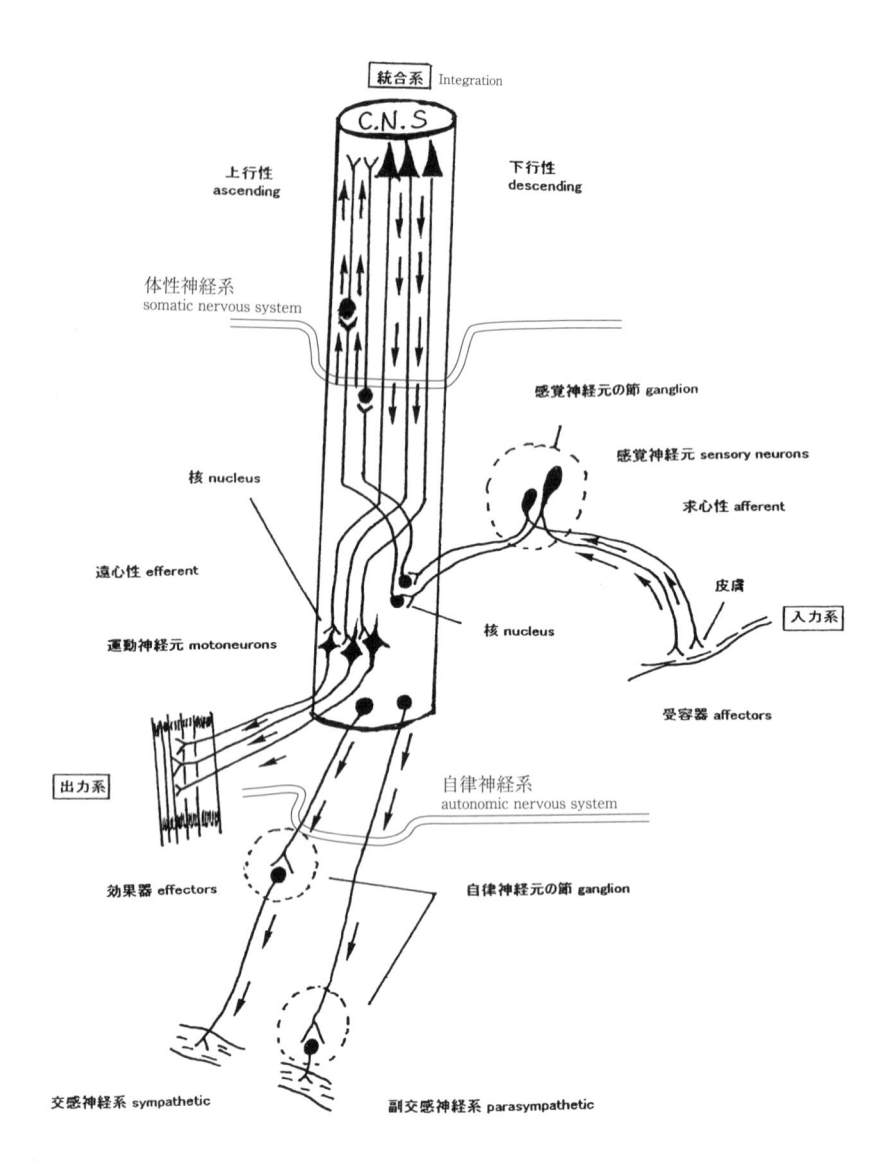

図6 神経系の基本的構成モデル

図の説明：入力系は末端にある受容器を通じ外界の刺激は感覚神経元（脊髄神経節細胞、三叉神経節細胞）によって中枢（C.N.S）に伝わる。出力系は運動神経元（脊髄前角細胞、舌下神経細胞）や自律神経系の神経元を通じて効果器に伝わる。中枢神経内での刺激は上行し、上位中枢に至り統合され、その結果は下行して最終共通路としての各々の運動神経元を経由して末梢に出力される。

D　神経系の基本的構成モデル

　神経系は刺激によって生じた興奮を中枢神経に向かって伝える**感覚神経** sensory nerve と、逆に中枢で生じた興奮を末梢に伝える**運動神経** motor nerve に分けられることはすでに述べたが、前者は興奮を求心性に中枢に運ぶ系であり、後者は興奮を遠心性に末梢に運ぶ系である。また、中枢に向かって入って来る神経と、そこから離れて出てゆく神経という意味で、**求心性** afferent と**遠心性** efferent という言葉も用いられている。

　中枢内に入った興奮は上位中枢に向かって上行 ascending し、中枢で統合と判断がなされ、中枢内を下行 descending して運動神経元に興奮を伝える。

　感覚神経元（脊髄神経節細胞など）の末梢枝は受容器から感覚性刺激を受け、中枢枝はそれを中枢内へ伝える。感覚神経元は中枢に入る手前で必ず**神経節** ganglion を作り、そこに細胞体があると言う原則がある。一方、運動神経元（脊髄前角運動細胞など）は Sherrington の言う最終共通路としての中枢内興奮を末梢神経を通じ効果器に表出する。感覚性神経元の中枢枝はすべて**後根**を通過し、運動性神経元の末梢神経は**前根**を通過する。根ではインパルスを中枢に向かって求心性に入力する感覚系と、末梢に向かって遠心性に出力する運動系とがきれいに脊髄内で分離している（図58）。この現象を Bell-Magendie の法則といい、この原則は広い意味で脳幹の構造を理解するためにも拡大解釈することができ、神経系の構造を系統発生学的に理解する上で極めて大切な概念である（図17参照）。

　自律神経系は**交感神経系**と**副交感神経系**より成り、お互いに拮抗的に作用する。両神経系は中枢神経系の外で一度原則として**節**を作り神経元を換える。ここは**自律神経節** autonomic ganglion と呼ばれる場所で、神経元とシナプスが豊富でそれらが集積するところは節状を呈す。自律神経節より中枢側の線維を**節前線維** preganglionic fiber と呼び、末梢側の線維を**節後線維** postganglionic fiber と呼び、自律神経節は体性神経系の節とは構造上でも異なっている。

　交感神経系では効果器を支配する節後線維が長いのに対して、副交感神経系では効果器近くに神経節があり、そこから出る節後線維は極めて短いことがその特徴である。これらの基本的構成要素となる神経元の連絡をモデル化したものを示す（図6）。

E　神経細胞とシナプスの微細構造

神経細胞、ニューロン、nerve cell, neuron

　神経細胞は細胞体とそこから出る突起からなり、前者は核を取り巻く部分という意味で、核周部または胞体 soma と呼ぶ。後者は樹状突起と軸索突起からなり、個々の神経細胞がもつ突起の数（軸索突起は通常1本）、長さ、太さ、分岐状態は、細胞の種類によって異なる（図4-B）。しかし、各種の神経細胞の微細構造を比較すると、細胞小器官の多寡、その形状、分布に量的な差異を認めるが、その基本的構成要素は質的にほぼ一致している。

　一般に神経細胞という場合、広義には神経元（ニューロン）を意味し、樹状突起、細胞体、軸索突起、神経終末の全部、すなわち細胞膜で取り囲まれ独立した細胞全体の単位をさすが、狭義には細胞体のみをさす（図7）。

1　神経細胞核　nerve cell nucleus

　核内には大部分遺伝因子に関するDNA（deoxyribonucleic acid）とタンパク質（histone または protamine からなる DNP（deoxyribonucleoprotein）を含む**染色質** chromatin があり、**核小体** nucleolus は RNA（ribonucleic acid）を含む物質が密度大な顆粒の状態や密度小な明調な状態で集合する。**核膜** nuclear membrane は2重構造を呈し、内側核膜は一般に平滑で、外側核膜は細胞質内に隆起し Nissl 小体部の粗面小胞体の膜系に連絡することもある。2種の核膜は所々で移行し、**核膜孔** nuclear pore を形成する。この小孔の直径は60〜100nmの範囲にあり、核が斜めに切れた場合に小孔の存在がはっきり認められる。

2　神経細胞体　nerve cell body

　胞体内には光顕でみえる Nissl 小体が存在し、塩基性色素でよく染まる。これは3次元的に広がる薄膜の小胞体である**滑面小胞体** s-ER と、その小胞体外膜及び中間に位置する RNA からなるリボソームより構成される。これを超微形態的にみると、細胞の一般構造物である**粗面小胞体** r-ER と**遊離リボソーム**に相当する。粗面小胞体の集塊の形や大きさは、神経細胞の種類によって差がある。運動細胞ではシナプス終末に対応し、特異的に粗面小胞体が集合する

ことがある。リボソーム顆粒は小胞薄膜の外面またはその間の細胞質内に位置し rosette 状に 5 〜 10 個集合するか、あるいは数珠状に並んでポリソームの形をとる。大脳皮質の神経細胞の一部ではこの粗面小胞体の内腔が融合することがある。その他、胞体内には電子密度の高いリゾソーム（水解小体）や膜で包まれた袋状、小胞状、空胞状の集団である**ゴルジ複合体** Golgi complex が散在的に認められる。

リゾソーム lysosome は加水分解酵素を含み、高度の多形性を呈し、同一神経細胞内においても同一形態を示さない。今日の解釈によれば、リゾソームの多形性は本来のリゾソームがいろいろな物質と反応した結果とされている。細胞内呼吸に関与する**糸粒体**（ミトコンドリア）mitochondria は、Nissl 小体間の細胞質内に多数散在する。ミトコンドリアは内外 2 重の薄膜を有し、内側の薄膜は内部にクリスタ（櫛）を形成し、クリスタの内腔には dense body が認められる。ミトコンドリアは樹状突起の成長端に集合する傾向があるが、老化やある種の病気、ビタミン E 欠乏症などでも神経突起内に異常に貯留する。

このようなミトコンドリアは 0.24 μm 前後の小型のもので神経線維切断実験などの外傷により生ずる電子密度の高い肥大化したミトコンドリアと容易に区別できる。ミトコンドリアの微細構造とその機能については触れないが、電子伝達系や酸化的リン酸化系に属する酵素がミトコンドリアのクリスタと基本粒子に局在し、エネルギー源（ATP）の大部分がここで合成貯蔵される。正常標本でもミトコンドリアは胞体内のみでなく、樹状突起、軸索突起、ことにランビエルの絞輪部にも多数存在し、軸索末端部の膨らみである神経終末内には高密度に存在する。従って、この部位では活発な代謝が予想される。

さらに、胞体内や神経突起内には直径 5 〜 15nm 前後の細い線維である**神経細線維** neurofilament や**微細小管** microtubule が認められる。これらの細管構造物は軸索が起始する軸索小丘や軸索初節部では特に集合する。細胞質内にはその他**リポフスチン顆粒** lipophstin granule と呼ばれる構造物が存在する。リポフスチン顆粒は電子密度大な部分と密度小で明調な部分からなり、薄膜で囲まれ、加齢に伴って増加する傾向がある。細胞内構造物は、このほか多胞小胞体や層板構造物などがあるが、前者はランビエルの絞輪部や棘内によく観察される（図 7）。

3　樹状突起と軸索突起　dendrite, axon

樹状突起の起始部は胞体によく似た構造を示す。しかし胞体から遠位にいくにしたがってリボソーム、粗面小胞体、ゴルジ複合体はみられなくなる。内部の恒常的な構造物として直径5〜15nm前後の長軸に平行な神経細線維や微細小管、ミトコンドリアが認められる。樹状突起のある部位では棘状の隆起があり、神経終末を受ける。樹状突起の分岐部ではしばしば粗面小胞体が集合し神経終末がこれに対峙する。樹状突起のほとんどは球型シナプス小胞を含むS typeや楕円型シナプス小胞を含むF typeの神経終末を受けるが、概してその割合はS type終末のほうが多い。また、これと反対の場合や、神経終末をほとんど受けない樹状突起もある。

一方、**軸索突起**は胞体を離れると髄鞘でおおわれ**有髄線維**となるが、一部のものはこれを欠く（無髄線維）。軸索突起は通常胞体から出るが、基幹樹状突起から出ることもある。軸索突起の胞体起始部を**軸索小丘** axon hillockといい、

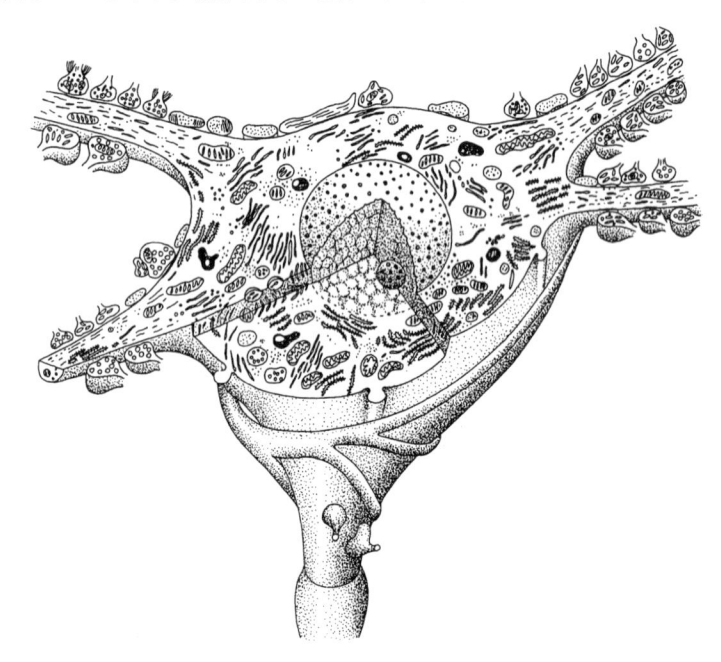

図7　神経細胞の内部構造とシナプス小頭部の被覆状態
　　　細胞体内には核を取り囲む様に各々の細胞小器官が散在するのが良く解る。
　　　左右の4本の突起は樹状突起で、下方のものは軸索突起である。

そこから軸索が髄鞘をとるまでの部分を**軸索初節部** axonal initial segment と呼ぶ（図7）。ここは活動電位が発生する場所で生理学的にも大切な所である。この部位の特徴は、①軸索膜下の肥厚、②微細小管の収束、③遊離リボソームの集合である。海馬の錐体細胞などではこの部位から**棘** spine が突出し、Ｆtype の神経終末を多数受ける。

　軸索の表面は一般的に平滑で、グリア細胞で被覆されている（クラーク背核細胞、脊髄前角運動細胞など）。軸索が髄鞘をとる初節の部分はその太さが極めて細い。軸索を包む髄鞘を横断すると、軸索の中心を軸とする同心円状の層状構造を示す。髄鞘は発生学的には、中枢神経系では**オリゴデンドログリア**、末梢では**シュワン細胞**の細胞膜が軸索を包みこみ、その周囲に巻きついたものである。髄鞘は間隔（1〜3mm）をおいて深くくびれ、**ランビエルの絞輪**部で中断される。つまり、ランビエルの絞輪部では軸索は髄鞘を欠き無髄になる。この部位は神経シグナルが跳躍伝導する場であり、軸索膜は軸索初節部と同様、膜下の肥厚がシナプス部を除いて認められる。軸索分岐は通常このランビエルの絞輪部でおこり、種々な型の分岐様式をとる。また、ランビエルの絞輪部から神経終末が直接または間接的に細い側枝を介し突出することもある。

　最近、この突出部でのシナプス結合の存在が明らかにされ、脳内灰白質の各所でしばしば確かめられ、**絞輪終末** nodal bouton として注目されている。

　無髄線維の軸索の微細構造は有髄のものと一致する。ただし無髄線維の軸索はその径が細く、末梢では 1 個のシュワン細胞中に多数の軸索が包まれている。軸索は遠位に行くに従い分岐を繰り返し、その末端は**神経終末** terminal bouton となって終わる。

　4　シナプス　synapse

　シナプスとは一般的に神経元と他の神経元との接触（連絡）部位でインパルスの伝達を化学的に行う場所とされているが、必ずしも神経細胞同士ではなく、神経元と他の組織（筋の運動終板や支配臓器細胞間など）にも名付けられている。この部位は、細胞間の機能的かつ形態学的連絡が果たされている所としてはじめて Sherrington（1897）によって、**シナプス**と命名された。生理学者 Eccles（1964）は〈一方向に興奮または抑制作用が伝達される機能的に分化した接触部位〉としている。

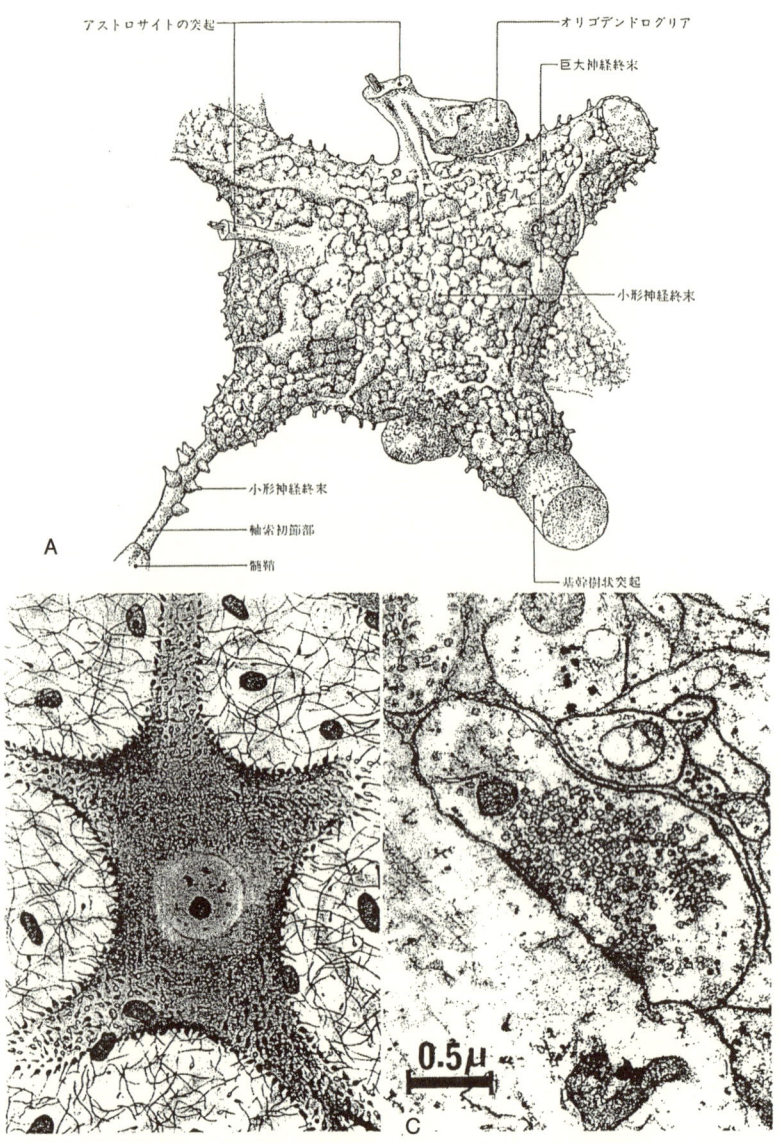

A：ネコの脊髄前角運動神経細胞のシナプス構成を立体的にみた場合の半仮想図（Poritosky, 1969）。巨大神経終末は M-type に相当し脊髄神経節細胞由来のもの。胞体と基幹樹状突起はほとんど小形終末（S, F-type）で被覆されているが、軸索初節部は 6 個の小形終末がみられるのみである。
B：Cajal の変法で染めた運動ニューロンと神経終末の半仮想図（Barr, 1939）
C：前角運動細胞の樹状突起部にシナプスする典型的な S-type 終末例。

図8　神経細胞とシナプス小頭部

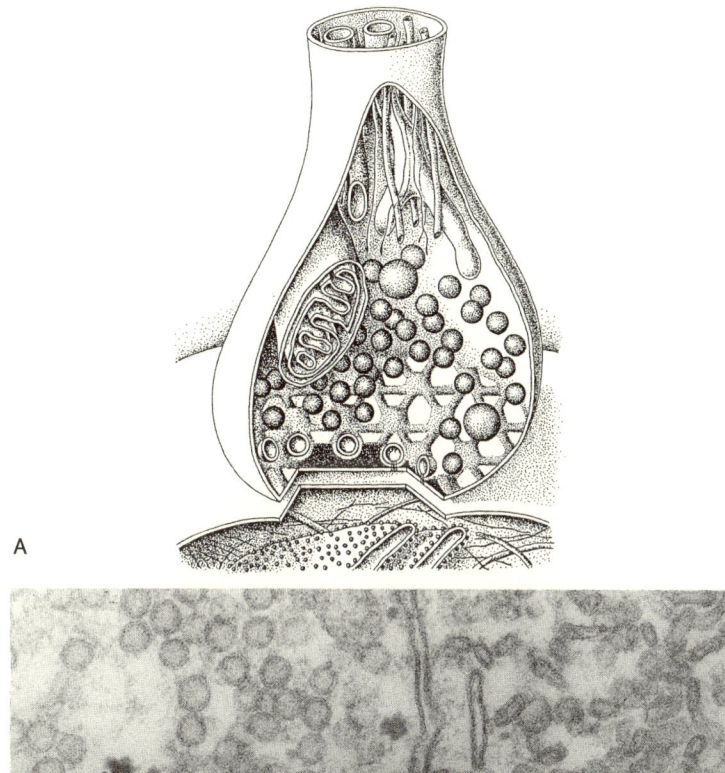

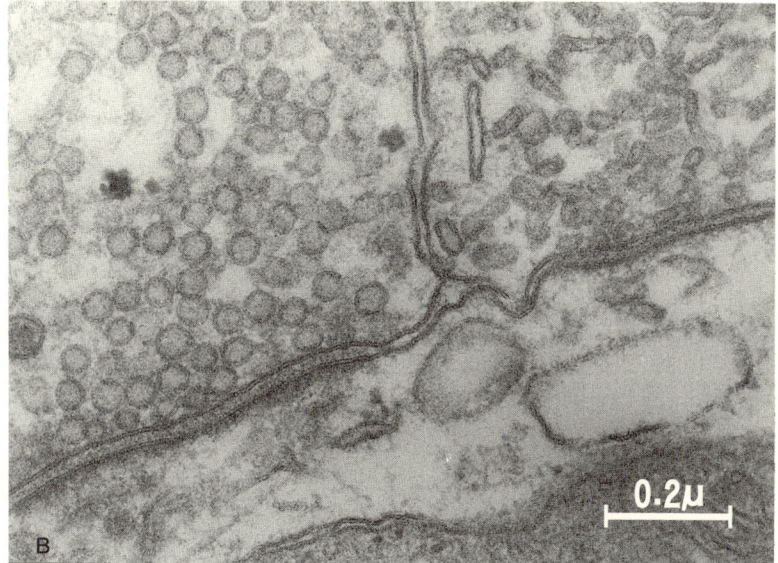

A 神経終末の内部構造とシナプスの立体模型図
B 興奮性シナプスと抑制性シナプスの電顕像
図9 シナプスの超微構造

神経細胞とシナプスの概念を得るため、ちなみにヒトの大脳皮質を例にとると、表面積2200cm^2、推定容積415cm^3、厚さ2～3mmの1つの広い層の中に約140億個のさまざまな形と大きさをもつ神経細胞が6層をなして密につまっており、1つの神経細胞は多くの場合、何百という他の神経細胞とシナプスを介し連絡する（図8-A）。従ってひとつ一つの神経細胞は、おそらく数百から数千という数の他の神経細胞からシナプスを介する賦活化を時間的空間的に受け、その賦活化された神経細胞は0.1秒間に少なくとも何百から何千という他の神経細胞を賦活化させることによって神経情報が伝達される。そこで脳内のシナプスの数を神経細胞1個が1000個以上のシナプスを受けると仮定し、概算すれば10兆（10^{13}）個となりまさに天文学的数字となる。現在、神経科学 neurosciences の種々の分野（生理・生化・薬理学など）の研究者が神経連鎖の立体回路網内に生ずる神経情報の流れとその作用機序をめぐりこのシナプスを焦点に研究している。

一方、形態学的に神経終末、または**シナプス小頭部** synaptic knob（直径約2μm）が発見されたのは古く、19世紀後半に鍍銀学派の Cajal（1897）らが光学顕微鏡でこれを観察している（図8-B）。その後、Koelliker（1890）、Van Gehuchten（1897）などが認めている。Held（1897）は軸索末端部の膨らみをみて Endfusse、Endkolben と名づけ、Auerbach（1898）がフランス語で boutons terminaux といってから**神経終末**という言葉が一般に用いられるようになった。これらはいずれも鍍銀染色によったものであるが、他の染色法によっても神経終末が付着する部位（soma、dendrite、axon hillock、initial segment、axon terminal）とか、その形や大きさについての知見は得られたものの、光学顕微鏡の分解能（$d = 0.61 \lambda / n \sin \theta$）の限界と黒い染色といわれる銀染色の不安定性からシナプス小頭部の詳細な研究がなされなかった。

その後、電子顕微鏡が出現し、それが中枢神経組織の研究に用いられるようになり、はじめて脳内シナプスに関する詳細な知見が得られるようになった。つまり、その驚異的な分解能と拡大率によってはじめて**シナプス間隙** synaptic cleft と**シナプス小胞** synaptic vesicle の存在が明らかにされた（図9-A、B）。このシナプス間隙の発見は Golgi と Cajal に代表される**網状説** reticular theory と**ニューロン説** neuron theory との長い歴史的論争に終止符を打たせたばかりでなく、これまで手のつけられなかった突起でからみあう複雑な中枢神経組織

内にニューロン（神経元）という形態的にも機能的にも独立した構成単位を与え、その分析を容易にさせた。同時に、このニューロン説はEccles（1964）らの微小電極法によるニューロンの抑制性・興奮性シナプスの伝達機序の解明とともに、中枢神経系はその機能を異にするニューロン（神経素子）集団から組み上げられたシステム回路であるとする考えを生じさせた。

最近のシナプス小頭部（神経終末）の電子顕微鏡的研究によれば、興奮性および抑制性シナプスを形態学的に区別し得るかもしれぬという希望をもたらした。これらの機能に対応するシナプスの分類にGray（1959）のType Ⅰ と Type Ⅱのシナプスがあり、シナプス小胞の型を中心とする内薗（1965）とBodian（1966）のS typeとF type、またColonnier（1968）のシナプス前後膜下の肥厚に基づく非対称性asymmetryと対称性symmetryシナプスの分類がある。前者を興奮性、後者を抑制性シナプスとしている（図9-B）。

すべての中枢シナプスにこの2分法が普遍化できるとはいえないが、興奮性・抑制性シナプスを形態学的に分類できるとすれば、中枢神経組織内の有効な神経回路網をニューロン説に基づき抑制性・興奮性入力の分布を系統的に精査し、その数量化を行うことは脳の論理回路を考える上で極めて重要な課題である。このような研究は、今やっとその緒についたというべきであろう。

一方、定性的な意味ではここ十数年間に無脊椎・脊椎動物のシナプスに関する一般形態学的基盤はほぼ確立されたといってよい。高等哺乳動物のシナプスはほとんどすべて化学的なものであるが、両生類、魚類などには時々、電気シナプスが見つかる。近年、ネコの外側膝状体で同一神経終末内に電気・化学的シナプスの両形態をもつmixed typeシナプスの報告がある。

以上が神経終末とシナプスの概説であるが、脳の構成をその要素別にみると神経細胞（ニューロン）、グリア細胞（アストロサイト、オリゴデンドログリア、ミクログリア）、血管とからなり、それらに含まれる細胞小器官が主たる構成要素である。

（三） 神経系の通常用語

灰白質　中枢神経の中で神経細胞体と樹状突起はシナプスが集積する場所で

あり、血管が多く、新鮮な標本ではピンク灰白色を呈す。大脳と小脳の表面の灰白質を**皮質** cortex という。

神経節　構造的にも機能的にも異なる二つの節がある。一つは**感覚神経節**であり、ここには偽単極神経元、あるいは双極神経元などの感覚性神経元の細胞体が集積する感覚神経節である。もう一つは自律または**内臓神経節**であり、ここは自律神経系における神経細胞体とシナプスが集積する場所で結節状をなす。運動神経元の細胞体が集積する自律系の神経節は、内臓の活動を支配するので内臓神経節とも言い、ここは神経元を換える場所でシナプスは豊富である。

神経核　中枢神経系の中で類似する形態と機能を持つ神経元の細胞体が集積する場所をいう。

白質　中枢神経系の中で神経線維が集積する場所で伝導路もこの中に含まれる。神経線維を包む髄鞘は類脂質を多く含むため、新鮮な標本では光に反射して、白色を呈す。大脳と小脳の白質は両脳の皮質に包まれているので深部にあり、**髄質** medulla という。

神経線維束　白質の中で、起始、終止、走行と機能が類似する神経線維が集まって神経線維束となる。

神経　末梢神経の中で神経線維が集合して束をなし、結合組織に包まれ、神経線維の束が幾重にもまとまり神経となる。

網様体（もうようたい）　中枢神経系内で神経線維は縦横に交叉し、神経細胞体はその中に散在している。このように灰白質と白質が混じっている場所を**網様体** reticular formation という。

神経叢（そう）　末梢神経系では多くの神経線維の枝はお互いに複雑にからみ合い、交叉し網状（もうじょう）をなしている。

神経元　神経回路を構成し構造的、機能的にも独立した最少単位としての神経細胞、つまり高度の多様性をもちながら相互の関係では驚くほど組織化されている**神経細胞** nerve cell, neuron のことをいう。その胞体のサイズはさまざまであるが、大型運動細胞で 50 ～ 100 μm、小型の介在細胞で 10 ～ 30 μm である。

シナプス　神経細胞と神経細胞が接触する部位で興奮伝達が化学的に行われている場所。これは神経細胞と他の組織（筋細胞や腺細胞）にもあ

てはまる。シナプス部位の膜は肥厚しており（前シナプス膜、後シナプス膜）、その膜の間隙を**シナプス溝**といい、両膜は200Åの間隙によって完全に別れている。シナプス前膜側には500Åの球形シナプス小胞（神経伝達物質を含有）や楕円形シナプス小胞が存在し、刺激によってこの中に含まれている**神経伝達物質** neurotransmitter が放出される。

ニューロピル　この部位は光顕のみによる古典的検索時代には単なる透明で中腔の灰白質の部分として見過ごされて来た。しかし、電顕の驚異的拡大率によって、この部位は実は神経細胞と神経膠細胞との膨大な突起が密に錯綜し、シナプス結合を含む種々なる結合様式で相互に連絡し合う一大網状構造を形成する場（神経組織細線維網）であることが解り始めた。大脳皮質を含む灰白質の大部分を占めるニューロピル neuropil は、まさしく突起のジャングルであり、今後、脳の構造学的解析に重要な位置を占めるようになるであろう。

節前神経線維　自律神経系における節前神経元の軸索で有髄線維が多い。その細胞体は中枢神経系の自律神経系の核内にあり、末梢神経遠位の自律神経節内にある節後神経元の細胞体とシナプスを作る線維の名称。

節後神経線維　自律神経系における節後神経元の軸索で、交感神経幹や神経節内でシナプスを形成する場合、種々の交感神経として関連する内臓に分布する。一方、灰白交通枝を経て脊髄神経に入るものは血管、汗腺、立毛筋を支配する。

上位運動神経元　中心前回（大脳皮質運動領、Brodmann Area4 の第5層）に大型錐体細胞があり、皮質脊髄路または皮質核路を構成し、脊髄前角運動神経元または運動性脳神経基始核に終わるニューロン。この系の障害では、痙性麻痺を惹起し、深部反射は亢進し、病的反射が出現するが筋委縮は生じない。

下位運動神経元　骨格筋に運動終板を介して神経支配を行う運動性の神経元（a 運動ニューロン）で、筋の興奮と収縮を起こさせる。上述の皮質性の上位運動神経元とはその細胞体が脳幹の運動性基始核や脊髄前角内にあるので区別される。この系の疾患では脊髄前角運動細胞より遠位末梢の筋に至るまでの神経路が障害される。筋のトーヌスは低下し、

深部腱反射は減弱または消失し、筋萎縮が著明となる。

―中枢神経系―
central nervous system

（一） 脊髄　spinal cord

A　脊髄の外景

　脊髄は脊柱管内にある柔らかい神経組織からなる器官である。前後にやや扁平な円柱状をなし、長さ40〜45cm、小指ほどの太さ、35g前後である。表面は三層の被膜と脊髄液に満たされ保護されている。脊髄の上端は大後頭孔の高さで延髄に続き、末端は細くなって第1〜2腰椎の高さで脊髄円錐に終わる。脊髄以下では無神経組織性の終糸となって脊髄硬膜に包まれ、尾骨の背面に終わる。

　脊髄は前面の正中線を走る深い前正中裂と後面の正中線を走る浅い後正中溝によって外観的に左右対称の両側に分かれる。前正中裂と後正中溝の両側にそれぞれ前外側溝と後外側溝があり、そこは脊髄神経の**前根**の出る所と脊髄神経の**後根**の入る所である（図12-A）。

　脊髄には顕著な分節性があり、一対の前根と後根が占める脊髄の部分を一分節といい、脊髄は31分節に分けられる。頚髄（C）は8、胸髄（T）は12、腰髄（L）は5、仙髄（S）は5、尾髄（Co）は1分節である。脊髄は全長に渡って太さが一様ではなく**頚膨大** cervical enlargement（C_{5-8}, T_1）と**腰膨大** lumbar enlargement（$L_{2-5} \sim S_{1-3}$）の2つの膨大部を持つ。これは四肢が発達するために脊髄の膨大部では神経元の数が多いからである（図10、11、13）。

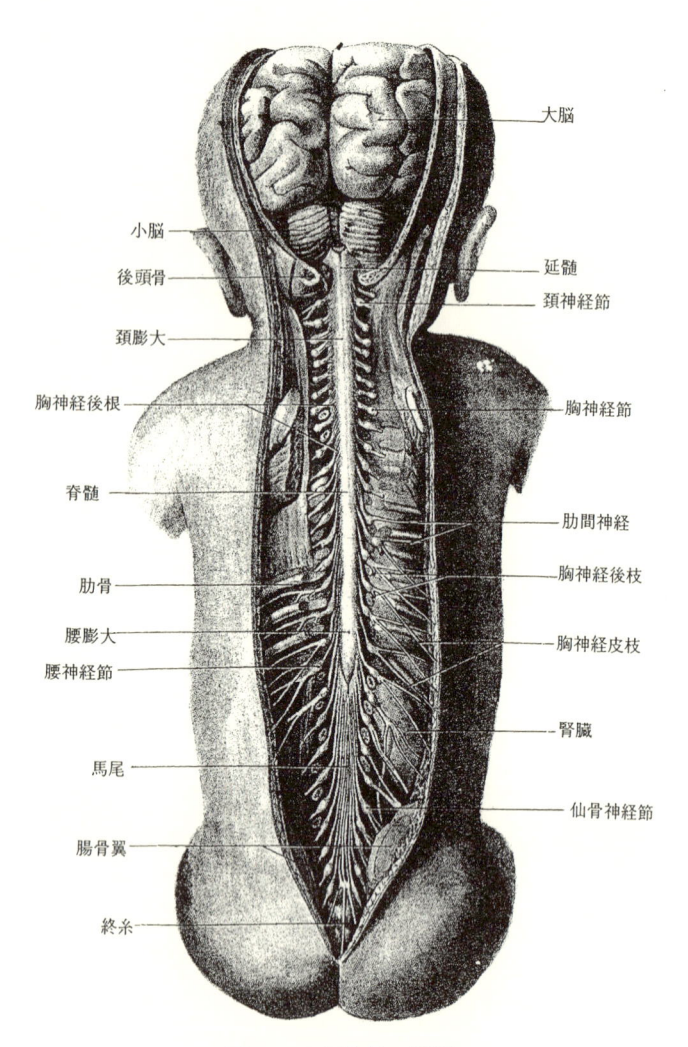

図10 中枢神経の外観

　胎児（3か月以降）では脊髄と脊柱の発育速度が違うので、脊髄と脊柱の間にずれが生じている。脊髄と脊柱間の関係は脊髄損傷部位の判断に重要である。
　大人の脊髄は次のような一般法則がある（図11）。
　　C_1〜C_4の椎骨と対応する。
　　C_5〜C_8とT_2〜T_4の脊髄は同数の椎骨より1つ目の上方の椎骨と対応す

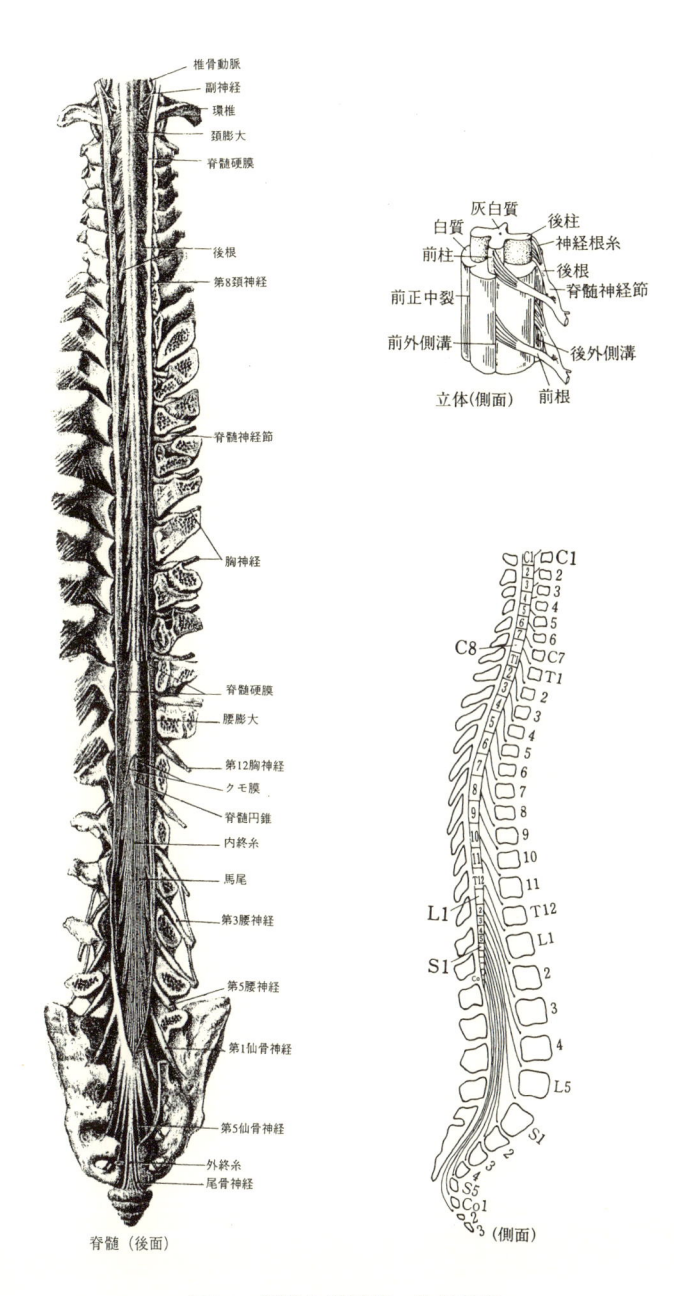

(一) 脊髄 spinal cord 33

図11 脊髄と脊髄節の位置関係

る。

$T_5 \sim T_8$ の脊髄は同数の椎骨より2つ目の上方の椎骨と対応する。

$T_9 \sim T_{12}$ の脊髄は同数の椎骨より3つ目の上方の椎骨と対応する。

$L_1 \sim L_5$ の脊髄は第11、12の胸椎と対応する。仙髄と尾髄は第1腰椎と対応する。

以上の理由で、腰、仙、尾の脊髄神経は対応する椎間孔を出る前に脊柱管内を下降して馬尾を作るため、第2腰椎以下では脊髄がなく**馬尾**だけである（図11）。臨床上、**腰椎穿刺** lumbar puncture をする時には安全のために、第3と4あるいは第4と5腰椎の間を穿刺してクモ膜下腔に入り、脊髄液を採取したり、麻酔薬を注入する。

B 脊髄の内景

脊髄の内部構造はその横断面を観察することによって最もよく理解できる（図12-B、図58）。脊髄の横断面をみると、その中心部に**中心管** central canal があり、中心管を囲んでH字形をした灰白質がある。両側の灰白質はそれぞれ前方と後方に伸び出した**前角** anterior horn と**後角** posterior horn があり、胸髄と上部腰髄では外側へ突出した**側角** lateral horn がある。前角と後角の間の広い部分を中間帯といい、中心管の周囲の灰白質は両側の灰白質と連なり、**灰白質交連**という。

灰白質の周りは白質であり、脊髄の縦溝によって三つの**索**に分けられる。前正中裂と前外側溝の間を**前索**といい、前、後外側溝の間を**側索**といい、後外側溝と後正中溝の間を**後索**という。中心管の前で左右の前索を連ねて横に走る線維を白質**前交連** anterior commissure という。後角基部の外側と側索の間で灰白質と白質が混在している部分を**網様体** reticular formation と呼ぶ。

a 灰白質

灰白質は大小、形態の異なる沢山の多極神経元からなる。類似する神経元は集合して一定の領域に分布する。脊髄の細胞構築によってRexedは50年代に脊髄の層的構造を提唱した。脊髄灰白質はⅠ～Ⅸの9層に分けられる（図13-B）。層的構造と典型的な神経核の構造間の関係を理解することは重要である。

灰白質のⅠ～Ⅵ層は脊髄の**後角**を作る。Ⅰ層：Lamina Ⅰは薄くて後角の先

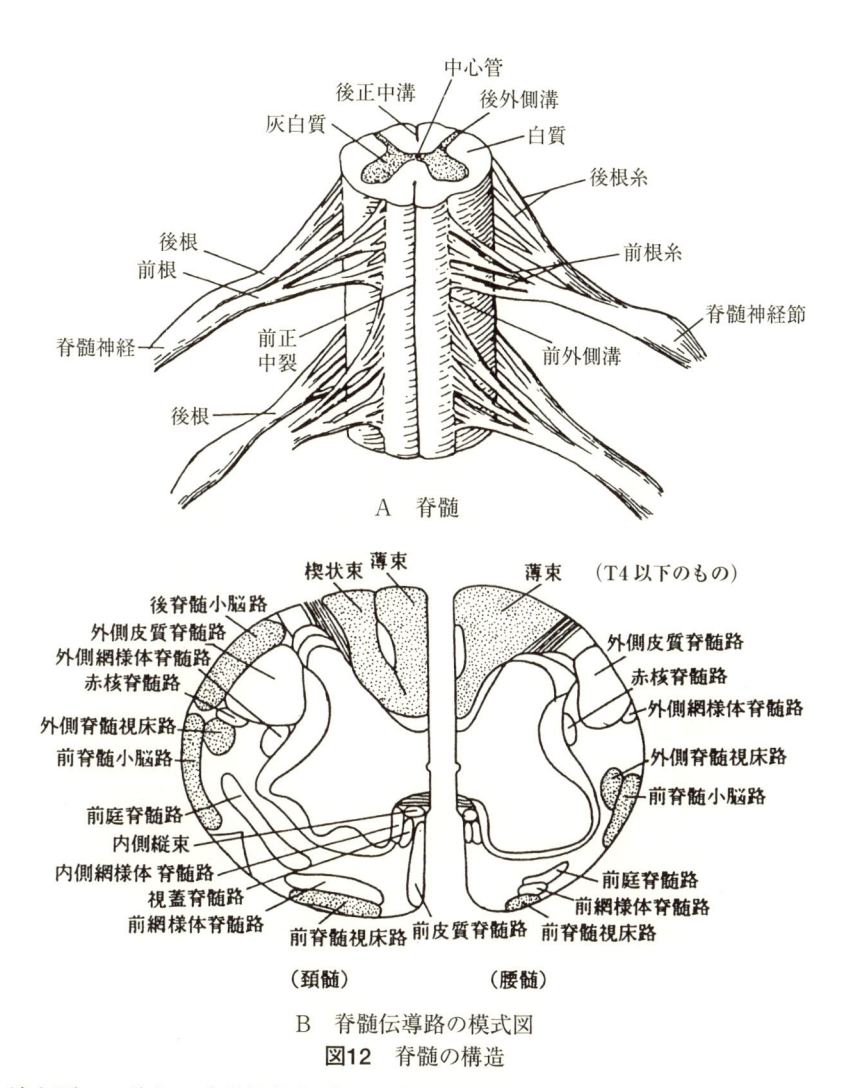

(一) 脊髄 spinal cord　35

A　脊髄

（頸髄）　（腰髄）

B　脊髄伝導路の模式図
図12　脊髄の構造

端を覆い、後根の感覚線維を受け、後角辺縁核を含む。II層：Lamina IIは膠様質に相当し、脊髄の全長に渡り、大量の密集した小型細胞からなる。この層の細胞は脊髄に入る感覚刺激、特に痛覚に対し、統合、分析する作用がある。
III層：Lamina IIIの細胞はII層よりやや大きく密度はII層のものと同じである。
IV層：Lamina IVの細胞は大小異なり、大細胞は脊髄固有核と言われる。III層とIV層は大量の後根からの感覚線維を受ける。I～IV層の吻側端は脳幹の三叉

神経脊髄路核に移行する。V層：Lamina Vは後角の頚部にあり、内外2部に分け、内側部の細胞は小さく、外側部の細胞は大きく、それらは線維と混ざって**網様体**を作る。V層にある**索細胞**の線維は反対側の側索に入り、脊髄視床路の主成分となる。

Ⅵ層：Lamina Ⅵは後角の基部を占め、頚膨大部と腰膨大部だけに見える構造である。後根の太い線維を受け、皮膚、筋などの深部の感覚に関与する。

Ⅶ層：Lamina Ⅶは灰白質の中間部を占め、面積は一番大きい。この層には交感神経性の**中間外側核** intermediolateral nucleus というはっきりした神経核があり、第1胸髄〜第3腰髄（$T_{1〜12}, L_{1〜3}$）の側角を占め、交感神経の節前神経元の細胞体が集合する部位である。この細胞から出た線維は前根を経て脊髄神経に入り、**白交通枝**を通して交感神経幹に入る。**中間内側核**は中心管のそばでⅦ層の最内側にあり、脊髄の全長を占め、内臓の感覚に関与する後根からの線維を受ける。

胸髄核（背核またはクラーク柱）はC_8〜L_3の後角の内側を占め、そこからの線維は同側の白質の側索内を上行して、背側脊髄小脳路となって小脳に行く。S_2〜S_4のⅦ層の外側部に**仙髄副交感核**があり、ここに副交感性の線維が前根を経て骨盤内臓に向けて送る神経元がある。Ⅷ層：Lamina Ⅷは**前角**にあり、多量の各種の下行性運動線維がここに終止する。Ⅸ層：Lamina Ⅸは前角の先端にあり、骨格筋を支配する運動性神経元の細胞体の集合する部位である。頚膨大と腰膨大では、Ⅸ層にある神経細胞は内外2群があり、内側群は体幹の固有筋を、外側群は四肢の筋を支配する。

前角には2種類の運動神経元があり、大型の**α運動神経元**は錘外筋線維を支配し、直接筋の運動を引き起こす。**γ運動神経元**は筋紡錘内の錘内筋線維を支配し、筋の張力を調節する。前角の運動神経元が障害されると支配する筋の運動麻痺が生じ、筋の張力減退と反射減退あるいは消失を起こし、筋は萎縮する。X area：X野は中心管の周りの領域である。

　　b　白質

すでに述べたように、白質は**前索** anterior funiculus、**側索** lateral funiculus、**後索** posterior funiculus に区別され、多くの上行、下行束が通っている。これらの線維束の位置、範囲、走行のおおよその状態は臨床病理学や解剖学の教科

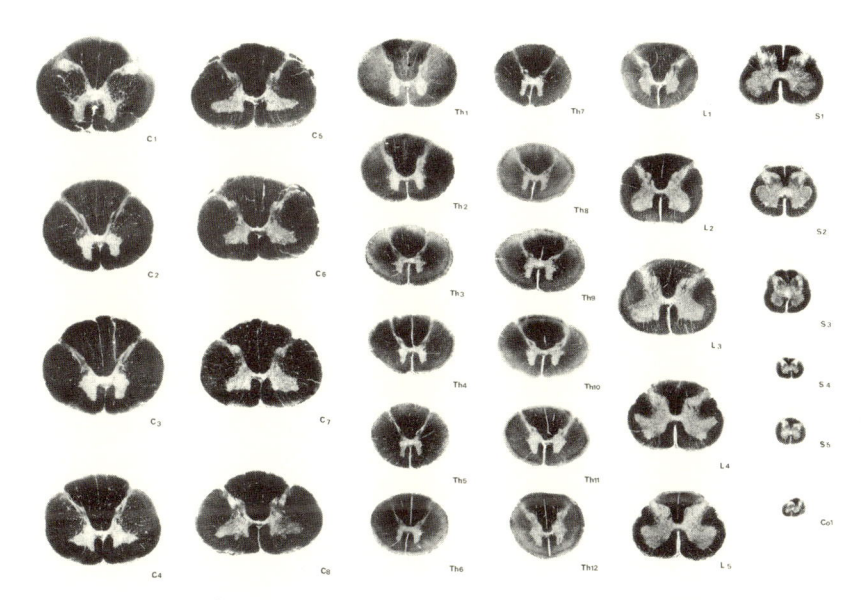

(一) 脊髄 spinal cord *37*

A. ヒト脊髄分節の構造の変遷（Pal Carmin 法により髄鞘染色）
脊髄全長を通じ白質と灰白質の変化が良く解る（自験例）

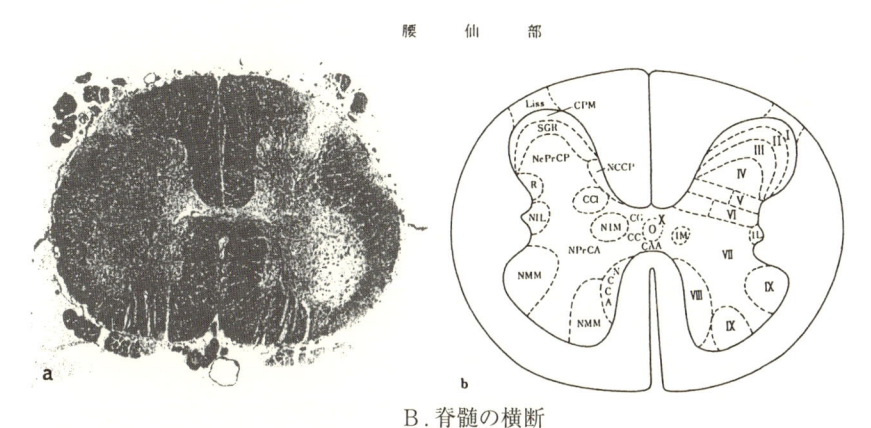

腰 仙 部

B. 脊髄の横断

a: ヒト脊髄腰膨大（L₃）部 Klüver-Barrera 染色
b: 腰髄（L₅）灰白質の区分（Bok: 左半, Rexed: 右半）

CPM: cellulae posteromarginales, SGR: substantia-gelatinosa Rolandi, NcPrCP: nucleus proprius cornu posterioris, NCCP: nucleus cornu-commissuralis posterior, R: nucleus reticularis spinalis, NIM: nucleus intermedio-medialis, NIL: nucleus intermedio-lateralis, CCl: nucleus dorsalis (Clarke), NCCA: nucleus cornu-commissuralis anterior, NPrCA: nucleus proprius cornu anterioris, NMM: nucleus myorabdoticus medialis, NML: nucleus myorabdoticus lateralis, Liss: zona terminalis (Lissauer), CC: canalis centralis, CAA: commissura alba anterior, CCr: commissura grisea, IM: nucleus intermedio-medialis (Rexed), IL: nucleus intermedio-lateralis (Rexed), IIX: lamina I-lamina IX, X: substantia grisea centralis.

図13 ヒト脊髄の内景

書の模式図に示されている（図12-B）。

これらの線維束は3種類に分けられる。変性実験の結果から得られたもので、ある線維束の境は明瞭でなく、ある線維束は相重なっている。**上行線維束**は主として後索と側索を通り小脳、脳幹の神経核と視床に投射する。長い**下行線維束**は前索と側索を通り大脳皮質から脳幹の神経核と脊髄に投射する。脊髄の短い**固有線維**は脊髄内の各分節を連結する。脊髄の固有線維には上、下行性の両線維があり、脊髄灰白質に接して分布し、固有束を作る。

長い上、下行線維束について重点的に述べる。

1　長い上行線維束

すべて感覚に関与する線維である。

（1）後索—内側毛帯路　後索（薄束と楔状束）を占め、後根の内側半分の線維の続きである。**薄束** gracile fasciculus は後索の内側半分を占め、胸髄のT_4以下の脊髄神経節細胞の突起の中枢枝からなる。**楔状束** cuneate fasciculus は後索の外側半分を占め、胸髄のT_4以上の脊髄神経節細胞の突起の中枢枝からなる。脊髄のT_4以上の横断面では胸髄と頚髄に薄束と楔状束が同時に存在し、T_4以下の脊髄では薄束が後索の全体を占めている（図12-B）。

薄束は下肢と体幹の下部からの深部感覚（筋、腱、骨格、関節の位置覚、運動覚、振動覚）と識別性の高い触覚を脳に伝える。楔状束は上肢と体幹の上部、頚部からの深部感覚と識別性の高い触覚を脳に伝える（図42）。

後索が障害されると、深部感覚と識別性の高い触覚がこの2つの束を通して脳に伝えることが出来なくなる。患者は視覚がないと（夜間や閉眼の時など）立ち揺れと運動失調を起こし、触れる物体の性状を判別することが出来なくなる。

（2）後脊髄小脳路　L_3以上の脊髄側索表層の背側部を占め、胸髄核細胞の軸索突起からなる。脊髄後角の胸髄核細胞の突起は同側の側索を上行して、下小脳脚を経て小脳に入り、小脳皮質の虫部と中間帯に苔状線維となって終わる。**胸髄核** Clarke's nucleus, thoracic nucleus は同側の体幹と下肢の無意識性の深部感覚を小脳に伝える。**後脊髄小脳路**は下肢運動（特に筋の張力と協同運動）時における周囲環境の知覚伝導路である。

（3）前脊髄小脳路　側索の周辺で後脊髄小脳路の腹側にあり、腰髄Ⅶ層外側

部の細胞の軸索突起からなる。**前脊髄小脳路**は交叉して反対側の側索を上行し、上小脳脚を経て、小脳皮質に投射する。下肢からの深部感覚を小脳へ伝える。前脊髄小脳路の起始細胞は中枢からの刺激も受けるので、前脊髄小脳路が下肢の運動中に中枢での機能状態も小脳に伝わるとされている（図43）。

（4）吻側脊髄小脳路　頚髄側索の表層部を占め、一部分の後脊髄小脳路や前脊髄小脳路とも重合している。起始細胞はⅤ―Ⅶ層にあり、軸索突起が後部の側索を上行し、上、下小脳脚を経て小脳に入る。上肢からの深部感覚を小脳へ伝える。

（5）脊髄視床路　側索を形成する一部分であって、前脊髄小脳路の内側にあるのは**外側脊髄視床路** lateral spinothalamic tract であり、皮膚の痛覚、温覚を視床へ導く。前索にあるのは**前脊髄視床路** anterior spinothalamic tract で、皮膚の触覚を視床へ導く。脊髄視床路を形成する細胞は脊髄全長にわたり存在し、頚、腰膨大に最も多い。細胞は脊髄後角の灰白質Ⅰ層とⅤ層に多くあるがⅦとⅧ層にも存在する。細胞の突起は前白質交連を通して、対側の前索、側索の上一段分節の白質を上行し、視床に終わる。下肢の感覚を伝える線維は伝導路の表層にあり、上肢の感覚を伝導する線維はより深層にある。これらの細胞は後根の内側の細い線維を受ける。多くの場合は後根の細い線維が**辺縁細胞**と直接シナプスを作り、ある場合は間接的にまずⅡ層の細胞とシナプスを作り、次にこの細胞の軸索突起が脊髄視床路を形成する細胞とシナプスを作る（図43）。片側の脊髄視床路が障害されると、対側1〜2段分節以下の反対側の浅部感覚、すなわち痛覚、温覚、触覚などが消失する。

2　長い下行線維束

すべて運動に関与する線維である。

（1）皮質脊髄路（錐体路）脊髄内の主要な下行路であり、皮質脊髄路は**外側皮質脊髄路** lateral corticospinal tract と**前皮質脊髄路** anterior corticospinal tract からなる。大脳皮質の運動領（5層）の大型錐体細胞やBetz細胞から始まり、延髄下端の錐体で大部分の線維が交叉（75〜90％）して、反対の側索後部、後脊髄小脳路の内側を下行する。これを外側皮質脊髄路といい、仙髄までに達する。延髄の錐体で交叉しない線維（25〜10％）は同側の脊髄前索の前正中裂に近い部分を下行しつつ、順次に脊髄前交叉で対側に至る。これを前

皮質脊髄路という。大部分の線維は**介在神経元**を通して前角運動細胞とシナプスを作る。皮質脊髄路の小部分の線維は直接に前角運動細胞とシナプスを作る（図8、46）。

　前頭葉からの線維は主に脊髄後角のⅥ-Ⅸ層の灰白質に終止し、少量の線維は前角外側の四肢遠位部の運動に関与する運動神経元と直接シナプスを作る。頭頂葉皮質からの線維は主に脊髄後角Ⅲ—Ⅳ層に終止する。皮質脊髄路の線維は脊髄の下端に終止するほど線維束の表層にあり、脊髄の上端に終止する線維は線維束の内層にある。

　（2）赤核脊髄路　側索の皮質脊髄路の腹側にあり、はっきりした境はない。中脳の赤核から起こり、すぐに交叉して反対側の側索を下がり、灰白質Ⅴ層とⅦ層に終わる。ヒトではごくわずかの線維しかないが、他の哺乳動物ではよく発達している。運動調節と姿勢制御などに関与する。主に屈筋を支配する前角運動細胞に影響を与える。

　（3）前庭脊髄路　前庭神経外側核（ダイテルス）の細胞から起こり、前索の外側部を下行し、仙髄にまで達し灰白質Ⅶ層とⅧ層に終わる。その線維は脊髄にある介在神経細胞に終わり、間接的に伸筋群のα運動細胞とγ運動細胞を支配する。それらは運動調節と姿勢制御に関与し、主に体幹筋と四肢の伸筋を興奮させる。

　（4）網様体脊髄路　橋と延髄の網様体から起こり、前索と側索の前部を下行し、灰白質のⅦ層とⅧ層に終わる。体幹と近側端の四肢筋の制御に関与する。

　（5）その他の下行性伝導路　**視蓋脊髄路**は中脳の上丘から起こり、脊髄の前索を下行する。**内側縦束** medial longitudinal fasciculus は前庭神経核から起こり、前正中裂の両側にあって、頭部、体幹、四肢などの位置と姿勢を調節する伝導路である。

　　C　脊髄反射

　脊髄内では色々な神経元の連絡があり、これは**脊髄反射弓**の構造的基盤である。これらの反射弓は脊髄が運動を支配・制御するなかで重要な作用をする（図14-A、B）。

　　a　伸張反射　反射弓は2つの神経元からなる。反射弓の受容器は骨格筋の

筋紡錘であり、錘外筋線維が強く伸張されると筋紡錘が興奮を起こす。反射弓の感覚受容神経元は脊髄後根の脊髄神経節内の神経元であり、線維が太く(Group 1a)、脊髄に入ると単シナプス性にα運動神経元に枝を出し、α運動神経元は興奮して、筋は長く引っ張られて収縮する。通常、臨床的に検査する深部反射である腱反射はこの類である。例えば膝蓋腱を叩くと大腿四頭筋は軽く引っ張られ、直ちに大腿四頭筋の収縮を起こし、下腿が前方に上がる。

この反射弓はγ反射弓の影響も受ける、ある下行性伝導路（網様体脊髄路、前庭脊髄路）はγ運動神経元を興奮させ、筋紡錘の錘内筋線維に収縮を起こし、

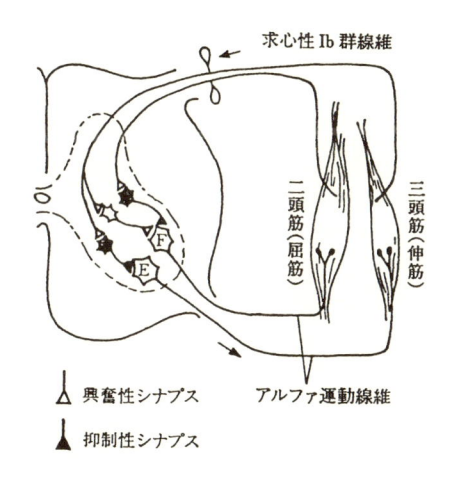

A. 腱紡錘反射弓。三頭筋（伸筋）に強い力が働くと、腱紡錘が伸び、腱紡錘を活動させる。この活動はIb群線維を通り、抑制性介在細胞を活動化させ三頭筋運動細胞（E）の働きを抑え、三頭筋の収縮を弱める。これにより三頭筋が過大な力に抗して、収縮し、裂傷などを起すのを防いでいる。その時、屈筋である二頭筋はこの作用を助けるように働く。Fは屈筋運動細胞、Eは伸筋運動細胞（シュミット等、1978）。

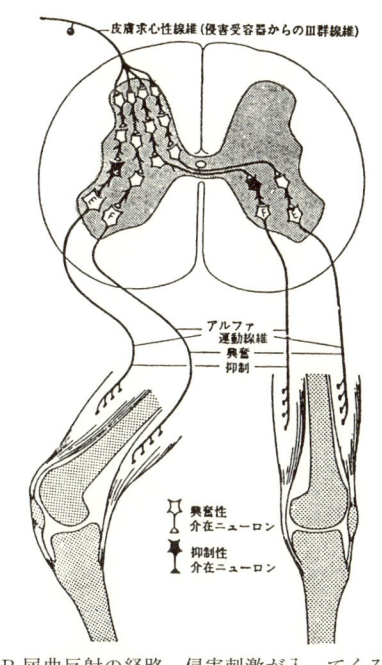

B. 屈曲反射の経路。侵害刺激が入ってくると、屈筋運動の細胞（F）を興奮させ、脚の屈曲を起す。と同時に、伸筋運動細胞（E）には抑制が働き、屈曲運動をよりすみやかに起すようにする（シュミット等、1978）。

図14　運動の基礎にある反射

筋紡錘が興奮し、上位からのルートで引く張力反射が惹起される。これは筋の張力を維持する重要で正常な基礎反射である。

　b　屈曲反射　これは一種の防御反射である。手や足が刺激物（物理的、化学的）に触れると避ける。この反射弓は3つの神経元からなる。皮膚感覚受容器への刺激は脊髄神経節の感覚神経元によって脊髄に伝導され、介在神経元を通してα運動神経元の興奮を起こし、筋が収縮する。この場合、多数の筋が収縮を起こすので、α運動神経元が多分節に存在して、連絡していることが解る。

　c　複雑な反射　多数の介在神経元からなる。排便、排尿などの**内臓反射**はこれに属する。

　臨床上参考になる事項：

　　D　脊髄の障害

　多くの原因、例えば外傷、腫瘍、出血、変性、血液供給不足、感染などにより脊髄は障害を来たす。傷害される部位により、異なる感覚、運動、反射の障害が発生する。

　　a　灰白質の障害

　1　前角　脊髄前角の運動細胞は筋の運動と栄養を司る。前角が傷害されると筋麻痺、筋の張力低下、筋萎縮、腱反射消失などの症状を起こす。感覚障害と病的反射が生じる。病因は急性灰白質炎、頚椎症、腫瘍、前脊髄動脈栓塞、脊髄空洞症などが挙げられる。
　2　後角　感覚細胞の存在する場所で、ここが障害されると同側の段分節性の痛覚消失が起こるが、触覚と深部感覚は正常である。反射弓は切断されるから、対応する腱反射が消失する。病因には後角型脊髄空洞症、腫瘍、出血などがある。
　3　前灰白質交連　両側の後角に存在する痛覚と温覚を伝導する第二神経元の線維は、ここで交叉する。ここが傷害されると両側の段分節性の痛覚と温覚の消失が起こるが、識別性の高い触覚と深部感覚は正常である。病因には脊髄

空洞症、腫瘍、出血などがある。

b 白質の障害

1 前索と側索 錐体路は傷害され、運動神経元の麻痺を起こす。同側小脳の無意識性の深部感覚が消失し、反対側の痛覚、温覚の消失を招く。
2 後索 意識性の深部感覚と識別性の高い触覚が消失するが、痛覚と温覚は正常である。これは典型的な脊髄癆の症状である。この後索の病変では放散痛が発生するが、他の後索の病変では放散痛は発生しない。これは痛覚を伝導する第一神経元の軸索が後索を上行せず灰白質に入り、ここで神経元を換え第二神経元の軸索が対側の側索を通るからである。(伝導路の項、図43参照)。

その他、多発性硬化症や神経炎などによる脱髄性疾患がある。

c 混合性障害

1 外側脊髄半横断 Brown-Sequard症候群(ブラウンセカール症候群)が起こる。皮質脊髄路が切断されるから同側の体、肢の麻痺を起こす。後索の障害が原因で同側の深部感覚と識別性の高い触覚が消失する。脊髄視床路の障害で反対側の痛覚、温覚が消失するが反対側の深部感覚、触覚は正常である。横断場所で後根線維は切断されるから半切断の同側の完全な帯状麻痺を起こす。
2 脊髄横断 脊髄は横断されると突然上位中枢からの支配を失い、切断レベルによってその症状は違うが、脊髄はショック状態にすぐ陥る。切断面以下の弛緩性麻痺、すべての深、浅部反射の消失、あらゆる感覚(深、浅部と内臓感覚)の消失、排便と排尿不能、自律神経麻痺などの症状が現れる。ショックの時間は動物では短く、ヒトでは3～6週間かかる。その後、脊髄反射がだんだんと回復する。回復期に切断レベル以下の運動麻痺、筋張力が高くなり、腱反射亢進、不随意的排便と排尿不能、すべての感覚消失などの症状がある。

(二) 脳 brain

脳は頭蓋腔の中にあって脊髄の上に続く大きく膨らんだ中枢神経の主部で、大人ではおよそ1400gの重さがある。複雑な脳を理解するには、まず脳の区分

をはっきり把握する必要がある。そのためには簡単な脳の発生学を知っておくとよい。中枢神経は**外胚葉** ectoderma より発生するが、初期には外胚葉より神経管 neural tube が形成され、その一端が膨大して**脳** brain となり、その続きが**脊髄** spinal cord となる。先端の膨大した部位に、初め2つのクビレが生じ、3つの脳部が形成される。その後、屈曲しクビレも多くなり、正常の脳になる（図15-A）。

脳は胎生期に神経管の全部から発育してきたもので、**終脳** telencephalon、

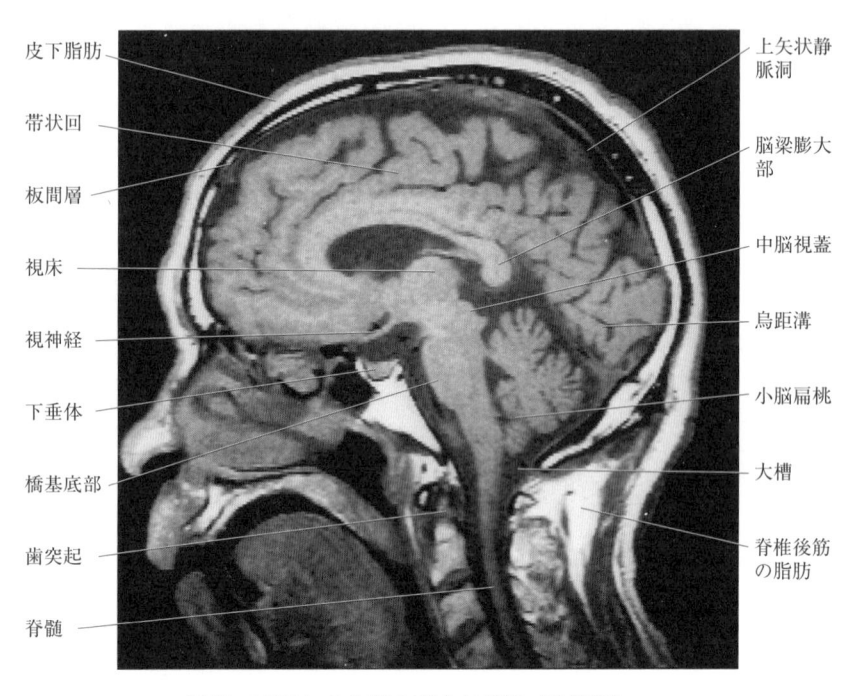

皮下脂肪		上矢状静脈洞
帯状回		脳梁膨大部
板間層		
視床		中脳視蓋
視神経		鳥距溝
下垂体		小脳扁桃
橋基底部		大槽
歯突起		脊椎後筋の脂肪
脊髄		

図16 MRIによる脳の正中矢状断（自験例）

間脳 diencephalon、**中脳** mesencephalon、**橋** pons、**延髄** medulla oblongata、**小脳** cerebellum に分けられる。そのうち、終脳と間脳を合せて**大脳**といい、橋と小脳を**後脳**といい、後脳と延髄を**菱脳**という（図15-B）。一般に中脳、橋、延髄の3部を**脳幹** brain stem と名付ける。下方へは大後頭孔を経て**脊髄** spinal cord に続く（図16）。神経管は脳の発育につれて、脳の各部で、連続的に繋がる**脳室系**となる。

(二) 脳 brain 45

```
◎前脳胞 ┌Prosencephalonbläschen ┌Telencephalon
  ④   └forebrain vesicle      │ (終脳)      ┐Cerebrum
                               └Diencephalon┘(大脳)
                                 (間脳)
◎中脳胞 ┌Mesencephalonbläschen  ─Mesencephalon
  ⑤   └midbrain vesicle         (中脳)
                               ─Isthmus rhombencephali (菱脳峡)
◎後脳胞 ┌Metencephalonbläschen  ┌Metencephalon┌Cerebellum
  ④   └hindbrain vesicle      │ (後脳)      │ (小脳)
                               │            └Pons
                               │              (橋)
                               └Myelencephalon (髄脳または末脳)
```

A 脳の発生

```
         ▨ ── 終脳 Telencephalon
         ░ ── 間脳 Diencephalon
         ▦ ── 中脳 Mesencephalon
         ▒ ── 後脳 Metencephalon
         ≡ ── 髄脳 Myelencephalon
         ■ ── 脊髄 Medulla spinalis
```

終 脳　Telencephalon ─ 大脳半球 Hemispherium ┐
間 脳　Diencepahlon   ├ 大脳 Cerebrum
中 脳　Mesencephalon
菱脳峡　Isthmus rhombencephali
後 脳　Metencephalon ─ ┌ 橋 Pons
                      └ 小脳 Cerebellum   ┐
髄 脳　Myelencephalon ─ 延 髄 Medulla oblongata ┘菱脳 Rhombencephalon

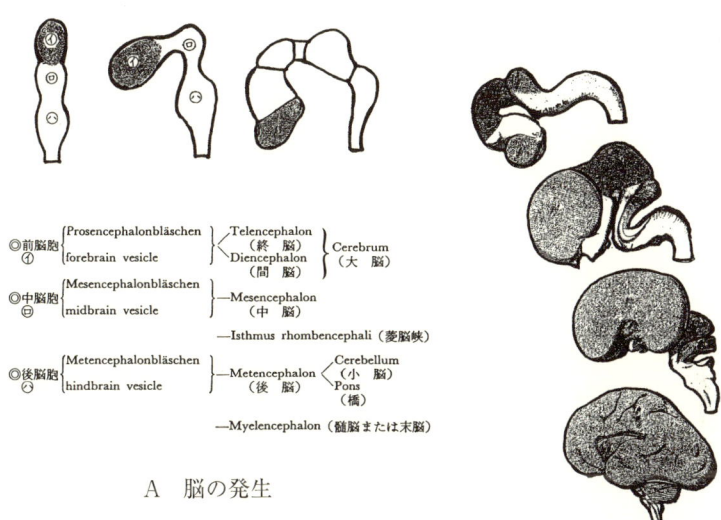

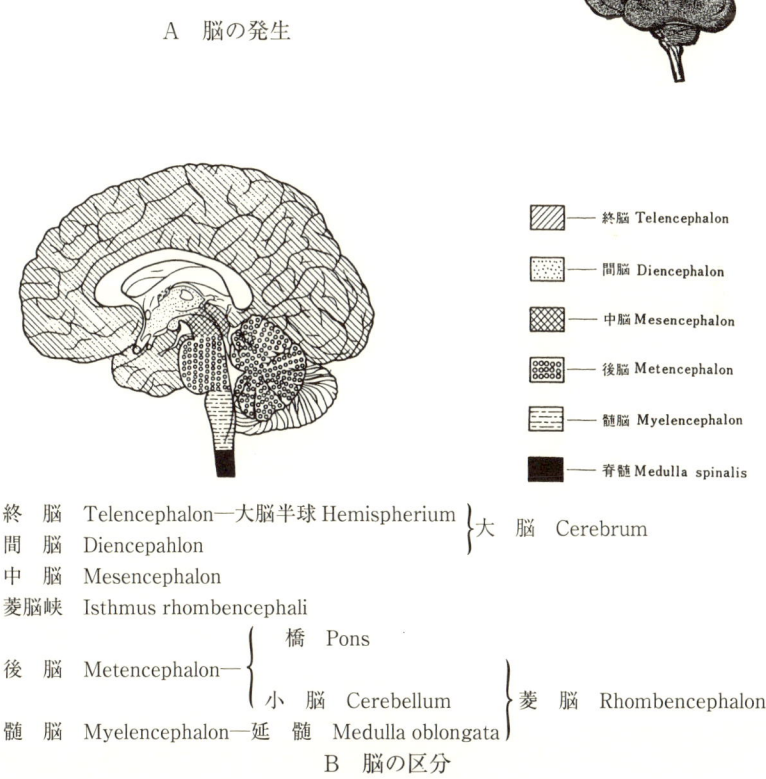

B 脳の区分

図15 脳の発生と区分

A　脳幹　brain stem

脳幹は間脳と脊髄の間にある中枢神経系の小さい部分ではあるが、ここには生命を維持する呼吸、循環、物質代謝などを司る中枢がある。下方から上方へ**延髄、橋、中脳**の3部からなる。延髄と橋の背面に小脳があって、その間に第四脳室があり、下方は延髄と脊髄の中心管に続き、上方は中脳水道に至る。

a　脳幹の外景

1　延髄　上端は太くて円錐形をなし、長さ約7cmである。前方は後頭骨の底部で、後上方は小脳に覆われ、下方は大後頭孔で脊髄に続き、両者の境がはっきりしない。上端は前面の橋延髄溝と後面の髄条によって橋と境されている。前面では正中線の両側に**錐体** pyramis という縦方向の高まりがあり、これは大脳皮質から脊髄に下行する皮質脊髄路の線維が主として集合して生じたものである。それ故に皮質脊髄路を**錐体路** pyramidal tract ともいう。

錐体の下端で、錐体路線維の大部分は左右に交叉して**錐体交叉** pyramidal decussation という線維束の集まりとなる。錐体の外側に卵円形をした**オリーブ**という隆起があり、内部にオリーブ核を入れている。錐体とオリーブ間にある舌下神経溝から**舌下神経**が出る。オリーブの後方のオリーブ後溝から**舌咽神経、迷走神経、副神経**が出入する。

延髄の下部は脊髄の外形と後面では類似し、後正中溝の外側には薄束結節と楔状束結節があり、**薄束核** gracile nucleus と**楔状束核** cuneate nucleus を入れている。ここにある第四脳室のV字形を呈する下角を閂という。楔状束結節の外側上方に**下小脳脚**という高まりがある。以上の3者は第四脳室の延髄下部の境となる。延髄の上部では脊髄中心管が開放して第四脳室となり、ここは**菱形窩**の上部となる（図17）。

2　橋　橋の前面にはいちじるしく隆起した基底部があり、上下に走る幅広い脳底溝が正中にある。延髄と橋の境の橋延髄溝では内側から外側へ向かって**外転神経、顔面神経、内耳神経**の3対の脳神経が出入している。橋の上縁は中脳の大脳脚に接している。基底部の両端は細くなって、橋腕（中小脳脚）を形成して、これは小脳に至る。基底部と橋腕の境から**三叉神経**が出る。

橋の後面は第四脳室底の上半分を作り、外側は結合腕（上小脳脚）であり、脚間に上髄帆があり第四脳室の天井の一部となる。脳幹の後面の上髄帆から唯一の脳神経である**滑車神経**が出る（図49-1、2）。

3 　菱形窩　延髄上部と橋の背側面からなる第四脳室底である。正中に縦走する正中溝によって菱形窩を左右両半側に分けている。正中溝に沿う高まりを内側隆起と言う。この隆起の外側を境する境界溝があり、境界溝の外側は三角形を呈し、前庭野といって**前庭神経核群**を入れている。前庭野の外方に聴結節と言う隆起があり、内部に**蝸牛神経後核群**を入れている。

菱形窩の両外側角を連ねる橋と延髄を境する髄条がある。髄条下方の延髄部に迷走神経三角と舌下神経三角があって、**迷走神経背側核**と**舌下神経核**を埋めている。髄条の上方の内側隆起は丸く高まり、ここを顔面神経丘または顔面神経膝と呼び、内部に**外転神経核**を埋めている。境界溝の上端には青黒色の区域があって**青斑核** locus ceruleus nucleus と言い、ノルアドレナリン含有神経元がグループをなしている。

4 　第四脳室　第四脳室の底は菱形窩であり天井は小脳に向いている。前方は上小脳脚と上髄帆、後方は下髄帆と第四脳室脈絡組織である。下髄帆も薄い白質板で、小脳に伸びている。第四脳室脈絡叢組織は一層の上皮性脈絡叢で表面は軟膜に覆われている。**脈絡叢**は第四脳室に入り込んで**脳脊髄液**を分泌する。第四脳室には三つの口があってクモ膜下腔と交通している。**第四脳室正中口**（マジャンディ孔）は一つあり菱形窩下角の上方に、また一対の**外側口**（ルシュカ孔）は第四脳室の外側角にある。

5 　中脳　前面での上境界は視索で、下境界は橋の上縁である。左右一対の巨大な**大脳脚** cerebral peduncle があり、左右の大脳脚の間には三角形の脚間窩という深い凹みがある。ここは多くの血管が出入しているので**後有孔質**ともいう。大脳脚の内側から**動眼神経**が出る。

中脳の後面には四個の円形をした四丘体という隆起がある。その中の上方の一対を**上丘** superior colliculus 、下方の一対を**下丘** inferior colliculus という。上丘腕と下丘腕は上丘及び下丘から始まって前外側にのびる高まりである。前

者は間脳の**外側膝状体** lateral geniculate body（視覚の伝導路）に、後者は**内側膝状体** medial geniculate body（聴覚の伝導路）に至る。

脊髄中心管はここでは**中脳水道**（シルヴィウス水道）cerebral aqueductとなり上方は第三脳室と、下方では第四脳室と交通している（図73）。

b　脳幹の内景

脳幹も灰白質と白質からできている。灰白質は主として各種の神経核からなる。脳幹の神経核を大別すると**脳神経核**に属するものと、脳幹を通る各種の伝導路の**中継核**に属するものとに分けられる。白質は主として神経線維束である。脳幹の灰白質と白質の構造は脊髄に見られるより複雑である（図17、19〜21）。脳幹の連続切片染色による脳幹構造（延髄、橋、中脳）と核及び伝導路の出現する位置の範囲とその関係を示す（図18）。

1　脳神経核

脳神経核は2種類に分けられる。脳神経の感覚線維を受ける神経核を**脳神経感覚核**（終止核）といい、脳神経の運動線維を出す神経核を**脳神経運動核**（起始核）という。脳神経の線維は6種類があり、脳神経核も6種類ある。

体性運動核は脊髄の前角運動細胞の続きに相当し、舌下神経運動核と外転・滑車・動眼神経運動核は前角運動細胞が脳幹まで続いて出来た神経核である。それらは体肢の横紋筋を支配し、また舌筋と外眼筋を支配する。

一般内臓運動核は脊髄の側角にある節前内臓運動神経元に相当し、頭、頚、胸、腹部器官の平滑筋、心筋、腺を支配する。**特殊内臓運動核**は鰓弓より分化してできた横紋筋、つまり咀嚼筋、表情筋、口蓋筋、咽頭筋、喉頭筋を支配する。魚類の鰓は呼吸に関与し、鰓弓より分化してできた横紋筋で、これを特殊内臓横紋筋と呼ぶ。

内臓感覚核は内臓、血管などの感覚と味覚を伝える。**一般体性感覚核**は頭部の皮膚と口腔、鼻腔粘膜の感覚を伝え、脊髄後角のⅠ—Ⅳ層に相当する。**特殊体性感覚核**は内耳からの聴覚、平衡覚を伝える。一般ということは神経核の性質から見て脊髄と脳幹に共通して存在する神経核である。特殊とは脳幹にのみ存在し、脊髄に類似する神経核が存在しないことを意味する。鰓弓より分化してできた横紋筋と内耳の感覚器がこれに属する。

脳幹内で同種類の脳神経核は上下に一列に配列して、全体から見て一本の柱状となって脳神経核柱を形成する。

一般に感覚柱は境界溝の外側に、運動柱は境界溝の内側に位置している。内臓に関する感覚柱と運動柱は境界溝に接し、体性感覚柱と体性運動柱は境界溝から離れている（図17 ヒト脳幹の神経核と脳神経参照）。

脳神経核の柱状の配列は次のようになる。
（1）体性運動柱　これは第四脳室の底にあり、正中線に接している。上位から下位へ　動眼神経核（Ⅲ）、滑車神経核（Ⅳ）、外転神経核（Ⅵ）、舌下神経核（Ⅻ）など4つの脳神経核がある。

動眼神経核は中脳上丘の高さで、中脳水道の腹側にある。この核からの線維は動眼神経が主成分となって腹側に向かって走り、大脳脚の内側から出て外側直筋と上斜筋以外の4つの**外眼筋**と**上眼瞼挙筋**を支配する（末梢神経の項、図50-B 参照）。

滑車神経核は下丘の高さで中脳水道の腹側に存在する球形の核で滑車神経の起始核である。ここから出る線維は背側方に走り、前髄帆内で左右のものがお互いに交叉し、脳幹の後方から滑車神経として外に出て、**上斜筋**に分布する。

外転神経核はほぼ球形をしており、橋中部の高さで菱形窩底の正中線に近い顔面神経丘を埋めている。この核から出る外転神経は橋の下縁と錐体との境で外部に出て**外側直筋**に至る。

舌下神経核は延髄上部の高さで、菱形窩下部の舌下神経三角の深部にあり、縦に長い核である。この核から出る舌下神経は腹側方に走り、錐体とオリーブの間の舌下神経溝から出て、**舌筋**に分布する。

以上4つの体性運動核の細胞は大型運動神経元に属し、これは脊髄の前角運動神経元に類似している。体性運動核の神経元は脊髄前角運動神経元と同じように下位の運動神経元に属する。これらの神経核が損傷されると運動神経元性の麻痺を起こす。舌下神経核あるいはその神経根が損傷されると、病巣側の舌筋が麻痺し、舌を出させると病巣側に傾き、舌筋の萎縮を伴う。外転神経の障害では眼球の外転ができなくなり、内側斜視となる。動眼神経では眼瞼下垂、眼球が外側下方に傾き、瞳孔が拡大する。

脳幹体性運動核も脊髄の前角運動細胞と同じように大脳皮質及びそれ以外の

高次の上位脳からの運動神経元の支配を受けている。大脳皮質からの下行性の線維束を**皮質核路** corticonuclei tracts という。各外眼筋支配の運動核（Ⅲ、Ⅳ、Ⅵ）は両側性に皮質核路の支配を受け、片側の皮質核路の損傷では各外眼筋支配の運動核は麻痺しない。但し、舌下神経核では対側の皮質核路の支配のみを受けるので、損傷されると反対側の麻痺を招く。

（2）特殊内臓運動柱　体性運動柱の腹外側部に存在する。上位から下位の順序で三叉神経運動核（Ⅴ）、顔面神経核（Ⅶ）、疑核（Ⅸ、Ⅹ、Ⅺ）と副神経核（Ⅺ）など4つの神経核がある。

　三叉神経運動核は三叉神経運動線維の起始核である。この核は橋中部の網様体の背外側部にあり、核からの線維は腹外側方に走行し、脳幹を出て三叉神経根となって**下顎神経**に加わり、**咀嚼筋**に分布する。

　顔面神経核は楕円形をし、延髄と橋の境界部で菱形窩の深部に位置している。これが顔面神経の運動性線維の起始核で、この核からの線維は顔面神経根となって、まず背内側に走行し、外転神経核を越して顔面神経膝となり顔面神経核の外側で脳を出て、顔面の**表情筋**、**顎二腹筋の後腹**、**茎突舌骨筋**、**アブミ骨筋**に分布する。

　疑核は延髄上部の網様体の中に位置し、この核からの線維は腹外側に走行し、舌咽神経、迷走神経、副神経に加わり、3対の神経の特殊内臓運動成分となって**軟口蓋**、**咽頭**、**喉頭の骨格筋**に分布し、発声、発語、嚥下などの機能を司る。

　副神経核は疑核の下端から頚髄の上端に伸びる長い神経核である。この核からの線維は副神経脊髄根となって**胸鎖乳突筋**と**僧帽筋**に分布する。

　これらの核と神経根が損傷されると下位運動神経元性の麻痺をひき起こす。三叉神経では咀嚼筋が麻痺し、口を開けると反対側の正常な翼突筋が働くため、下顎は病巣側に傾く。また、顔面神経の麻痺はよく見られる病気で、損傷されると病巣側の顔面筋（表情筋）の麻痺と筋の萎縮を招く。

　特殊内臓運動柱の神経元も皮質核路の上位運動神経元の支配を受ける。下部顔面筋を支配する顔面神経核の下半分以外に他の特殊内臓運動核は両側性に皮質核路の支配を受けているので、片側の皮質核路が損傷されても、反対側の下顔面筋の麻痺を起こすだけで筋の萎縮は見られない。

(二) 脳　brain　51

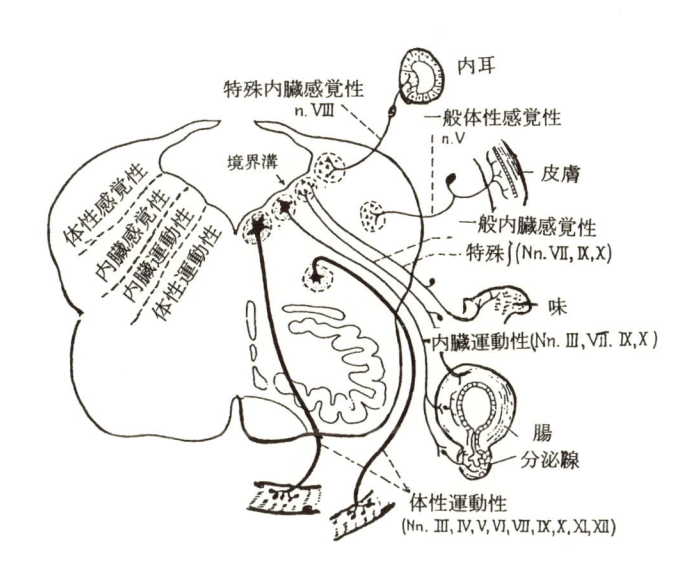

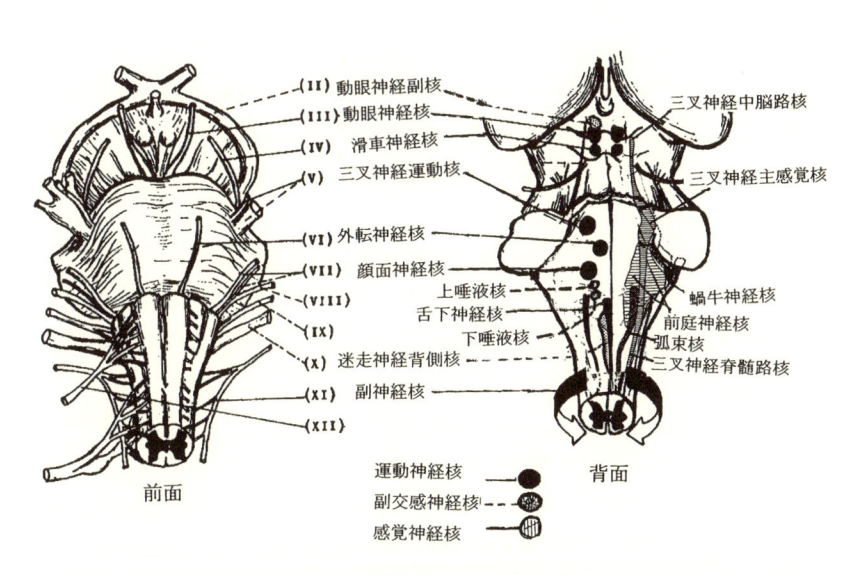

図17　ヒト脳幹の神経核と脳神経
（その原型は脊髄の延長上にあることを矢印で示してある）

(3) 一般内臓運動柱　体性運動柱の外側にあり境界溝に接している。上位から下位へ動眼神経副核（Ⅲ）、上唾液核（Ⅶ）、下唾液核（Ⅸ）、迷走神経背側核（Ⅹ）など4つの神経核がある。

動眼神経副核は Edinger-Westphal 核ともいう。上丘の高さで動眼神経核の背内側に存在する。この核からの線維は副交感線維で、動眼神経に加わり**毛様体神経節** ciliary ganglion で神経元を換え、その節後線維は**毛様体筋**と**瞳孔括約筋**に分布する。

上唾液核と下唾液核は菱形窩の髄条の上下に、橋の下部と延髄オリーブ核の上部に存在し、核の境ははっきりしない。**上唾液核**からの線維は顔面神経に入り、**翼口蓋神経節**で神経元を換え**涙腺**、**舌下腺**、**顎下腺**の分泌を司る。**下唾液核**からの線維は舌咽神経に入り**耳神経節**で神経元を換えて**耳下腺**の分泌を司る。

迷走神経背側核は迷走神経三角の深部に、舌下神経核の外側にある。この核からの線維は迷走神経が主成分となって、その節後線維は頸部、胸部、腹腔の大部分の臓器を支配する。

(4) 内臓感覚柱　境界溝の外側に、延髄の上部に**孤束核** nucleus of solitary tract として存在する。味覚を伝える線維は孤束核の上端に入り、頸動脈小体、咽頭、喉頭、心臓、肝臓、消化管からの感覚線維は孤束核の下端に入る。これらの線維はまず集合して縦に走る孤束を作り、次第に感覚線維は孤束の周りの孤束核細胞に終止する。孤束核からの線維は視床で神経元を換えて大脳皮質に至る。

(5) 一般体性感覚柱　脳幹の腹外側部に位置し、3つの三叉神経に関与する神経核からなる。**三叉神経中脳路核**は中脳にあり**咀嚼筋**に分布する感覚線維の感覚核である。**三叉神経主感覚核**は橋の中部にある。この核は顔面の触覚を伝える線維の終止核である。脊髄にある**三叉神経脊髄路核**は顔面の感覚、温痛覚を伝える線維の終止核である。

一般体性感覚柱は三叉神経からの感覚線維を受ける以外に少量の顔面神経、舌咽神経、迷走神経からの感覚線維も受ける。

(6) 特殊体性感覚柱　蝸牛神経核と前庭神経核の2種類の神経核が含まれている。延髄の上部から橋の下部に掛けて、菱形窩の外側に広い範囲を占めている。**蝸牛神経核** cochlear nucleus は背側蝸牛神経核と腹側蝸牛神経核の2個の神経核があり、それぞれ下小脳脚の背外側と腹外側に存在する。2つとも音を

伝える蝸牛神経の終止核である。**前庭神経核** vestibular nucleus は蝸牛神経核の内側に位置し、上、下、内、外の4個の神経核に分けられる。これらは平衡覚を伝える前庭神経の終止核である。

　上記の脳神経核（柱）はその構造から見て、まず骨格筋を支配する**脳神経運動核**からの神経線維は、同一神経を介して目的とする効果器官を支配する。例えば、動眼神経核の線維は動眼神経を介して、滑車神経核の線維は滑車神経を、外転神経核の線維は外転神経を介して、各々の到達する外眼筋を支配する。これに反して、**脳神経感覚核**は多種類の脳神経からの感覚神経線維を受けることが多い。例えば、**孤束核**は顔面神経、舌咽神経、迷走神経などの多種類の感覚神経線維を全体的かつ収束的に受ける。

　脳神経核は機能によって脳幹内に一定の配列を取るが（図17）、核から出る線維と核に終止する線維は周辺部でよく混合している。

2　伝導路の中継核

　脳幹には脳神経核以外に脳神経と直接的な関係がなく、広汎な線維連絡があり、その機能が多種多様な神経核がある。これが伝導路の**中継核**である。この神経核は特定の感覚刺激を選択、分析して上位脳に伝え、ある神経核は下位の脳と脊髄の神経核に運動支配の命令を出す。これらの神経核はまた同時に各種の感覚線維の影響も受けている。

（1）延髄の中継核
1）　**薄束核と楔状束核**　延髄下部背側面にある薄束結節と楔状束結節の深部にある灰白質で、あわせて**後索核** dorsal column nucleus と言う。体幹、四肢の深部感覚と識別性の高い触覚を伝える薄束と楔状束の終止核である。二つの核からの線維は**内弓状線維**となり中心管の腹側を走行し、正中線で交叉して**毛帯交叉** decussation of medial lemniscus を作り、交叉した線維は正中線の両側で上行し、**内側毛帯** medial lemniscus となって**視床** thalamus に至る。
2）　**オリーブ核**　延髄腹側面のオリーブの中にある。断面上では口を内側に向けた袋状の大きな灰白質の塊である。この核は大脳皮質、赤核と脊髄内からの線維を受け、ここから出る線維は反対側に移行して後

脊髄小脳路と共に下小脳脚となって、第四脳室の外側を経て小脳に至る。オリーブ核は小脳の運動をモニターする働き、特に運動の制御及び調節と記憶に関与している。

3) 副楔状束核　楔状束核の背外側部で楔状束の中に埋まっている。この核は**副楔状束核小脳路**の起始核であり、体幹と上肢の深部感覚を小脳に伝える。

(2) 橋の中継核
1) 上オリーブ核　橋中部の顔面神経核の腹側面にあり、両側の蝸牛神経核からの線維を受け、出る線維は外側毛帯に加わる。この核は音の強さと時間の差によって音波の源を判断する働きがある。
2) 橋核　橋底部の白質の中に散在する多数の灰白質の小塊の全体をいう。この核は多量の大脳皮質から下行する**皮質橋路**の線維を受け、出力線維は太い橋腕（中小脳脚）を形成して小脳に至る。この核は大脳皮質からの刺激を小脳に伝える中継核である。

(3) 中脳の中継核
1) 上丘　視覚伝導路の中継核である。この核は上丘腕からの視覚線維を受け、**外側膝状体**と連絡する線維からなる。また他の脳部、下丘、脊髄からの線維も受けている。上丘からの線維は脳幹の神経核と脊髄に至る。脳幹に行く線維は両側性に下行して眼球運動に関与する脳神経運動核に至る。脊髄に行く線維は交叉（視蓋背側交叉）して正中線に沿って**視蓋脊髄路**となる。上丘は視覚を分析すると共に他の部位からの刺激を総合して視覚に対する適切な反応を眼、頭、体にひき起こす。
2) 下丘　聴覚伝導路の中継核である。外側毛帯からの線維は下丘に入り、出る線維は下丘腕となって**内側膝状体**に至り、聴覚の刺激を伝導する。下丘から上丘にも線維を出し、上丘からの線維は下行して外眼筋を支配する脳神経運動核と脊髄前角運動細胞に至り、音による頭の回転反射と眼球運動反射をひき起こす。
3) 視蓋前野　中脳と間脳の境で、上丘の上端にある細胞群である。この核は上丘腕を経て眼球の網膜からの線維を受け、出る線維は両側の動眼神経副核に至り、対光反射に関与する。
4) 赤核　上丘の高さで中脳被蓋の中にある長楕円形の大きな灰白質の

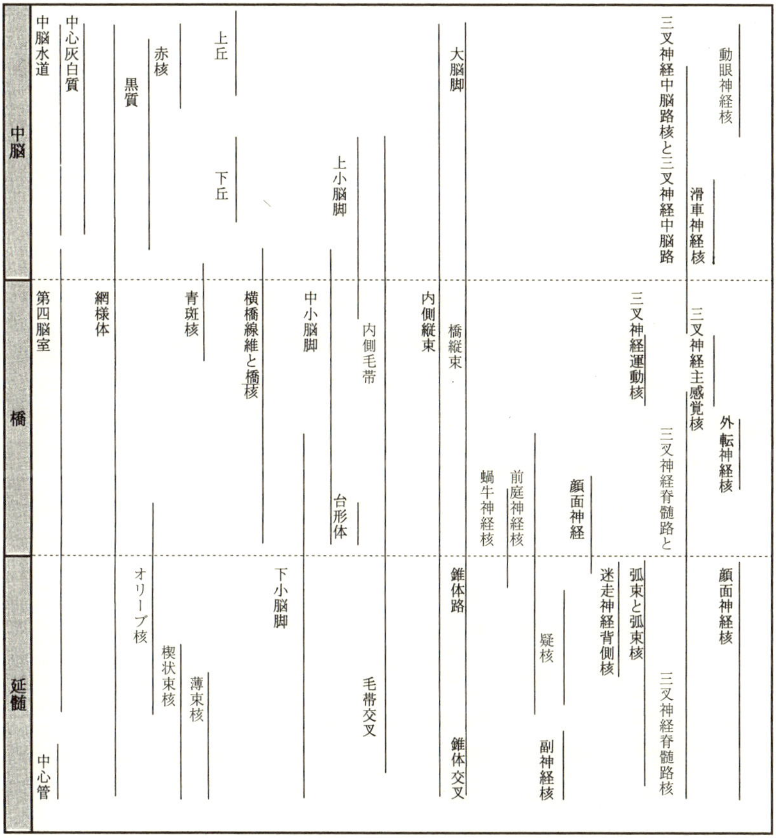

図18　脳幹の構造と核及び伝導路（相互の位置関係）

塊（かたまり）で、鉄分を含み赤色を呈することから**赤核**という。この核は細胞構築から２つの部分に分けられる。大細胞部はこの核の尾側部を占め、下等動物ではよく発達し、ヒトでは顕著でない。これに反して小細胞部はヒトではよく発達し、ほとんど小細胞に占められている。赤核は小脳から交叉性の線維（上小脳脚）を受け、**小脳赤核路**の終止核である。赤核からの線維は被蓋部で交叉して下行する。大細胞部からの線維は**赤核脊髄路**となって脊髄前角運動細胞に至る。小細胞部からの線維は同側のオリーブ核に至り、神経元を換えて反対側の小脳に至る。これらは体性運動のモニターとその調節に重要な役割を果たしている。

5) 黒質　中脳被蓋の腹側にある大きな灰白質の塊りである。細胞構築から見て、大脳脚に接する部分を**網状部**といい、細胞の形態は淡蒼球のそれと同じである。被蓋に接する部分は**緻密部**であり、ドパミン含有神経元が多く、メラニンを含み黒色を呈することがこの核の名称の由来である。ドパミン含有神経元からの線維は主に大脳の新線条体に投射する。ある種の病因でドパミン含有神経元が損傷されると黒質と線条体のドパミン含有量が減少し、患者に筋の固縮（筋緊張の亢進）、運動制限、運動減少と震えなどが発生し、パーキンソン病となる。この核も運動を調節する**錐体外路系**に属する灰白質内系である。

3　神経線維束
(1)　長い上行線維束
1) 内側毛帯　脊髄の後索を上行する薄束と楔状束は延髄の中心部の背側にある薄束核と楔状束核（後索核）に終わる。**後索核**から出た線維は中心管の腹側で**内弓状線維**となって交叉（毛帯交叉）した後、正中線の両側に沿って**内側毛帯**を作って上行する。この内側毛帯は延髄では正中線とオリーブの間、錐体の後方にあり、橋では腹外側部に移り、被蓋の腹側部と基底部の間に、ついで中脳では被蓋の外側部に移行し、視床の**後外側腹側核**に終わる。内側毛帯は反対側の体幹、上、下肢の識別性の高い触覚と深部感覚を視床に伝える。下肢からの感覚線維は延髄において内側毛帯の腹側に位置し、橋では内側にある。上肢からの線維は延髄で内側毛帯の内側に、橋では外側にある。
2) 脊髄視床路　脊髄視床路は反対側の体幹、上肢と下肢の痛覚、温覚、触覚を伝える。この伝導路は延髄外側のオリーブの背外側にあり、橋と中脳では内側毛帯の背外側に位置する。脊髄視床路も視床の**後外側腹側核**に終わる。
3) 脊髄小脳路　筋・腱紡錘などからくる脊髄の深部感覚の多くは種々の経路を通って小脳に伝えられる。それらには**後脊髄小脳路** posterior spinocerebellar tract と**前脊髄小脳路** anterior spinocerebellar tract が含まれる。前者は胸髄核（背核、Clarke柱）で、後者は脊髄辺縁細胞（脊髄境界細胞）で神経元を乗り換え小脳に至るが、後脊髄小脳路

は延髄上部の下小脳脚を、前脊髄小脳路は橋にある上小脳脚を経て小脳に入る。

4) 外側毛帯　反対側の蝸牛(かぎゅう)神経核と両側の上オリーブ核から出た線維から成るもので、橋と中脳被蓋腹側部の内側毛帯の外側に位置し、上行して中脳の下丘に終止するが、一部は台形体核から同側性に外側毛帯を通り下丘に向かう。下丘で神経元を換えた後、さらに視床の内側膝状体で中継され、聴放線となって大脳皮質の側頭葉に至る。

5) 内側縦束　前庭神経核から出た線維は交叉して反対側の第四脳室底の正中線両側に沿って上行し、眼球を支配する各脳神経核に終止する。少量の線維は頚髄まで下行する。

6) 三叉毛帯　顔面部の皮膚、口腔と鼻腔粘膜の痛覚、温覚、触覚は三叉神経によって**三叉神経脊髄路核**と**三叉神経主感覚核**に伝えられるが、そこから出た**三叉毛帯**と呼ばれる線維は、交叉して内側毛帯の外側を上行し、視床の**後内側腹側核**に終わる。

(2)　長い下行線維束
1) 錐体路
①皮質脊髄路　大脳皮質の運動領の細胞から始まり、内包の後脚、大脳脚、橋底部を下行し、延髄部で錐体を形成する。この意味で皮質脊髄路を**錐体路**ともいう。錐体の下端で大部分の線維が交叉（**錐体交叉**）して脊髄側索後部を下行し、**外側皮質脊髄路** lateral corticospinal tract となって脊髄の灰白質に終止する。少量の線維は交叉せずに同側の脊髄前索を下行し、**前皮質脊髄路** anterior corticospinal tract となって下位で交叉しながら脊髄前角運動細胞に達する。

　皮質脊髄路は主に体性運動を支配する作用があるが、多量の皮質脊髄路の線維の一部は脊髄後角の感覚神経元にも到達するので、この伝導路は上行性の感覚信号に対しても抑制したり、統合する作用があるとされている。つまり、強い随意的意志による上行性感覚入力の阻止や遮断(しゃだん)に関与しうる構造（axo-axonic synapse）をなす。

②皮質核路　大脳皮質の神経細胞からの線維は脳幹の脳神経運動核に終止するものがあり、これを**皮質核路** corticonuclei tracts という。皮質

核路の線維は多くの場合は両側の脳神経運動核を支配するが、その少数は反対側の脳神経運動核だけを支配する。皮質脊髄路と皮質核路をあわせて**錐体路** pyramidal tract という。
2）　赤核脊髄路　中脳の赤核の大細胞部から出た線維はすぐ交叉して中脳と橋被蓋の外側を通り、脊髄の側索を下行して前角運動細胞に至る。
3）　前庭脊髄路　前庭神経外側核から出る線維束で、延髄のオリーブ核の背側を下行して脊髄に至る。
4）　視蓋脊髄路　中脳の上丘から出た線維は大部分が交叉し、脳幹の正中線に接して下がり、脊髄の前索を下行して前角運動細胞に至る。

4　網様体（もうようたい）

脳幹は主に脳神経核、伝導路の中継核、上行と下行線維束から構成されている。この他に脳幹の中で白質と灰白質が入り混じった領域があり、これを**網様体** reticular formation という。脳幹網様体は、延髄、橋、中脳の被蓋に位置している。

網様体の神経細胞の樹状突起は数が多く、長く、枝分れが多いため網様体内の神経元の連絡は広く、広範囲な情報を受け入れることができる。網様体の神経細胞は不規則に分布するのではなく、細胞の形態、線維の連絡、生理機能により神経核と神経線維束を形成することもあるが、その境界があまりはっきりしないことがその特徴である。

網様体の機能は主として次のようなものがある。

（1）上行性網様体賦活系（ふかつけい）（Magoun 1958）　脳幹の小細胞網様体核・中心網様体核などの網様体核は、脊髄・脳幹の脳神経核、聴覚伝導路の側副枝、上丘からの視覚を伝導する線維などを受け入れている。嗅覚の情報も大脳皮質を経て脳幹の網様体に入る可能性がある。

これらの連絡により非特異的な刺激が大脳に伝えられる。これは他の感覚、例えば視覚・聴覚・体性感覚などとは違い、すべて非特異的な感覚である。この非特異的な刺激によって大脳皮質は各種の情報を感知する能力が良く保たれ覚醒しているので、大脳の意識は一定のレベルに常時調節されている。この系統は人間の睡眠と覚醒のリズムの調整を行い、麻酔薬の作用もこの上行性網様体賦活系を通じて実現している。この系統が侵されると意識障害が発生するか

昏迷状態に陥る。

（2）運動と内臓の活動に対する影響　脳幹の網様体は横紋筋の緊張と反射活動の制御に関与している。網様体の神経元は大脳皮質の運動領や他の運動に関与する運動中枢・小脳核などの領域からの影響も受ける。網様体神経元からの線維は脊髄の灰白質に至り、**網様体脊髄路** reticulospinal tract となり、脊髄のⅦ層の灰白質に終止し、神経元を換えて前角運動細胞に影響を及ぼす。

ある部位の網様体は自律神経運動核との線維連絡がある。このような部位を自律神経中枢と言い、ここには生命維持に極めて重要な呼吸中枢や心臓中枢とセキ、クシャミ、嚥下、嘔吐などの反射中枢もあるので、小さな傷を受けても生命を失うことがある。

（3）疼痛に対する影響　中脳と橋にある正中線網様体核は大脳辺縁系、視床下部、中脳水道の周囲の灰白質などと線維連絡がある。これらの網様体核から大脳、間脳、脳幹、脊髄など広い範囲に投射している。網様体核からは一種の抑制物質が分泌され、この物質は睡眠と鎮痛作用がある。中脳水道の周囲の灰白質へも同じ物質を分泌する。網様体核は中脳水道周囲の灰白質からの線維を受け、この核から出た線維は網様体脊髄路となって脊髄後角の膠様質に終止する。これらの部位の神経元からは一種のアヘンに類似するペプタイドであるエンケファリンが分泌され、このペプタイドは強い鎮痛作用がある。

5　脳幹の主な横断面の構造

脳幹は延髄、橋、中脳の3部に分けられる。ここは各種の脳神経核、伝導路の中継核、上行と下行線維からできている（図18）。脳幹の各部におけるこれらの構造間の関係を良く理解するために、脳幹を錐体交叉、内側毛帯交叉、オリーブの中心部、橋の中央下部と上部、下丘、上丘の7つの連続する水平断面にわけ［(1)～(7)］、下から上に向かって述べる（図19～21）。

（1）錐体交叉断面　左右の錐体路の線維は中心管の前方で交叉して**錐体交叉** pyramidal decussation となり、脊髄のもとの前角は切断され、前正中裂は斜めになる。前角の位置に頸髄から伸びてきた**副神経核**がある。後索の薄束に**薄束核** gracile nucleus が出現し、楔状束の腹側に**楔状束核** cuneate nucleus が現れる。楔状束の外側に三叉神経脊髄路があり、内側に半月形の**三叉神経脊髄路核**がある。中心管の周囲に中心灰白質があり、前角の背外方に**網様体**があ

る。脊髄視床路、前・後脊髄小脳路、赤核脊髄路などは側索のもとの位置にある（図19-1）。

（2）内側毛帯交叉断面　この断面はやや錐体交叉断面の上方にある。前正中裂の両側の錐体束は太くなって**錐体** pyramis となる。後索の薄束核と楔状束核は大きくなって2つの核から起こる線維は**内弓状線維**となる。それらの線維は中心管の腹側に向かって弓形の経過をとり**毛帯交叉**（もうたいこうさ） decussation of medial lemniscus を作り、反対側で正中線の両側に沿って**内側毛帯** medial lemniscus という線維束を作って上行する。網様体は中心灰白質の腹外側部にある。側索にある他の線維束の位置は上述のものと大体同じである（図19-2）。

（3）オリーブ中心部の断面　前正中裂の両側に錐体がある。錐体外側のオリーブの中に袋状の**オリーブ核**が隠れている。中心管は広くなって第四脳室となる。脳室と錐体の間を**被蓋**（ひがい）tegmentum という。被蓋の脳室底の正中線に接する神経核は**舌下神経核** hypoglossal nucleus で、この核から出た舌下神経の線維束は腹側に向かい、錐体とオリーブの間を経て脳幹を出る。舌下神経核の背外側に**迷走神経背側核**があり、この核の腹外側に**孤束核** nucleus of solitary tract がある。弧束核の腹側の網様体の中に**疑核** ambiguous nucleus がある。疑核の背外方に三叉神経脊髄路束があって内側に**三叉神経脊髄路核**がある。この核の背側にある強大な線維束は**下小脳脚**である。錐体の背側に内側毛帯、視蓋脊髄路、内側縦束がある。オリーブの背側に前庭脊髄路があり、背外側に脊髄視床路、前脊髄小脳路、赤核脊髄路がある。網様体は被蓋部に広く分布する（図19-3）。

（4）橋の中央下部の断面　橋の底部は腹側にあり、縦横する2種類の線維があって、橋核の小塊はこの中に散在している。橋核からの線維は反対側に向かって横に走り、**中小脳脚**となって小脳に入る。橋底部を縦走する線維は**錐体路**と**皮質核路**がある。皮質橋路ははっきりと見えないが、錐体路は小塊として存在している。

（5）橋被蓋の外側に**下小脳脚**が見える。脳室底の正中線両側の隆起は**顔面神経丘**（顔面神経膝）であり、その中に**外転神経核** abducens nucleus を入れている。橋底部と被蓋部間の正中線の両側に**内側毛帯** medial lemniscus があり、聴覚路の線維はこれを横切る。内側毛帯の外側に外側毛帯 lateral lemniscus があり、その背内側に**上オリーブ核**が、背外側に**顔面神経核**がある。顔面神経核

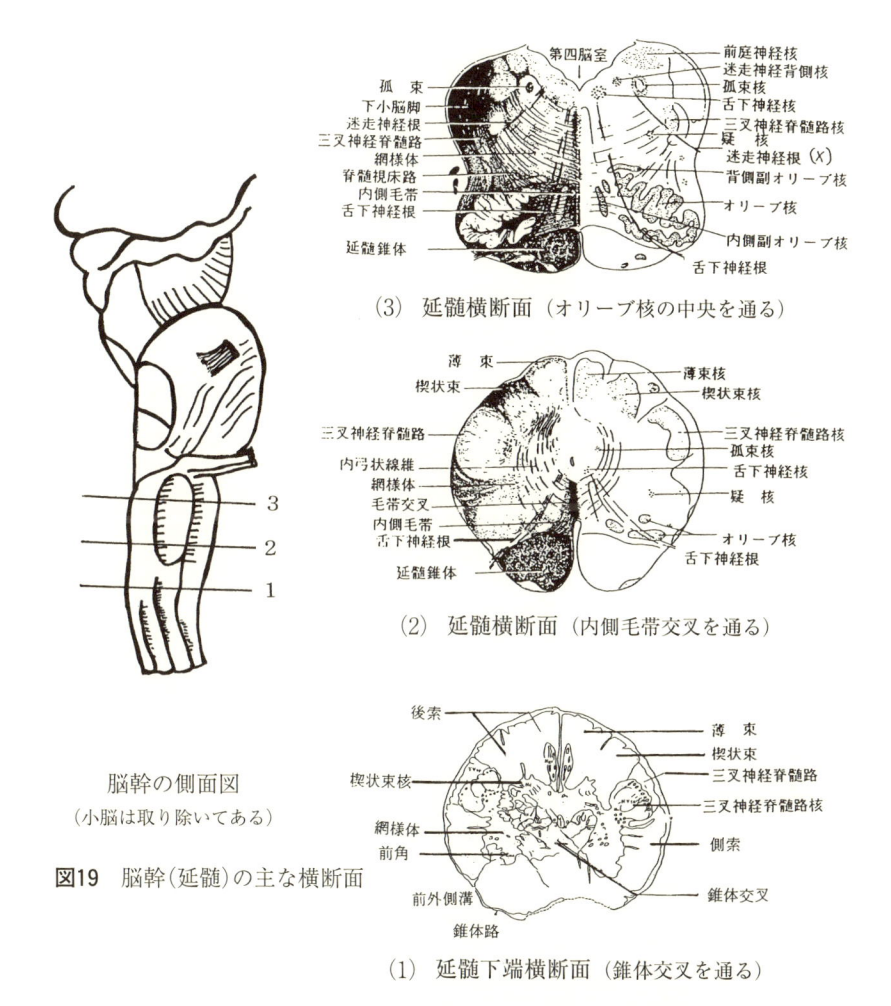

(3) 延髄横断面（オリーブ核の中央を通る）

第四脳室／前庭神経核／迷走神経背側核／孤束核／舌下神経核／三叉神経脊髄路核／疑核／迷走神経根(X)／背側副オリーブ核／オリーブ核／内側副オリーブ核／舌下神経根
孤束／下小脳脚／迷走神経根／三叉神経脊髄路／網様体／脊髄視床路／内側毛帯／舌下神経根／延髄錐体

(2) 延髄横断面（内側毛帯交叉を通る）

薄束／楔状束／薄束核／楔状束核
三叉神経脊髄路／内弓状線維／網様体／毛帯交叉／内側毛帯／舌下神経根／延髄錐体／三叉神経脊髄路核／孤束核／舌下神経核／疑核／オリーブ核／舌下神経根

(1) 延髄下端横断面（錐体交叉を通る）

後索／薄束／楔状束／三叉神経脊髄路／三叉神経脊髄路核／側索／錐体交叉
楔状束核／網様体／前角／前外側溝／錐体路

脳幹の側面図
（小脳は取り除いてある）

図19 脳幹（延髄）の主な横断面

から出た線維は背内側の外転神経核を過ぎて腹外側から脳幹を出る。顔面神経核の背外側に三叉神経脊髄路束とその終止核がある。その腹内側に赤核脊髄路・前脊髄小脳路・脊髄視床路がある。内側縦束と視蓋脊髄路がもとの正中線の両側に存在している。網様体は被蓋の中心部を占めている（図20-4、5）。

（6）下丘の断面　断面の背側にある隆起は下丘であり、その中に下丘核を入れている。腹側にある中脳水道の周囲の灰白質を**中心灰白質**と呼ぶ。中心灰白質の腹側にある部分は広義の**大脳脚**で、さらに背側の被蓋と腹側の大脳脚の

(5) 橋横断面（三叉神経を通る）

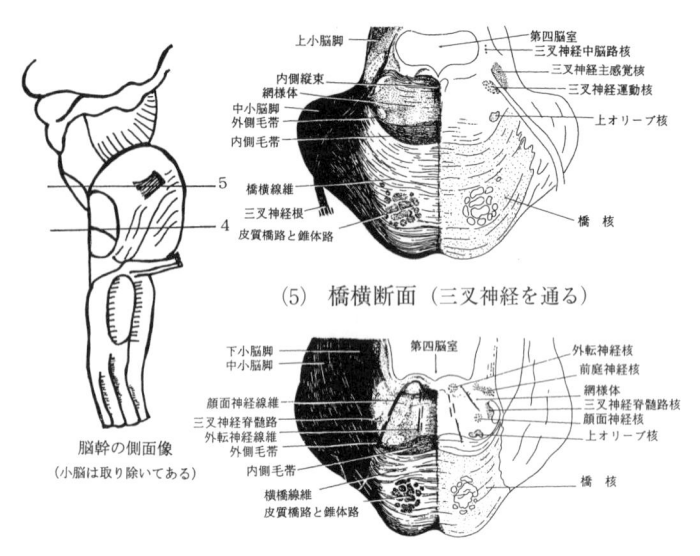

(4) 橋横断面（外転神経核を通る）

図20 脳幹（橋）の主な横断面

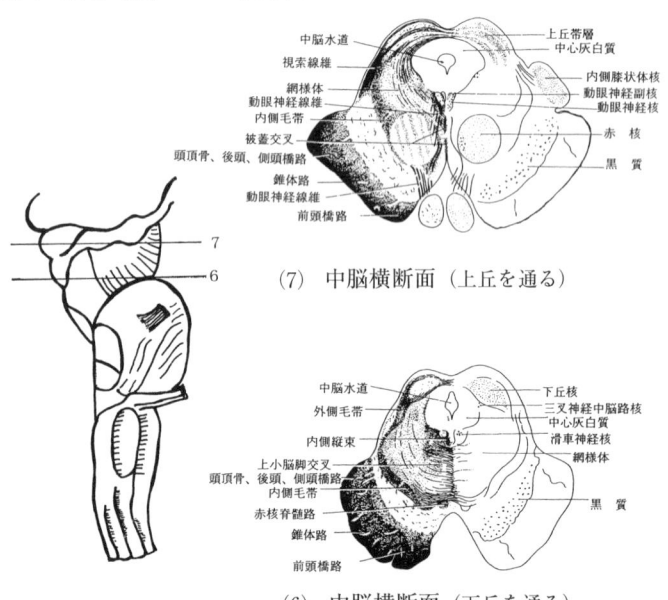

(7) 中脳横断面（上丘を通る）

(6) 中脳横断面（下丘を通る）

図21 脳幹（中脳）の主な横断面

二部分に分けられる。被蓋正中線の両側で中心灰白質の腹側には**内側縦束** medial longitudinal fasciculus が、内側縦束の背側には**滑車神経核** trochlear nucleus が、腹側に上小脳脚交叉がある。その腹側に赤核脊髄路の始まる部分がある。被蓋の腹側部分は**黒質** substantia nigra であり、背側に内側毛帯が、背外側に脊髄視床路と三叉毛帯が、さらにその外側に外側毛帯がある。

黒質の腹側にある大脳脚は、内側から外側へ向かって前頭橋路・錐体路・頭頂・後頭・側頭橋路が並んでいる。網様体は被蓋の背外側にある（図21-6）。

（7）上丘の断面　断面の背側にある一対の隆起は**上丘**であり、その中に上丘核を入れている。中脳水道の腹側に**動眼神経核** oculomotor nucleus と**動眼神経副核**（Edinger-Westphal核）があり、そこから出る線維は腹側方へ走り、動眼神経として脳幹を出る。被蓋に長楕円形の大きな**赤核**が見え、外側に内側毛帯がある。内側毛帯の背側に脊髄視床路と**三叉毛帯** trigeminal lemniscus がある。両側の赤核の間に背側の視蓋脊髄路交叉と腹側の赤核脊髄路交叉がある（図21-7）。

臨床上参考になる事項：

　　c　脳幹の障害

脊髄から上行して視床を経て最後に大脳皮質の中心後回に至る各種の感覚伝導路と大脳皮質から下行する錐体路・錐体外路及び小脳と脊髄の間の伝導路はすべて脳幹を通過する。脳幹が侵されると身体の反対側の麻痺と感覚障害が起こる。小脳と脊髄の間の伝導路が侵されると無意識性の深部感覚障害が起こる。

脳幹にⅢ—Ⅻまで10対の脳神経の起始・終止核があり、これが侵されると対応する同側の脳神経の麻痺と反対側の身体の麻痺が起こる。これを**交叉性麻痺**という。

脳幹には生命にとって重要な自律神経中枢（呼吸中枢や心臓・血管運動中枢など）がある。ここが侵されると呼吸停止や心臓拍動と血圧の変化が起こる。

脳幹では限局的にごく小さい病変が生じて単一構造が侵される場合は少なく、一定範囲内のいくつかの構造が侵されることが多い。いわゆる合併症が起こる。合併症は血管の変化、血栓と栓塞による病因が多く、侵される動脈の分布する場所によって内側と外側の合併症がよく見られる。

(1) 延髄の合併症
 1) 延髄内側症候群　椎骨動脈の延髄に分布する枝が侵されると延髄内側合併症が起こる。侵される部位は片側の錐体、内側毛帯と舌下神経根などが含まれる。患者の反対側の半身と上下の四肢麻痺、位置覚や運動覚などの深部感覚と識別性の高い触覚の障害、同側半分の舌筋麻痺、舌を出させると病巣側に傾くなどの症状が現れる。
 2) 延髄外側症候群（Wallenberg syndrome ワーレンベルグ症候群）この病気は後下小脳動脈と椎骨動脈の血栓により起こることが多い。侵される部位は三叉神経脊髄路、脊髄視床路、疑核、前庭神経核と根、脊髄小脳路、網様体内の交感神経線維などが含まれる。
　　　主な症状は同側の顔面の痛覚と温覚の障害、反対側の半身の痛覚と温覚の障害があり、これは交叉性半身感覚障害といわれる。同側の軟口蓋、咽頭筋、喉頭筋の不完全麻痺の症状もあり、目眩（めまい）、嘔吐（おうと）、眼振症状、無意識性の深部感覚障害などの症状も出る。網様体中の交感神経線維が侵されるためホルネル症候群（Horner syndrome）が発生し、表情は眼瞼下垂、瞳孔縮小、眼球陥凹（かんおう）、顔面部の皮膚の乾燥と赤みなどの症状が現れる。
(2) 橋の症候群
 1) 橋内側症候群　これは橋の脳底動脈硬化症、腫瘍、炎症などにより起こることが多い。錐体路が侵されるため反対側の半身麻痺を起こす。外転神経核の損傷では同側の外側直筋が麻痺し、眼球の外転は出来なくなるが両眼同時の内視は出来る。
 2) 橋外側症候群　これは錐体路、外転神経核や顔面神経核、あるいはそれらの神経根が侵される。患者は反対側の半身麻痺、同側眼球の外転不能と同側の表情筋麻痺などの症状が現れる。表情筋麻痺の表れには口角下垂、閉眼不能と額のシワの消失などがある。
(3) 中脳の症候群（Weber syndrome ウエーバー症候群）
　　よく発生する病気で、病因は腫瘍、炎症、外傷などが挙げられる。錐体路と動眼神経は良く損傷される部位である。反対側の半身と上肢、下肢の麻痺と同側の動眼神経麻痺が起こる。外眼筋は外側直筋と上斜筋以外のすべての筋が麻痺し、瞳孔も拡大してくる。

(二) 脳 brain 65

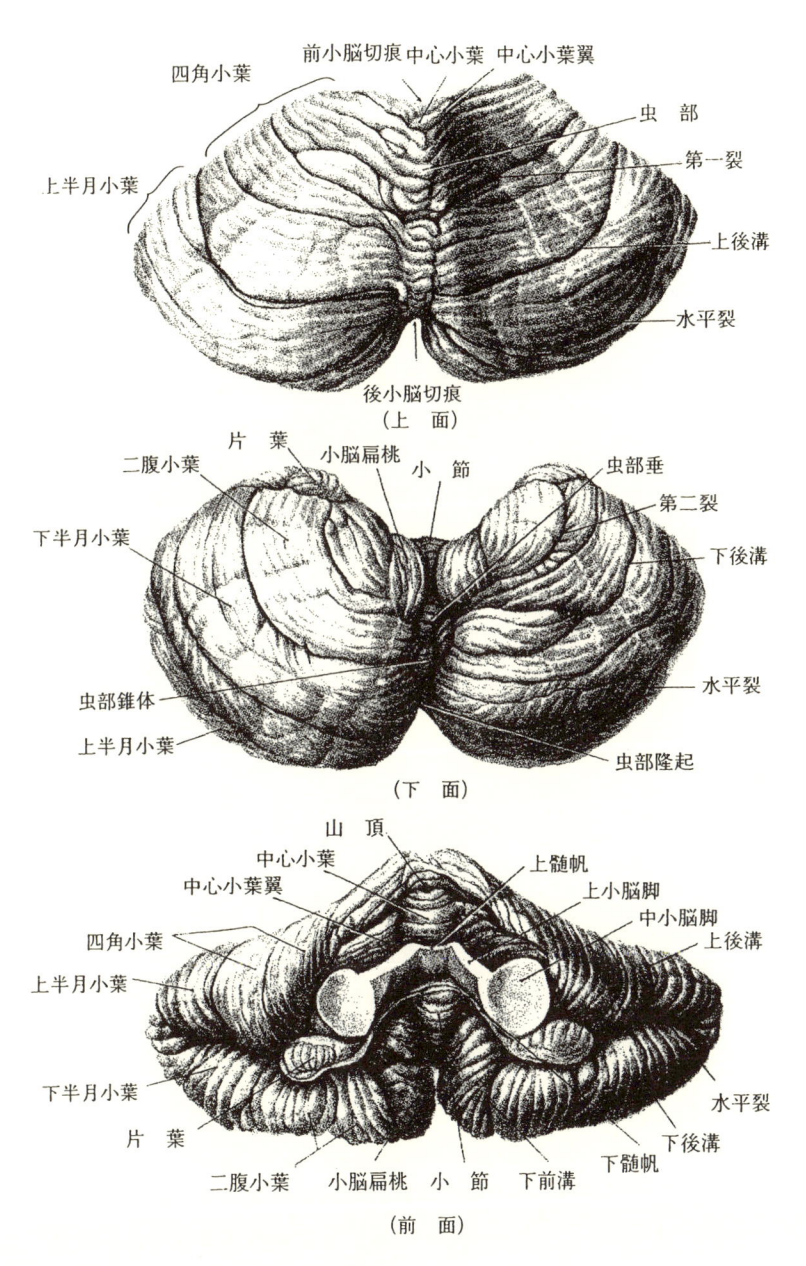

図22 小脳

B 小脳 cerebellum

小脳は大脳の後下方で延髄と橋の背側にあり、後頭蓋窩に収まる拳大の大きさで、はまぐりのような形をしており、重さは脳重量の約1/10である。

a 小脳の外景

小脳は中央の**虫部**とその左右両側に広がる**小脳半球** cerebellar hemisphere から成る。小脳の表面は多数の横走する**小脳溝**と各溝間が隆起した**小脳回**がある。小脳は二つの特に深い**小脳裂**と呼ぶ裂によって3葉に分けられる。

1 前葉　小脳の上面にある深い裂を第一裂といい、これによって前葉と後葉に分けられる。前葉は小脳の前半部を占めており、系統発生学的に比較的古い部分で、**古小脳**ともいう。主に脊髄からの情報を受けるので脊髄小脳と言う。

2 後葉　第一裂と後外側裂の間の部分で、小脳の大部分を占めている。系統発生学的には比較的新しい脳部で、**新小脳**または大脳小脳とも呼ばれている。小脳下面の虫部垂の両側には**小脳扁桃**がある。これは臨床上重要な部位で、脳の腫瘍あるいは出血などの原因で脳圧が高くなり、**小脳扁桃ヘルニア**になると小脳扁桃は大後頭孔に落ち込み延髄が圧迫され、呼吸停止や心臓衰弱を招き、生命に及ぶ危険な状態になる。

3 片葉小節葉　この葉は小舌と共に最も古い部分である。系統発生学的に古い小脳部で、**原始小脳**と言う。主に前庭神経核や前庭神経と線維連絡があって前庭小脳とも言う。

b 小脳の内景

小脳はその表層を占める灰白質、すなわち**小脳皮質** cerebellar cortex と内部の白質である**髄質** medulla とから成り、髄質の中には**小脳核** cerebellar nuclei という灰白質が含まれている。

1 小脳の皮質　すべての小脳の皮質構造は同じで、神経細胞は層的配列を取り、内から外へ向かって**顆粒層・プルキンエ細胞層・分子層**の3層よりなる（図23、24、25）。

(二) 脳 brain 67

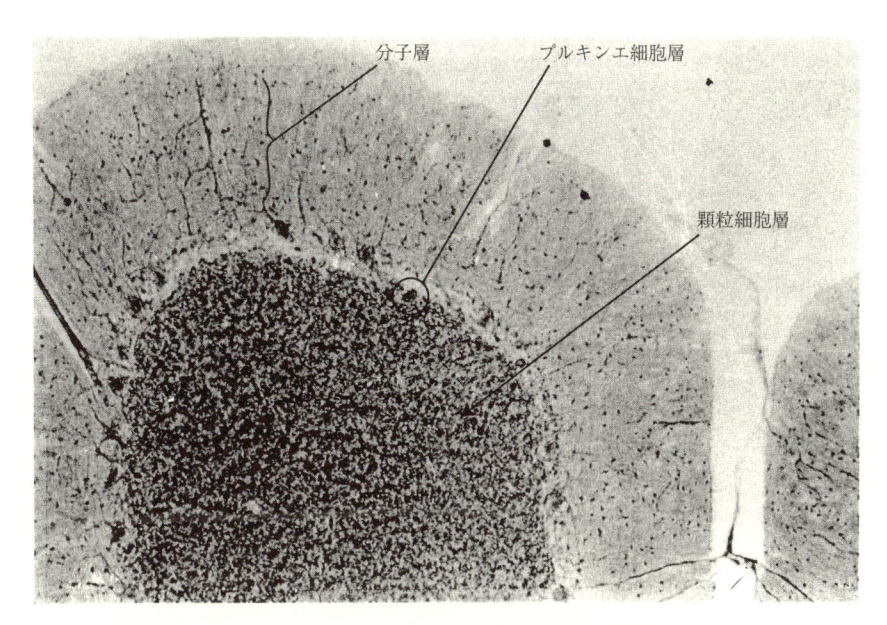

A 皮質の3層構造（鍍銀染色標本）

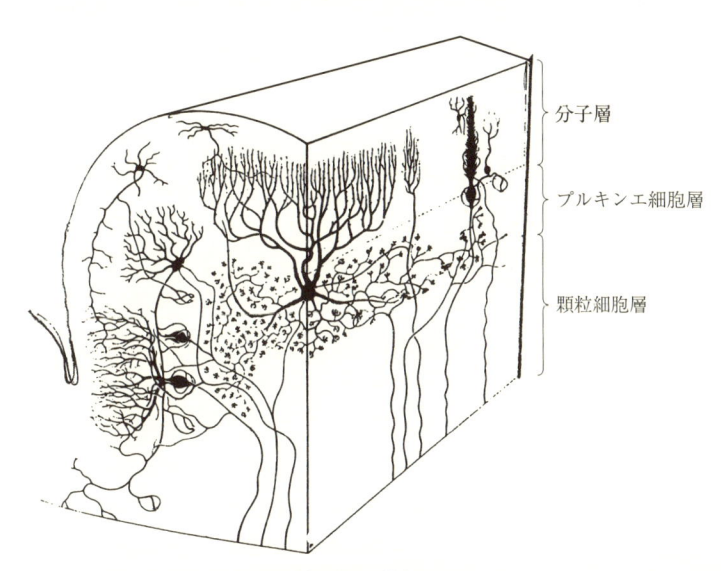

B 皮質の細胞構築モデル
図23 小脳皮質の構造

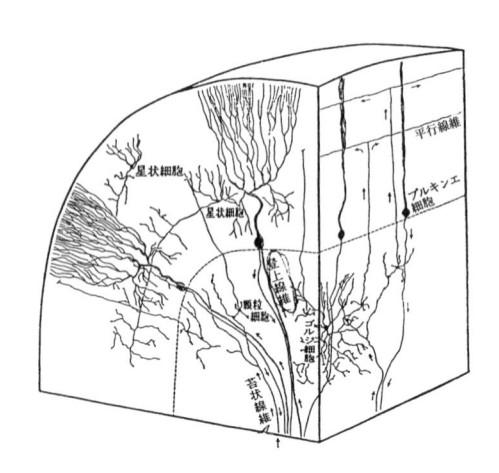

小脳皮質の細胞構成と入出力（ヒルマン、1983）
（入力は苔状線維と登上線維。出力はプルキンエ細胞）

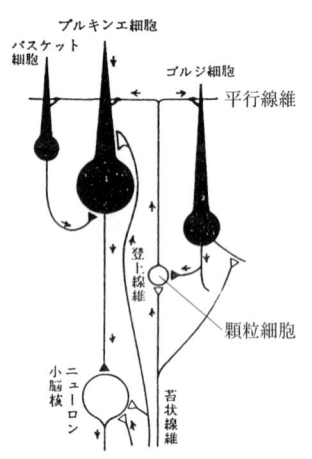

小脳皮質のニューロン回路の機能。
黒色ニューロンは抑制性。（エクルス，伊藤，センタゴタイ．1967）。

図24　小脳と運動の制御

　（1）顆粒層 granular layer　大量の密集した小型の顆粒細胞からなる。顆粒細胞の樹状突起はオリーブ核からの線維以外すべて小脳に入る線維を受けている。これらの線維を**苔状線維**（たいじょう）mossy fibers という。顆粒細胞から出た軸索突起は上行して分子層に入り、小脳葉の長軸と平行する**平行線維** parallel fibers となり、プルキンエ細胞の樹状突起と興奮性シナプスを形成する（図24）。
　（2）プルキンエ細胞層 Purkinje cell layer　大型のフラスコ形をした神経細胞が第2層に並んでいる。樹状突起は神経元の中で一番発達し、枝が非常に多く扇形をなし、扇面は平行線維と直角となっている。一本の平行線維は400個ぐらいのプルキンエ細胞の樹状突起を貫いてシナプスを形成する。プルキンエ細胞は反対側のオリーブ核からの**登上線維**（とじょう）climbing fibers を受け、この線維はプルキンエ細胞に強い興奮性作用をもたらし、苔状線維からの興奮を調節する働きがある。
　プルキンエ細胞の軸索突起は小脳皮質からの唯一の出力路で、小脳核と連絡し抑制作用を果たす。免疫組織学的には GABA 陽性反応を示す（図25-B）。
　（3）分子層 molecular layer　プルキンエ細胞の樹状突起と顆粒細胞の平行線維が主成分で、その中に少量の星状細胞と抑制的に働くバスケット細胞が

（二）脳　brain　69

分子層　　　　　プルキンエ層　顆粒層

顆粒細胞

プルキンエ細胞

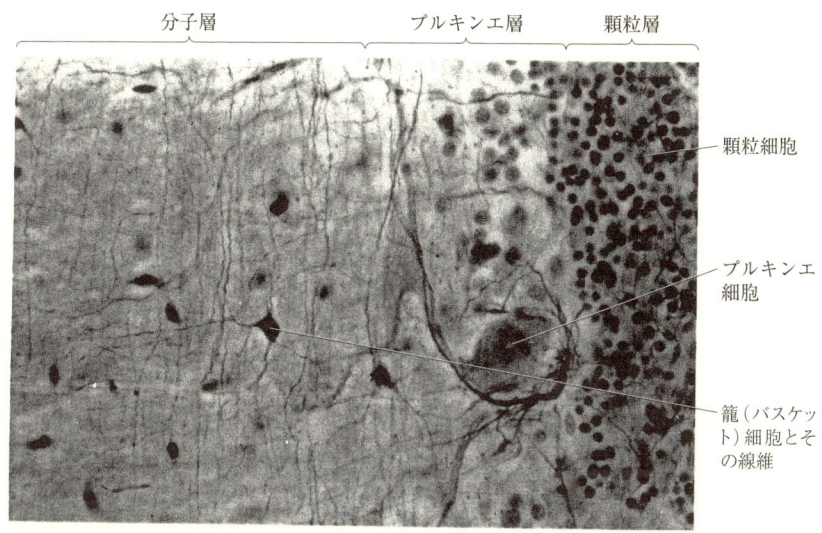

籠（バスケット）細胞とその線維

A　プルキンエ細胞を包む登状線維と分子層内のバスケット細胞

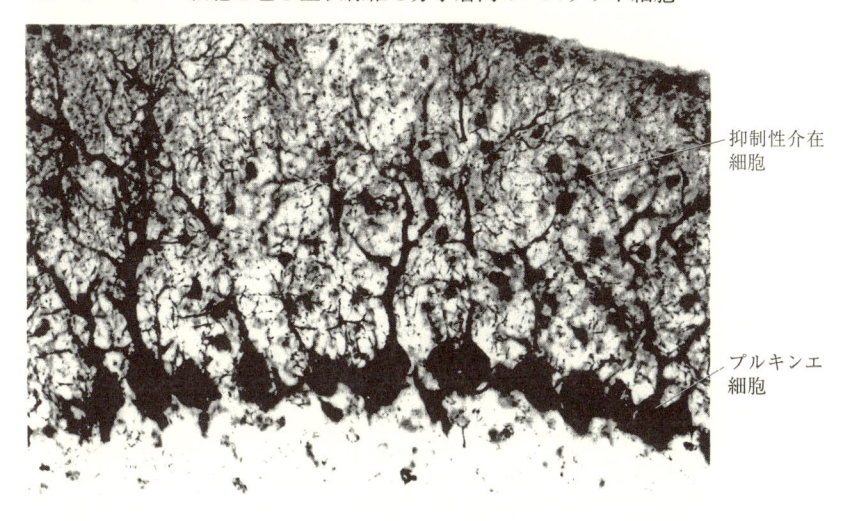

抑制性介在細胞

プルキンエ細胞

B　抑制性プルキンエ細胞の配列（GAD免疫反応陽性、著者撮影）
図25　小脳皮質の神経細胞

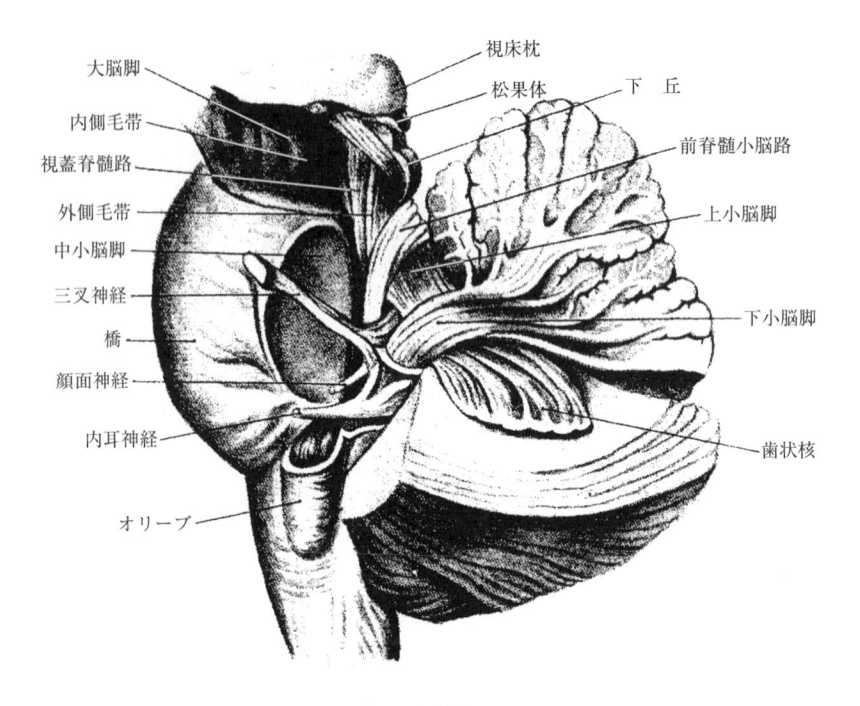

A 小脳脚

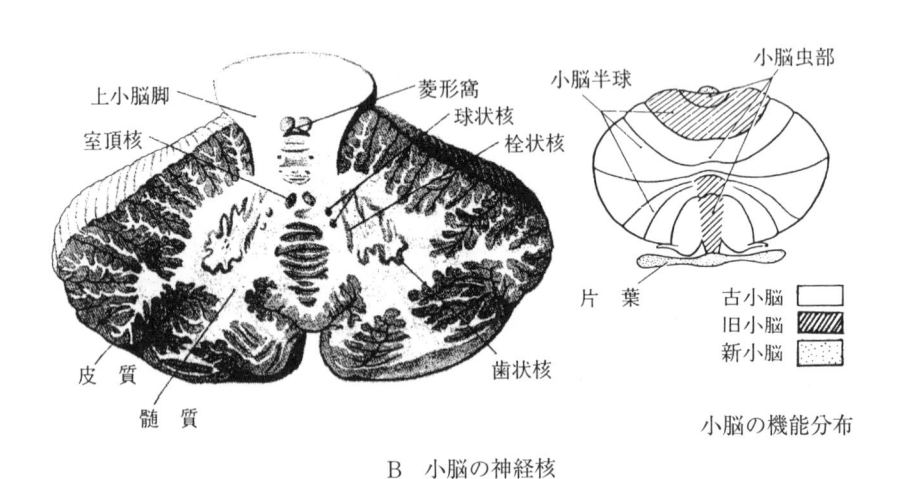

B 小脳の神経核

小脳の機能分布

図26 小脳脚と小脳核

散在している（図25-A）。

　2　**小脳の髄質**　皮質下の白質で、小脳と他の脳部を連絡する線維の集まりである。

　3　**小脳脚**　小脳に出入する投射線維の集まりで、左右に上、中、下の3対の**小脳脚** cerebellar peduncle がある（図26-A）。

　（1）上小脳脚　結合腕ともいい、小脳と中脳を結合する。小脳を出る**小脳赤核路**と小脳に入る**前脊髄小脳路** anterior spinocerebellar tract からなる。

　（2）中小脳脚　橋腕（きょうわん）ともいい、小脳と橋を結合する。主に小脳に入る橋核からの**橋小脳路** pont cerebellar tract からなる。

　（3）下小脳脚　索状体（さくじょうたい）ともいい、小脳と延髄を結合する。主に脳幹や脊髄から小脳に入る**後脊髄小脳路** dorsal spinocerebellar tract などのような神経線維束からなる。

　4　**小脳核**　髄質の深部にある灰白質の塊（かたまり）で、4つの核に分かれる（図26-B）。

　（1）歯状核（しじょうかく） dentate nucleus　小脳半球の白質中心の内側にあり、鋸歯・袋状を呈し、内側に門があり小脳皮質からの線維を受ける。この核から出た線維は上小脳脚を経て赤核に至る。

　（2）栓状核（せんじょうかく） emboliform nucleus　歯状核門の内側にあり、棒状で、虫部からの線維を受け、出力線維は赤核に至る。

　（3）球状核 globose nucleus　栓状核と室頂核の間にある。

　（4）室頂核（しっちょうかく） fastigial nucleus　虫部の前方にあり、第四脳室の中心線に接し、球状核や栓状核より大きい。前庭小脳からの線維を受け、出力線維は前庭神経核に至る。

　c　小脳の線維連絡

　1　**前庭と小脳**　主に同側の前庭神経と前庭神経核からの線維を受け、小脳の下小脳脚を経て小脳に至る。出力線維は主に同側の前庭神経核に至り、**前庭脊髄路** vestibulospinal tract と**内側縦束** medial longitudinal fasciculus を介して、体幹筋を支配する脊髄前角運動細胞を制御する。機能的には、小脳は前庭刺激による筋緊張の変化を調整し、身体の平衡を保つ。

　2　**脊髄と小脳**　主に脊髄小脳路・副楔状束核小脳路（ふくけつじょうそくかく）・吻側脊髄小脳路（ふんそく）の

線維を受ける。運動中に身体内・外の各種の筋、関節、腱の位置の変化を小脳に伝える。

　小脳皮質から出る線維は一度小脳核に入り、ここからの線維が小脳を出る。虫部からの線維は室頂核・球状核・栓状核で神経元を換えて、前庭神経核と網様体に至り、**前庭脊髄路**・**網様体脊髄路**・**内側縦束**を経て、同側の脊髄前角運動細胞に至り、体幹と体肢近側端の筋の張力を調節する。小脳半球内側部からの線維は球状核と栓状核に達し、ここから出る線維は反対側の赤核に投射し、赤核視床路を経て視床に達し、ここから出る線維が大脳皮質に至る。こうして**赤核脊髄路**と**皮質脊髄路**を介して脊髄前角運動細胞に達し、体肢遠位端の筋の張力を調整する。

　3　大脳と小脳　大脳皮質からの線維は**皮質橋路**として橋核に至り、橋核からの線維は反対側に至り、中小脳脚を経て新小脳に達する。新小脳からの線維は歯状核で神経元を換えて視床に至り、視床からの線維は大脳皮質の運動領に終止する。この回路が皮質脊髄路を介して脊髄前角運動細胞を制御し、運動の起始・方向・範囲・強度などを調整する。

　d　小脳の機能

　小脳は**錐体外路系** extrapyramidal tract の一の重要な役割を担っている。その機能の一つとして、主として運動と平衡機能の調節中枢を成している。これは身体の運動を円滑に行うための自動調節器ともいうべきもので、個々の筋肉と筋肉群の伸縮や緊張度を巧みにモニターしながら調節し、全体として身体の平衡関係を保ちつつ、歩行・跳躍などを始めとするいろいろ複雑な運動を行うための装置である。

　臨床上参考になる事項：

　e　小脳の障害

　脳の出血や血栓・血管の閉塞・腫瘍・外傷などによる損傷は小脳にも良く見られる病因である。小脳疾患の特徴は感覚障害や運動麻痺を伴わない運動失調が生ずることである。さらに、小脳性病変では運動開始の時に震えや企図的振戦の症状が現れる。また小脳の障害部位と同側に症状が生じる。主なものを以

下に述べる。

1　前庭小脳の損傷
（1）直立障害　体幹の平衡を失い、患者は穏やかに立つことが出来ず前か後に倒れる傾向がある。
（2）歩行障害　歩行時に両下肢は大きく別れ、不安定に揺れ酔っぱらいの姿勢で歩き、酔っぱらい歩行と言われる。
（3）言語障害　言葉は緩慢で、発音がはっきりしない。
（4）震え　頭・頚あるいは身体に姿勢性の震えがあり、静止状態では震えがない。

2　小脳半球の損傷
小脳半球の損傷では主に四肢に臨床症状が生じる。下肢より上肢の方が顕著で足より手の方が重く、精密な動作がいちじるしく影響される。
（1）共同運動障害　歩行すると両下肢は前に傾き、体幹は遅れ倒れる傾向がある。健康人では、座る時には股関節と膝関節が同時に屈曲し、軽く椅子に座れる。しかし、患者ではまず股関節を屈し、あとに膝関節を屈して椅子に投げ出すように座る。2点間の距離を判断することができず、例えば人差し指で鼻先を指そうとすると、手を上下に反転することがうまく行かないため、正常人のように正確に鼻を指すことができない。目標に達する前に震えがあり、目標に近くなるほど震えが大きい。字を書かせると大きく書きすぎる。発音障害もある。
（2）筋張力の減退　動作は緩慢で、腱反射も減退または消失する。医師が患者の肘関節を曲げ、前腕を引き、突然手を放すと患者は肘関節を曲げ続け、前腕が頭部を打つこともある。これは桔抗筋の張力が減退したことによる反応である。
（3）歩行姿勢障害　起立時と歩行時に病側に傾斜する。健康側は出来るが、病側の下肢では立つことが出来ず、眼を閉じて立たせると病側に倒れる。
（4）推量と推尺障害　計量感覚が鈍り、物体の重さや長さを軽く見積もり、その傾向は特に病側に顕著である。

A 視床神経核の模式図

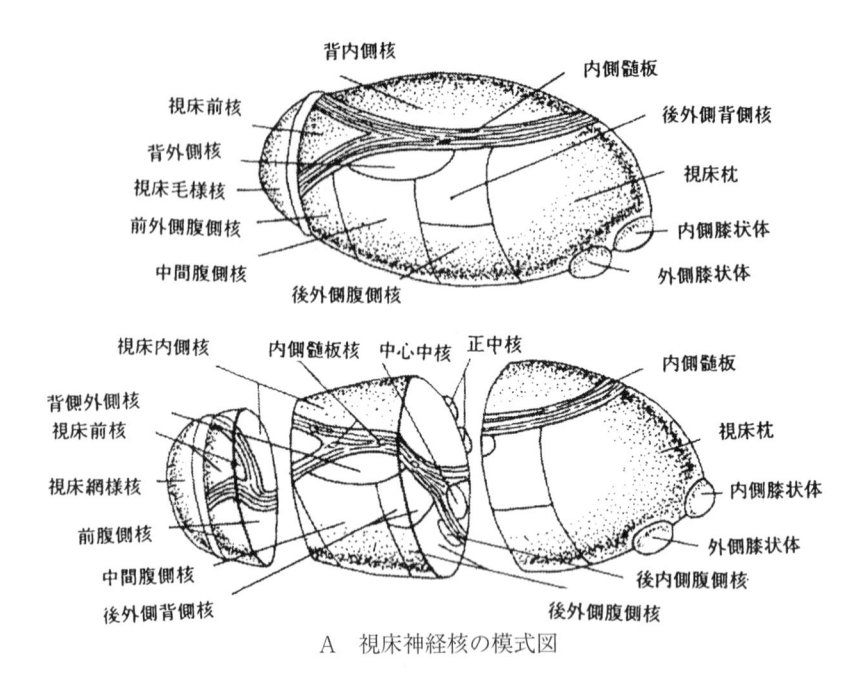

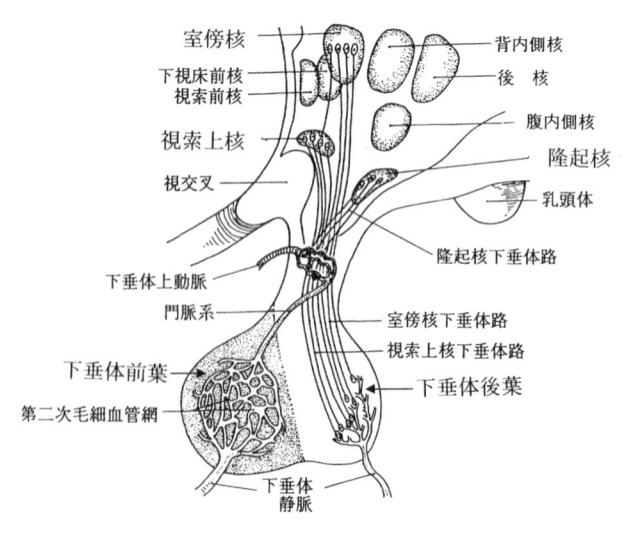

B 視床下部の神経核と下垂体間の線維連絡

図27 視床の構造

C 間脳 diencephalon

間脳は前脳から発達してきたもので、脳幹と大脳両半球との間にある脳部である。太い方を後方に向けた卵円形に近く、背面は高度に発達した大脳半球で被われ、外側は大脳と癒着し、はっきりした境がない。腹側面の一部は大脳脚の前方に露出している。体積は中枢神経の2%に及ばないが、その機能は極めて複雑である（図27-A）。

a 間脳の構造

間脳はさらに視床 thalamus、視床後部 metathalamus、視床上部 epithalamus、腹側視床 ventral thalamus、視床下部 hypothalamus の5部に分けられる。

1 視床 または背側視床といい、視床下部の後上方にあり、両者は第三脳室の側壁にある**視床下溝**により境されている（図28-A）。視床の前端部には**前結節**というはっきりした高まりがある。視床の後端部には**視床枕** pulvinar thalamus という突出部がある（図28-B）。

視床は大きな灰白質の塊で、その中にあるY字系の白質すなわち**内側髄板**によって前核群・内側核群・外側核群に分けられる。内側髄板の前方にある部分は前核群、内側髄板の内側にある部分は内側核群、内側髄板の外側にある部分は外側核群という。外側核群は背側外側核と腹側外側核に分けられ、腹側外側核はまた前腹側核・中間腹側核・後腹側核の3部に分けられ、その中の後腹側核はまた後内側腹側核と後外側腹側核に分けられる。

視床の内側核と外側核の間にある内側髄板に髄板内核があり、視床の外側髄板の外側に視床網様核がある。第3脳室の表層の灰白質に中心内側核がある。これら髄板内核、網様核と中心内側核は構造上、**網様体**に属する。

視床の神経核の線維連絡には3種類があり、1) 非特殊投射性神経核 髄板内核、視床網様核、中心内側核などがこれに属する。進化の上から見てこれらは古い構造で、脳幹の網様体からの線維を受け、ここから出る線維は大脳皮質下の構造、例えば視床下部と線条体などに投射する。2) 連絡性神経核 前核、内側核、背側外側核などへは広範囲からの線維を受け、大脳皮質と線維連絡が

A　間脳（内側面）

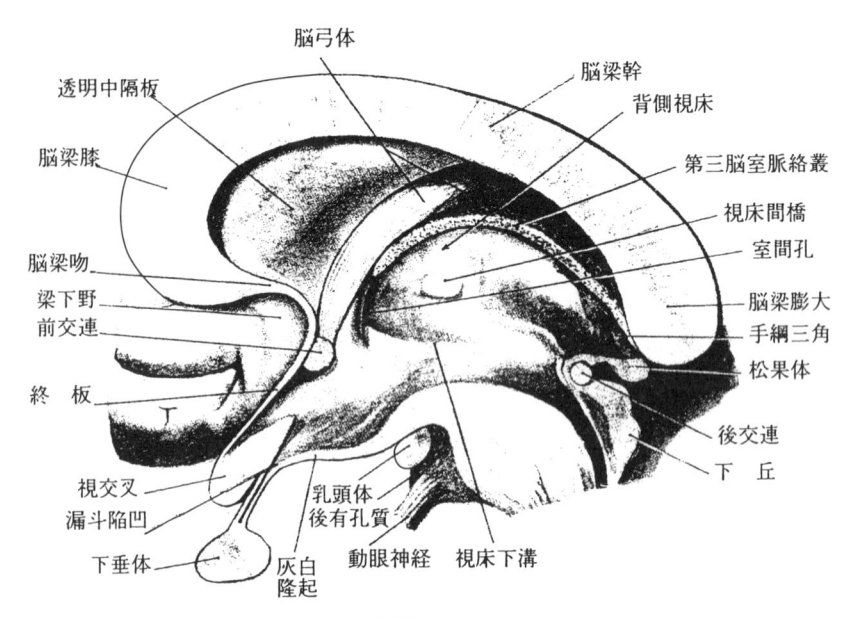

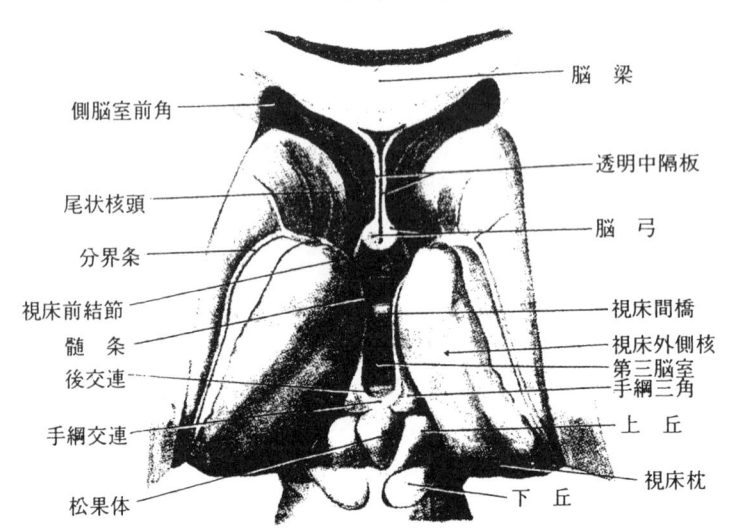

B　間脳（後面）

図28　間脳の外部構造

(二) 脳 brain 77

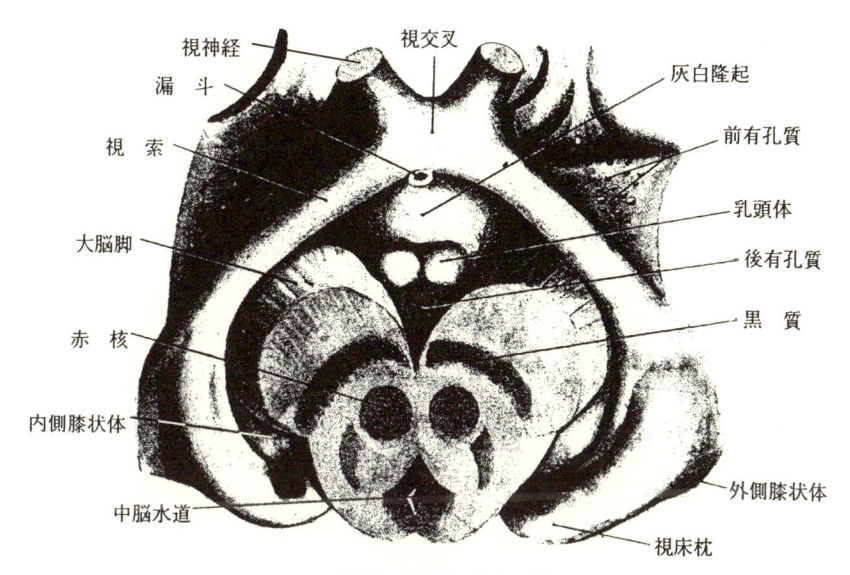

A 中脳の横断と視床下部

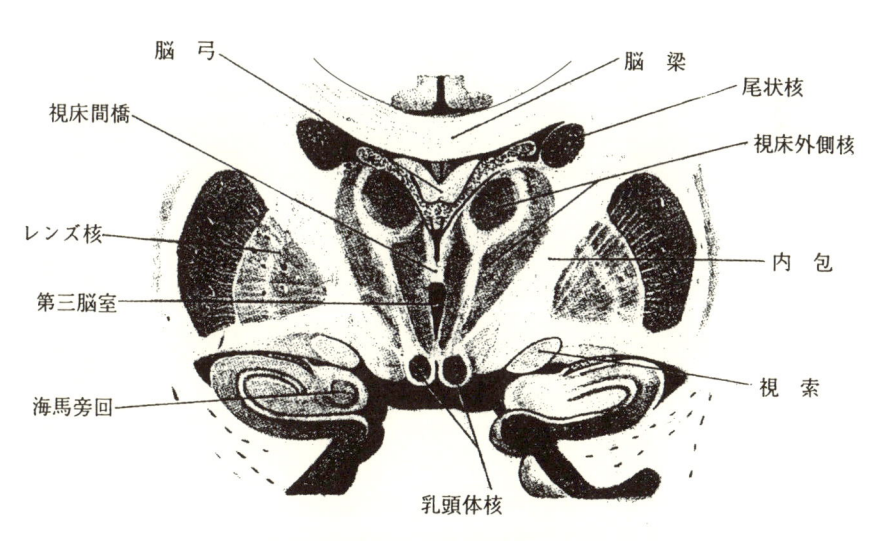

B 乳頭体を通る間脳前額断

図29 間脳の内部構造

相互にある。3）特殊投射性神経核　前腹側核、中間腹側核、後腹側核などはこれに属し、**後内側腹側核**は三叉毛帯と孤束核からの味覚線維を受け、**後外側腹側核**は内側毛帯と脊髄視床路からの線維を受ける。これらの投射線維は後腹側核に体部位局在的な投射構造がある。頭部からの感覚線維は後内側腹側核に投射し、上肢、体幹、下肢からの感覚線維は外から内へ逐次に後外側腹側核に投射する。**後腹側核**から出る線維は大脳皮質の**中心後回**の**知覚領**に投射する。また、**中間腹側核**と**前腹側核**は主に上小脳脚、線条体、黒質からの線維を受け、その出力線維は大脳皮質の**体性知覚領**に投射する。

視床は身体末梢部からの興奮を上位中枢に伝える最後の**中継所**であり、鈍い痛覚も感じられる。前腹側核と中間腹側核は大脳皮質、小脳、線条体、黒質などと連絡し、体性運動の調節に中心的役割をなしている。つまり、視床は感覚系と錐体外路系の中継核として大きな役割を果たしている。

　2　視床後部　視床の後外側下方部には**内側膝状体** medial geniculate body と**外側膝状体** lateral geniculate body と呼ばれる2つの高まりがある。内側膝状体は視床枕の内下方にある小さい高まりで、内部に聴覚の特殊性中継核である内側膝状体核がある。内側膝状体核は下丘腕からの聴覚線維を受け、出力線維は大脳側頭葉の**聴覚領**に投射する。一方、外側膝状体は視床枕の外下方にあり、内部に外側膝状体核がある。これは視索からの上丘腕を経由する線維を受け、出力線維は後頭葉の**視覚領**に投射する（図28、29-A）。

　3　視床上部　視床の後上内側方に位置し、**松果体** pineal body、**手綱三角**などからなる。松果体は内分泌腺で、メラトニンを分泌して生殖腺の機能を制御するといわれている。この際、光の影響が関与している。また、松果体の日内リズム circadian rhythm との関係が推察される。大人になると松果体は石灰化するので、レントゲンで脳腫瘍の位置を診断する時の目印となる。手綱は視床髄条の後方への続きであって、左右のものが連なって**手綱交連**となり、松果体はこれに付着する。手綱交連の両側は三角形に広がって手綱三角を作り、その中に手綱核を入れている。視床髄条の線維はこの核に終止し、出力線維は反屈束を経て脚間核に至る。これらはすべて嗅覚に関係する構造である（図28-A、B）。

4　腹側視床　視床底部ともいい、間脳と中脳被蓋の間にある狭い領域で、内部に腹側視床核、一部分は黒質と赤核を有し、線条体と線維連絡があり、錐体外路系の重要な構造である（図29-A）。

5　視床下部　第三脳室の底をなし、視床の下にある狭い部分である。上方との境は、室間孔から中脳水道に伸びる視床下溝で、前方は**終板**と**視交叉**で、後方は**中脳被蓋**である。下方は、**灰白隆起**（かいはくりゅうき）、**漏斗**（ろうと）、**乳頭体** mamillary body などが区別できる。漏斗の下方に**下垂体** hypophysis がぶら下がっている（図28-A）。**視交叉**は視神経が視床下部の前方で交叉し、交叉後は視索となって視床下部の両外側を後方に向かい、上丘と外側膝状体に至る。**乳頭体**は中脳底部の後有孔質の直前にある左右一対の半球状の隆起で、嗅覚反射に関与する自律神経系が集合している。**灰白隆起**は視交叉のすぐ後方にある高まりで、その前下方に向かって細くなっている部分を漏斗という。第三脳室は視床と視床下部に挟まれる狭い空室である（図28-A、図29-B）。

視床下部の神経核の中には分泌物（ホルモン）を産生する神経元がある。それらは漏斗内の軸索を下流して**下垂体の後葉**に至り、そこで血管網に入る。神経元のこのような内分泌作用を**神経分泌** neurosecretion と呼ぶ。つまり視床下部は、自律神経系の中枢のみならず、この部位が下垂体と結合していることから、血管を介した内分泌系にも強い影響を及ぼし、さらにこれら両系はその結合と調節に関与している。脳**下垂体の前葉**（腺性下垂体）は内分泌腺として働き、少なくとも6種類のホルモンを分泌し、その多くは他の内分泌腺の機能を刺激したり調節している。前葉の働きは液性情報伝達としてホルモン系に属するので、関係原著書に当たって欲しい。ここでは神経性下垂体（後葉）について述べる。視床下部には神経核が多く、ペプタイドを分泌する神経元も多く存在するが、一般の神経伝達を行う神経元もある。視床下部の神経核を大別すると次のようになる。

前群　**視索上核**は視索前端部の背側にある核で、密集した大型神経細胞からなる。
室傍核（しつぼうかく）は第三脳室上方の両側にあり、これも大型神経細胞からなる。**この2つの神経核は神経分泌細胞**である。

中群　**漏斗核**(ろうとかく)は漏斗の深部にある。

後群　**隆起核**(りゅうきかく)は灰白隆起内に存在する小細胞性の神経核である。

乳頭体核　乳頭体の内部に存在する小細胞性の神経核である。

視床下部の線維連絡は複雑である。

入力線維束：①**内側前脳束**は前頭葉の底部、嗅脳、中隔野から出て、視床下部ないし中脳被蓋に至る線維束である。**脳弓**は側頭葉の海馬から乳頭体に至る線維束である。②脳幹と脊髄からの体性と内臓性の情報は網様体を介して視床下部に至る。

出力線維束：①乳頭体から視床の前核までの線維束を**乳頭視床束**（ヴィクダジール束）といい、乳頭体から中脳被蓋までの線維束を**乳頭被蓋束**という。②視床下部から脳幹、脊髄に至る経路があり、室傍核からの下行性線維は迷走神経背側核と脊髄の側角に至る。第三脳室の表層の灰白質からの背側縦束は中脳の中心灰白質と被蓋に至る。③下垂体の後葉に至る経路がある。**視索上核下垂体路**と**室傍核下垂体路**は、分泌された神経内分泌物質（バゾプレッシンとオキシトシン）を**下垂体後葉**に運び、必要に応じて血液の中に放出する。前者は血圧上昇ホルモンであり、後者は子宮収縮ホルモンである。**隆起核下垂体路**は漏斗に入り、下垂体門脈を経て**下垂体前葉**に至る。運ばれた神経分泌物質は下垂体前葉の内分泌機能を抑制する。

視床下部は自律神経系の皮質下の高次中枢であり、神経内分泌の中枢でもある。神経調節と体液調節によって体温、摂食(せっしょく)、生殖、水と電解質代謝などの調整を行う。**視索上核**はヒトの昼夜の日内交代リズムを調節する機能がある。また視床下部は大脳の辺縁系と密接な線維連絡があり、人の気分を制御する作用がある。

臨床上参考になる事項：

　b　間脳の障害

　1　視床の損傷

視床は大脳皮質—尾状核—淡蒼球—視床腹側核—大脳皮質と小脳歯状核—視床—大脳皮質の**錐体外路系**に関係があり、ここが侵されると反対側に無意識的な運動が現れる。例えば、手と足に徐動と震えの現象が生ずることがある。あ

る時は反対側の半身麻痺が起こる。これは一時的なものであるが、視床に浮腫があって皮質脊髄路が圧迫されることによって生ずる。

視床は深部感覚と浅部感覚の伝導路の**中継所**でもあり、ここが侵されると各種の感覚障害が起こる。浅部感覚の痛覚と温度覚は鈍くなるが、深部感覚である筋覚、腱覚、関節覚の障害は顕著で、体幹より四肢の症状の方が著しい。

視床は疼痛の皮質下中枢であり、ここが侵されると自発痛が発生する。患者は疼痛過敏状態に陥り、軽い刺激、例えば気持ちの良い波動や音楽などでも自発痛が誘発される。これとは反対に有害刺激に対してはかえって疼痛は鈍くなる。

2　視床下部の損傷

ここが侵されると物質代謝、水分調節、生殖機能、生命の維持と調節などが障害される。視索上核、室傍核と下垂体後葉の分泌機能を損なうと、抗利尿ホルモンは減少し、その結果、大量の希釈された尿が排出され、臨床上、喉の乾き、多尿、尿比重の低下などの症状が現れる。分泌が亢進すると尿量減少、尿濃度の上昇、浮腫などの症状が現れる。

糖代謝の異常が生ずる場合もある。これは脳出血、腫瘍、炎症などの原因で視床下部の外側領域にある交感神経系が刺激されて、アドレナリンが放出され、肝臓に貯蔵されるはずの炭水化合物が血液に入り、血糖値が高くなる。視床下部の内側領域が損傷されると血糖値が低くなる。

視床下部の前下部が侵されると脂肪代謝の異常を招き、体に脂肪が大量に沈着して肥満症となり、性腺も萎縮する。

視床下部の漏斗核の活動は性機能と密接な関係がある。ここが障害されると性機能が乱れる。症状は肥満生殖不能症や性の早熟症となり、正反両方の症状が現れる。

視床下部は体温の調節、心血管と血圧などの調節にも係わるので、障害されると対応する症状が表れる。

D　大脳 cerebrum

大脳は脳幹の最先端から発達したもので、脳の最高中枢である。両側に膨出した**大脳半球** cerebral hemisphere は脳梁によって連結している。さらに、大

脳は間脳、中脳、小脳を背面から被(おお)って、後頭蓋窩を除いた頭蓋腔のほぼ全域を充たしている。大脳の表層は**大脳皮質** cerebral cortex であり、表面積はおよそ約 2200cm^2、その推定全容積は 415cm^3 で、皮質の 2/3 が溝と裂の中に隠れている。発生学上、最初の皮質は嗅覚に関わるもので魚類から出現し、は虫類から非嗅性の新皮質が発達し、その後の進化で新皮質の表面積が著しく増加

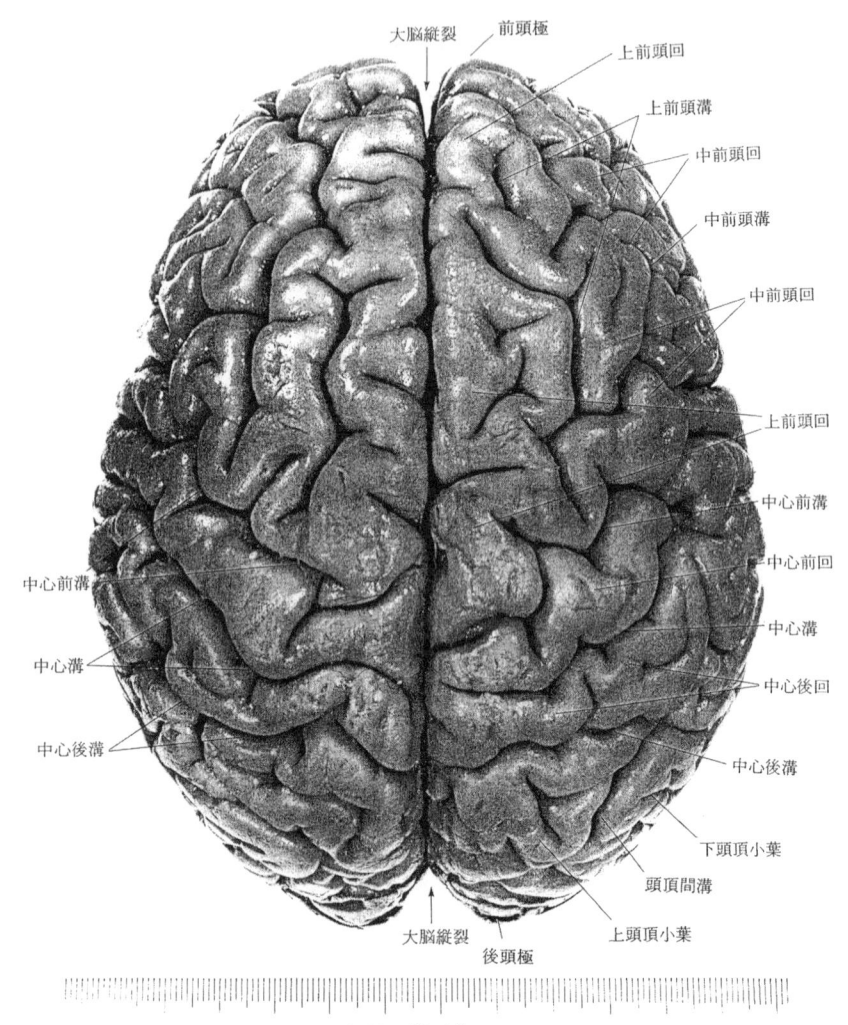

図30 大脳の背面像

(二) 脳 brain 83

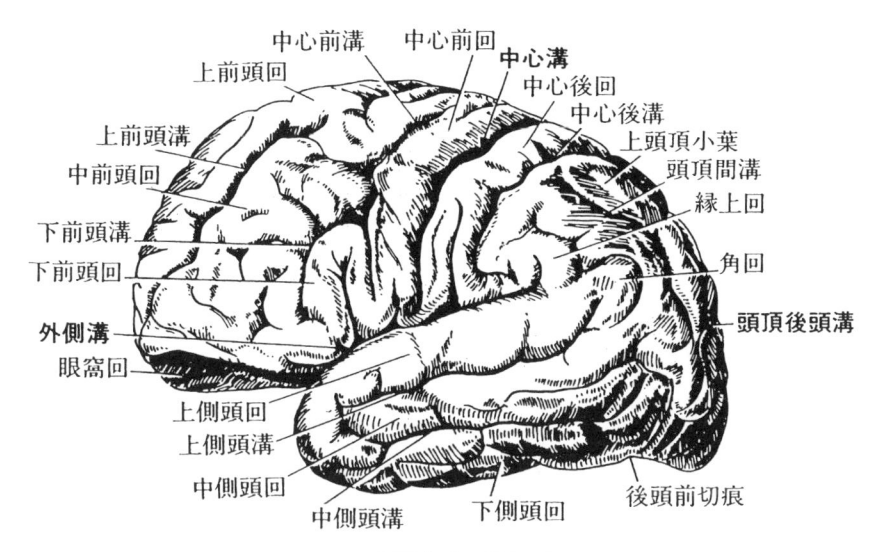

A 大脳半球の外側面

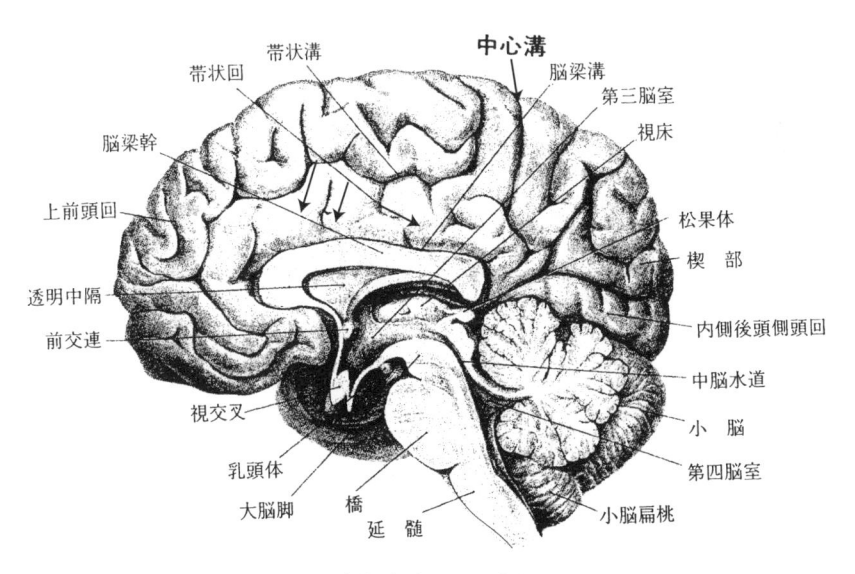

B 大脳半球の正中内側面

図31 大脳の側面

A 島

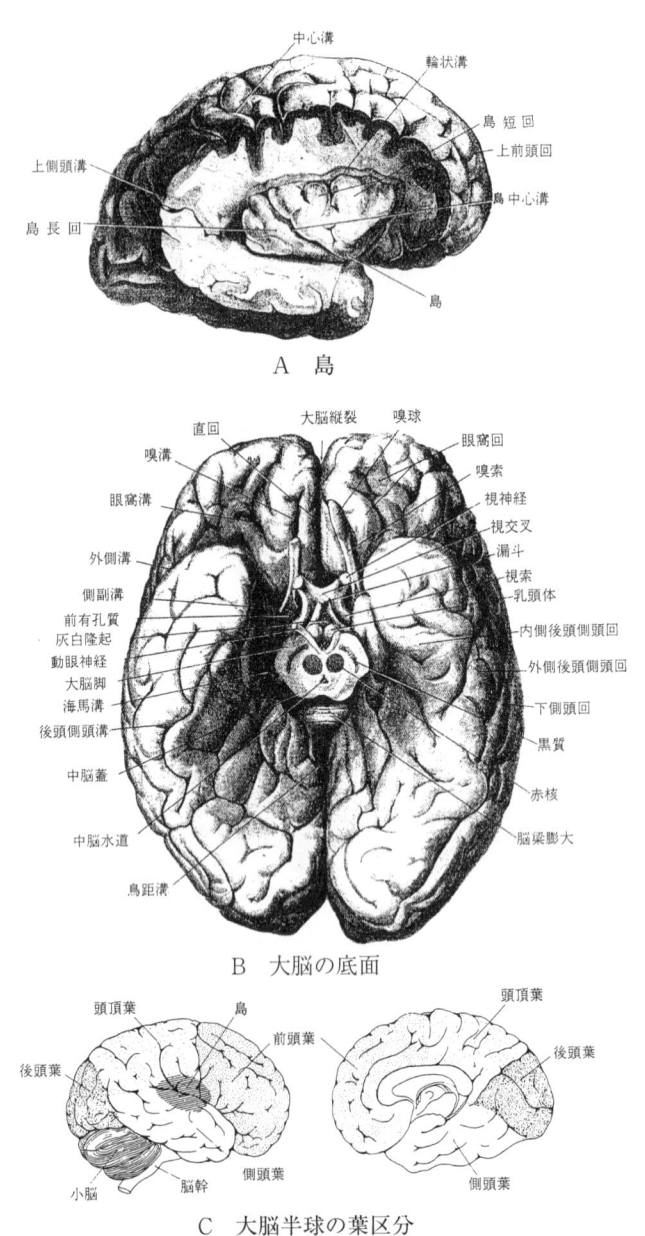

B 大脳の底面

C 大脳半球の葉区分

図32 大脳の外形

した。

　その結果、ヒトの新皮質は全表層皮質の大部分を占めるようになり、原始の**嗅皮質**は大脳の内側面と底部にごく小さく限局され、**辺縁葉**となって残存するにすぎない。原始の嗅皮質は内臓の活動を調節し、**新皮質** neocortex は各種の高次な精神活動と生命活動を司る最高中枢である。ヒトの学習によるあらゆる行動とすべての知的な精神活動は新皮質の統合作用に依存している。皮質下は白質からなる髄質で、深部に**大脳基底核** basal ganglia を埋めている。

1　大脳の外景

　両大脳半球の間には深い**大脳縦裂**（じゅうれつ）longitudinal cerebral fissure があり、これによって大脳は左右の**半球** hemisphere に分けられ、その下部には両半球を結ぶ**脳梁**（のうりょう）corpus callosum がある。小脳との境は大脳横裂によって分けられる。大脳半球は外側面、内側面、下面の３面が見られる。頭蓋腔の容積は一定なので、大脳皮質の発育は制限され、大脳表面の皮質には突出した**脳回** gyrus と陥凹した**脳溝** sulcus が形成される（図30）。

a　半球の外側面

　上外側面には３つの溝があって、半球は５葉に分けられる。**中心溝** central sulcus は中央部上方から前方で下行し外側溝に合流する（図31-A）。この溝によって**前頭葉**と**頭頂葉**を隔てる。**外側溝** lateral sulcus（シルビウス溝）は半球下面の大脳外側から始まり、外側面に出て後上方に向かう。この溝によって側頭葉を前頭葉と頭頂葉から隔てる。外側溝の深部には**島**（とう）insula があり、前頭葉、頭頂葉、**側頭葉**によって被われている（図32-A）。**頭頂後頭溝** parieto-occipital sulcus は半球内側面の上縁後部から始まり、前下方に向かい、頭頂葉と**後頭葉**を隔てる。

　前頭葉では中心溝の前でそれと平行に中心前溝があり、両者の間の回を**中心前回** precentral gyrus という。それより前方は半球上縁と平行して走る上前頭溝と下前頭溝により上前頭回、中前頭回、下前頭回に境される。

　頭頂葉では中心溝の後方にこれと平行する中心後溝が走り、両者の間の回を**中心後回** postcentral gyrus という。中心後溝の後方に半球上縁と平行に後方へ走る頭頂間溝があり、この溝の上方にある回を上頭頂小葉、下方にある回は

下頭頂小葉といい，下頭頂小葉では外側溝の後端を囲む縁上回と上側頭溝を囲む**角回**を含む．

側頭葉は外側溝の下方にあり，外側溝と平行に走る上側頭溝と下側頭溝により，上・中・下側頭回に境される．上側頭回の上方に**横側頭回** transverse temporal gyrus があり，聴覚中枢のある場所である．

後頭葉は半球の後部を占め，外側面の溝と回は極めて不規則である．**島** insula は外側溝に隠れ，その表面には不規則な溝と回がある（図32A）．

b 半球の内側面

外側面にある中心前回と中心後回の内側面に伸びる部分を中心傍小葉という．内側面の中心部に前後に走る弓形を呈する**脳梁**（のうりょう） corpus callosum があり，後下方に後頭葉の後端に走る弓形の**鳥距溝** calcarine sulcus があり，その中点は**頭頂後頭溝**（ちょうきょこう）と結ぶ．鳥距溝と頭頂後頭溝の間にある回は楔部であり，鳥距溝の下方は舌状回である．脳梁の背側面に脳梁溝があって，脳梁の後端を通って海馬溝に続く．脳梁溝の上方にこれと平行する帯状溝があり，その間にある回が**帯状回** cingulate gyrus である（図31-B）．

半球の内側面にある梁下野，終板傍回，帯状回，海馬傍回，海馬，歯状回などは脳梁の周囲部で，側脳室下角底部にある釣針状（鈎）（こう）をした構造を**辺縁回** limbic gyrus という．これらは嗅覚と関連して分化してできた構造で，原始脳に属する．

c 半球の下面

側頭葉の下面に，半球下縁と平行する後頭側頭溝と内側には側副溝がある．後頭側頭溝の内外側に内側後頭側頭回と外側後頭側頭回があり，側副溝の内側には**海馬傍回**（ぼうかい）があり，前端は彎曲（わんきょく）し，**鈎**（こう） uncus という．海馬傍回の内側には海馬溝があり，その上方に鋸歯状（きょしじょう）の狭い皮質がある．これを**歯状回**（し）という．歯状回の外側部で側脳室下角にある弓形隆起を**海馬** hippocampus といい，歯状回と海馬を合わせて海馬体と呼ぶ．

前頭葉の下面には縦走する**嗅索**（きゅうさく）があり，前端部は膨大して**嗅球**となって嗅粘膜からの嗅神経を受けている．嗅索の後端は三角形状に広がる**嗅三角**で，この部分を**前有孔質**といい，多くの小血管がここから脳組織に入る（図32-B）．

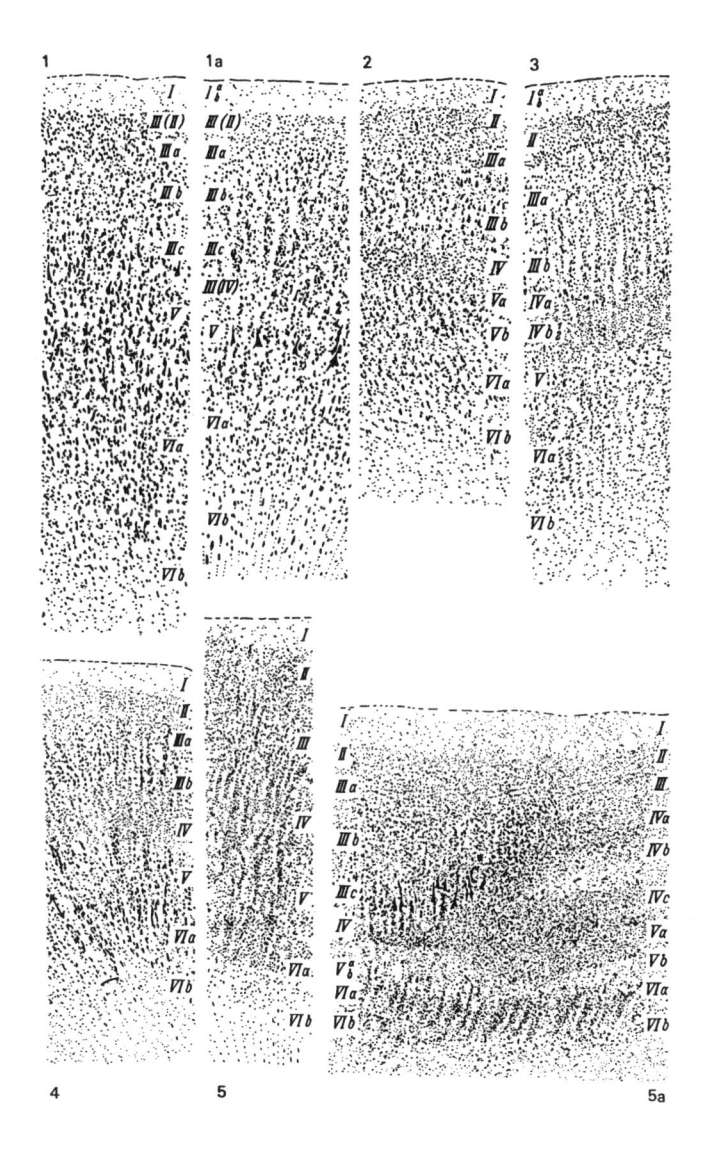

図33 ヒト大脳新皮質領野の細胞構築の特徴（Nissl染色）
1) 上前頭回の後部、Area 6
1a) 中心前回、Area 4
2) 中前頭回、Area 9
3) 縁上回、Area 40
4) 後頭葉外側面、Area 18
5) 横側頭回、Area 41
5a) 有線領；Area 17（右）と Area 18（左）
（Economoとその改変、新見教授による）

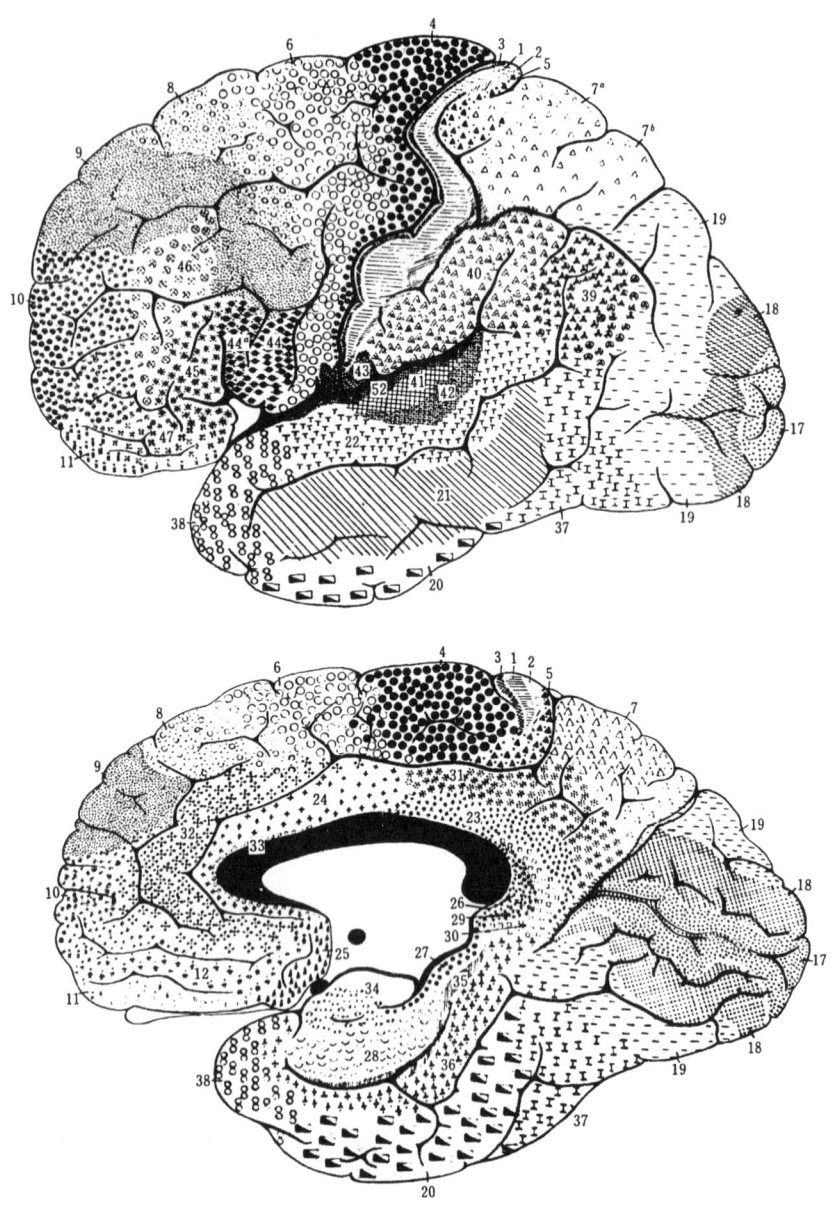

大脳の新皮質における各部の相異がこれによって良く解る

図34 Brodmann による細胞構築学的脳図

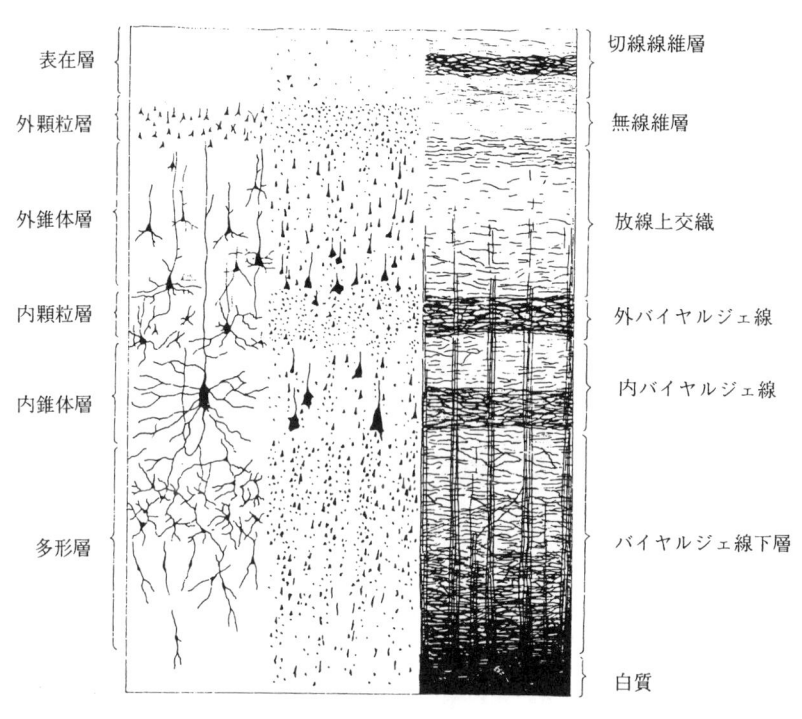

(二) 脳　brain　89

表在層		切線線維層
外顆粒層		無線維層
外錐体層		放線上交織
内顆粒層		外バイヤルジェ線
内錐体層		内バイヤルジェ線
多形層		バイヤルジェ線下層
		白質

A　大脳皮質の細胞と線維構築

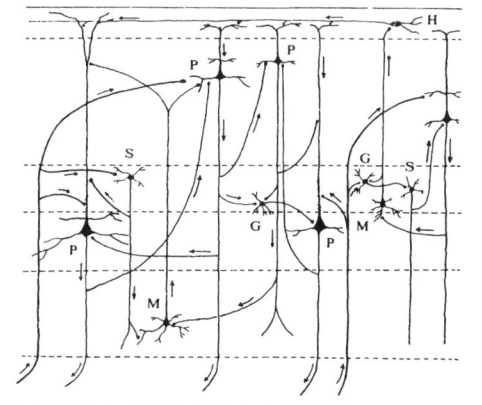

H. 水平細胞
P. 錐体細胞
S. 星状細胞
M. Martinotti 細胞
G. 顆粒細胞

1.特殊性投射線維　2.下行性投射線維　3.下行性連絡線維　4.下行性投射線維　5.特殊性投射線維

B　大脳皮質構成ニューロン間の連絡

図35　大脳皮質の構成

2 大脳の内景

a 大脳皮質

　大脳の表面を被う薄い灰白質で、その厚さは部位によって異なるが平均して約2.5mmである。ここにある神経細胞数は約140億といわれ、部位や層によって構造は一様ではなく、原始皮質の海馬と歯状回は3層、新皮質は原則として**6層**を形成する。これらの6層は鍍銀標本、ニッスル染色と髄鞘染色によって可視化出来る（図33、35）。皮質野の発達では、まず初めに半球の表面に皮質板という幅の広い細胞層が形成され、次いで6層に分化する。この皮質は同質に発達することから**等皮質**とも呼ばれている。しかしながら、等皮質であっても部位的構造の差異によって多数の皮質領域（Area）に分けられる。

　Brodmann（1909）は大脳皮質の細胞構築学的研究に基づき、系統発生学と個体発生学の見地から6層から成る皮質を第1～52領野に分かち、それぞれに番号を付して脳図Hirnカルテを作成した（図34）。それによると、一般に運動機能が顕著な領域（例えばArea4）では皮質が厚く、神経細胞が一般的に大きく錐体型をなし、小さな顆粒細胞が少ない。これに反して、感覚性機能を主とする領域（Area3、1、2）では皮質が薄く、顆粒層の発育が良く小さな細胞が多く、大きな細胞が少ない傾向にある。また連合皮質は6層形成が明瞭であり、皮質は厚く錐体細胞の発育の良いものと、顆粒層の発育の良いもの、または皮質は薄く顆粒層の発育の良いものなどに区別している（図33）。

1 大脳皮質の細胞構築

新皮質の6層を例として説明する（図35-A）。

　1）表在層　分子層であり、主として神経膠細胞から成るが、ごく散在性に不規則な形の小神経細胞を含む。この細胞は表層に平行に走る長い突起を出し、内部皮質層の神経細胞からの平行に走る線維も混在している。

　2）外顆粒層　いろいろな形の密集した小さな顆粒細胞からなる。その突起は表在層で多数の枝に分かれて終わる。

　3）外錐体層　錐体形を呈するやや大きな神経細胞からなる。浅層の**錐体細胞** pyramidal cell は深層の細胞より小さい。錐体細胞の**尖頭樹状突起**（せんとう）apical dendriteは束を形成して表層に向かい、その長い尖頭は表面に達する。底辺からは軸索突起が下降して髄質の中に入る。この線維の多くは脳梁を横ぎり、交連線維となって対側の皮質に至る。

　4）内顆粒層　およそ外顆粒層と同構造である。

　5）内錐体層　細胞の形は錐体形であり、数は少なく、大きさは皮質部位により異なる。中心前回の体性運動領におけるBetz**錐体細胞**は比較的大きく、他の錐体細胞は外錐体層のものと同じである（図36-2）。樹状突起の走る方向は外錐体層のものと類似し、束をなして上行し表在層に至るものもある。軸索突起は投射線維となって皮質から髄質の内包を下行する。錐体路の大部分はこれらの線維から成る。

　6）多形層　紡錘形、多角形、卵円形など多種類の細胞があり、大きさは中等大の細胞が多い。樹状突起は短く、軸索突起の多くは髄質に入り、少量しか表在層へは伸びない。

　皮質層内の多種多様な神経細胞は皮質内細胞間、または他の部位からの入力線維と複雑な神経連絡を成している（図35-B）。また、皮質の95％以上が胞体ではなく**ニューロピル**（神経組織細線維網）と呼ばれる超複雑な突起とシナプスの交錯するジャングルによって占められている（図38）。

　さらに、大脳皮質運動領野は古くから随意運動の出現する主たる場として考えられてきたが、近年の神経科学の発展に伴い、その広がり、分布、機能と細胞構築に関して新しい知見が出て来た。運動野のコラム形成とかモジュール構造がそれである。

　従来の細胞構築学は横軸を視野に入れた層の構造的考え方であったが、上記の新しい考え方は縦軸を考慮して垂直軸に沿って大型錐体細胞を出力系の中核として各種の細胞がセットになって柱状に配列するという説である（図36-1）。例えば、手領域のコラムと指領域のコラムが神経回路で連絡しており、多数の小領域が散在していると言う。この細胞柱の機能単位は300〜500μmの直径を持って大脳皮質の補足運動領などのかなり広い領域に渡って存在すると言うが、今後の超微構造学と生理学的研究の検証に待たねばならない（図36）。

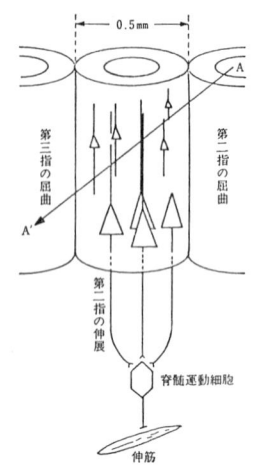

A　運動野の機能円柱モデル。たとえば，第二指の伸展なら伸展に働くニューロンは，円柱状に一まとまりになっていると考える。

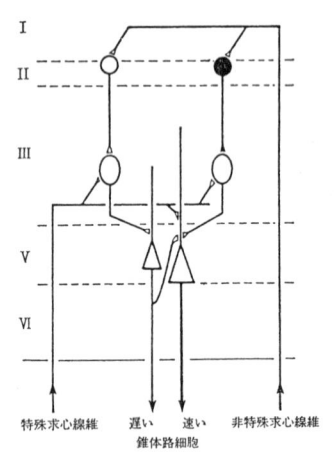

B　カスケード・モデル。このモデルの特徴は，表層から入ってきた求心性線維からの入力が深層に向かって流れ，情報処理を受けることである。そのために，皮質内の興奮性（白色），抑制性（黒色）の介在細胞が重要な働きをしている（大島知一，1979）。

図36-1　カスケード・モデル

(二) 脳 brain 93

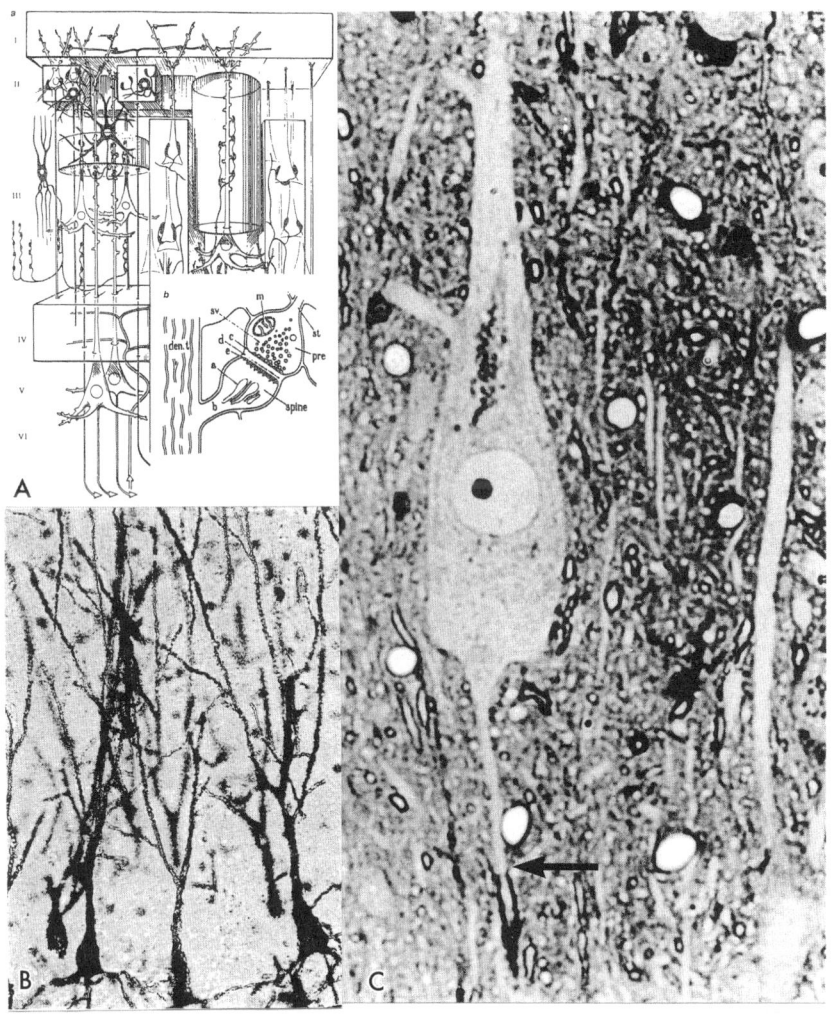

A いろいろなタイプの皮質ニューロンを示す Szentágothai (1978) の3次元的構成図。錐体細胞が第Ⅴ層に2個、第Ⅲ層に3個あって、そのうちの1つを右側の円柱内に詳細に示してある。第Ⅱ層には錐体細胞が2個画いてある（b）樹状突起上の棘シナプスの細部構造。st＝シナプス・ボタンすなわちシナプス前終末（pre）となって終止している軸索；sv＝シナプス小胞；c＝シナプス前小胞格子；d＝シナプス間隙；e＝シナプス後膜；a＝棘装置；b＝棘茎；m＝ミトコンドリア（Gray, 1982）。Eccles より抜粋。
B 鍍銀染色。錐体細胞間は超複雑なニューロピルから構成されているが、この場合透明である。
C 大型錐体細胞。軸索初節部の矢印に注目されたい（自験例）。

図36-2 大脳皮質の大型錐体細胞

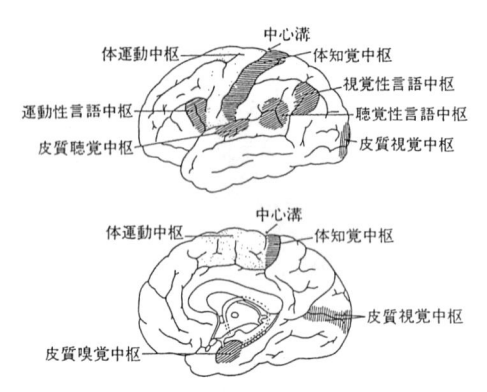

ヒト大脳皮質にある諸機能中枢

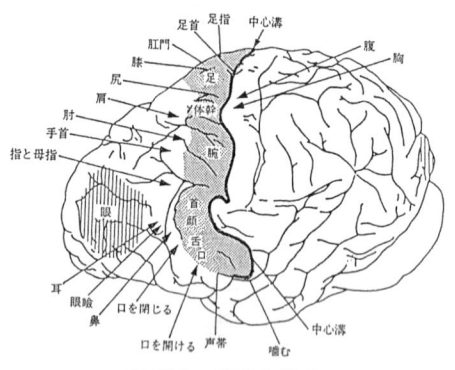

運動野の構造と働き
チンパンジーの運動野における体部位再現（シェリントン、1906）。

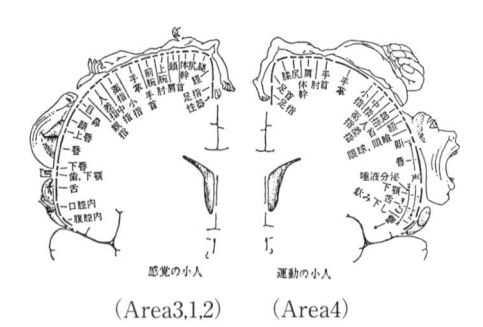

（Area3,1,2）　（Area4）
ヒトでの体部位再現の図（ペンフィールド、1968）。

図37　大脳皮質の機能局在

2　大脳皮質における機能局在

　大脳皮質はその部位によって構造が異なり、機能的にも何らかの相違がある。多くの実験を根拠として、大脳皮質は進化と発達に伴って異なる皮質は異なる機能の局在を持っていることが証明されている。皮質のある部位にはある機能が局在する中枢があり、補足運動領のごとく隣接する部位あるいは他の部位が類似する機能をもつこともある。従って機能中枢は相対的なことといえる。機能が局在する中枢以外の他の皮質部は各種の情報を総合し、複雑な神経機能の統合作用と精神活動を行うための準備をする。このような大脳皮質を**連合領** association area という。ヒトの連合領は大脳皮質の広い範囲を占めており、あらゆる感覚情報と記憶情報が収束している**前頭連合領**、物体間や物体と自分自身との位置関係の認知に関与している**頭頂連合領**、高次視覚で占められている**後頭連合領**、聴覚野と視覚野からの音、形、色に関係し、海馬や扁桃体と密に連絡し、記憶の形成にも関与している**側頭連合領**などがある。近年、fMRI等による画像解析で明らかにされ始めたが、一般に認められている大脳皮質の主たる中枢には次のようなものがある（図37）。

1）皮質運動中枢（Area4、6）　**中心前回**と**中心傍小葉前部**に相当する。Penfieldの刺激実験の研究によると中心前回の上部と中心傍小葉の前部は下肢の運動に関与し、中心前回の中部は体幹と上肢の運動、下部は顔面、舌、咽頭、喉頭などの運動に関与する。すなわち支配する中枢の皮質の部位と身体の部位とに逆の関係がある（Penfieldの逆さの小人）。ただし、顔面部の上下は正常位である。顔面部と上肢部との間に頸部中枢があり、上肢部と下肢部の間に体幹中枢がある（図37、Penfield比較図右参照）。ここで注意すべき点は、古くから信じられて来たにもかかわらず、運動領（Area4）は手足を動かすための意志決定する最高中枢ではないという事である。運動領の前方には運動前野と補足運動領（Area6）がある。これらの領野は運動領（Area4）と密接な線維連絡があり、運動の企画や構築、複雑な運動の遂行に関与すると言われている。

　運動領から出る錐体路は延髄で交叉するので、身体の左半身を支配する中枢は右半球に、右半身を支配する中枢は左半球にある。片側の錐体路が傷害されると反対側の身体に麻痺 paralysis が起こる。ただし、両側の大脳半球の支配を受ける筋（顔面上部の筋、外眼筋、喉頭筋、体幹筋など）は片側の皮質運動

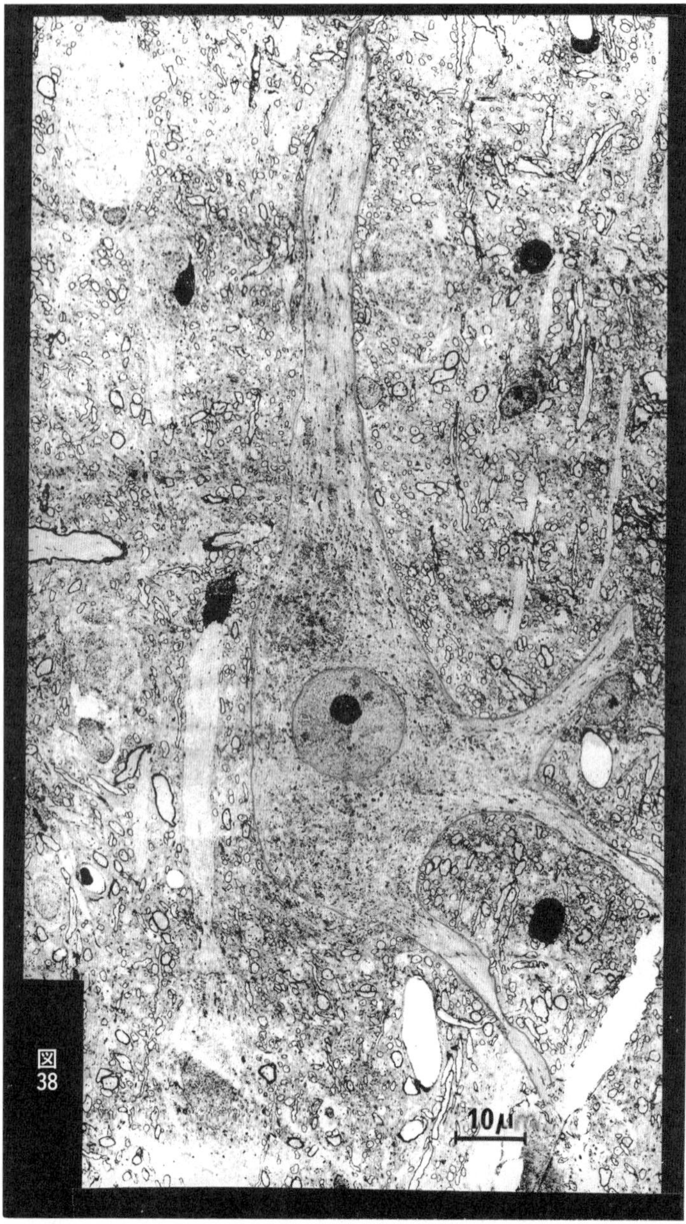

図38 大脳皮質（第5層）大型錐体細胞（電子顕微鏡超低倍率像）

中枢の損傷では麻痺を起こさない（伝導路の障害参照）。

2）皮質知覚中枢（Area3、1、2）知覚というのは体性知覚のことで、皮膚の触覚、圧覚、痛覚、温度覚と筋の深部感覚のことをいう。主として**中心後回** postcentral gyrus、**中心傍小葉**の後部とこれに隣接する頭頂葉の一部にある。身体各部との対応関係も運動領と同じで、下肢の中枢は中心後回の上方に、頭部の中枢は下方に、左側体部の中枢は右側に、右側体部の中枢は左側にある（図37、Penfield比較図左参照）。

3）視覚領（Area17）大脳半球内側面の**鳥距溝**周囲の領域にある。これは左右眼球の右側半側の網膜（視野の左半側）からくる刺激が右半球に、左側半側の網膜（視野の右半側）からくる刺激が左の半球に投射しているので、片側の視覚領が侵されると両側の同側性視覚障害が起こる。

4）聴覚領（Area41、42）大脳半球側頭葉の外側溝の下壁をなす**横側頭回（ヘッシュル回）**の中央部にあたる。聴覚を伝導する外側毛帯は交叉する線維と非交叉性の線維があるので片側の聴覚領は両側性の聴覚刺激をうけているから、片側の聴覚領の障害のみでは完全な難聴とはならない。

5）味覚領（Area43）海馬回にあるといわれているが、確かなことは解っていない。

6）嗅覚領　海馬鈎のあたりにあるといわれている。

7）言語中枢　ヒトの大脳皮質には高次な神経活動である言語を操る機能があり、そこに言語中枢があることはいうまでもない。言語中枢は片側の半球に偏っていることが通常認められている。大部分のヒトの言語中枢は**優位脳**にあたる**左半球**にあるとされている。次のような言語中枢が挙げられるが、その障害によって症状が異なる。

臨床上参考になる事項：

3　大脳皮質の障害

（1）運動性言語中枢（Area44、45）ブローカBrocaの言語中枢とも呼ばれ、下前頭回の後部に相当し、この中枢に障害があると筋そのものに障害がなくても、発音ができても発語が不可能になり、**運動性言語失語症**を起こす。

（2）聴覚性言語中枢（Area22）ウエルニッケWernickeの言語中枢とも

いわれ、上側頭回の後方と辺縁上回の隣接部を占めている。この中枢が破壊されると言葉は聞こえても、言語としてその意味と内容の理解が出来なくなり、いわゆる**聴覚性言語失語症**となる。

（3）視覚性言語中枢（Area39）頭頂葉の角回に相当する部分で、文字に対する理解の中枢である。ここが侵されると**失読症**となり、文字は見えても

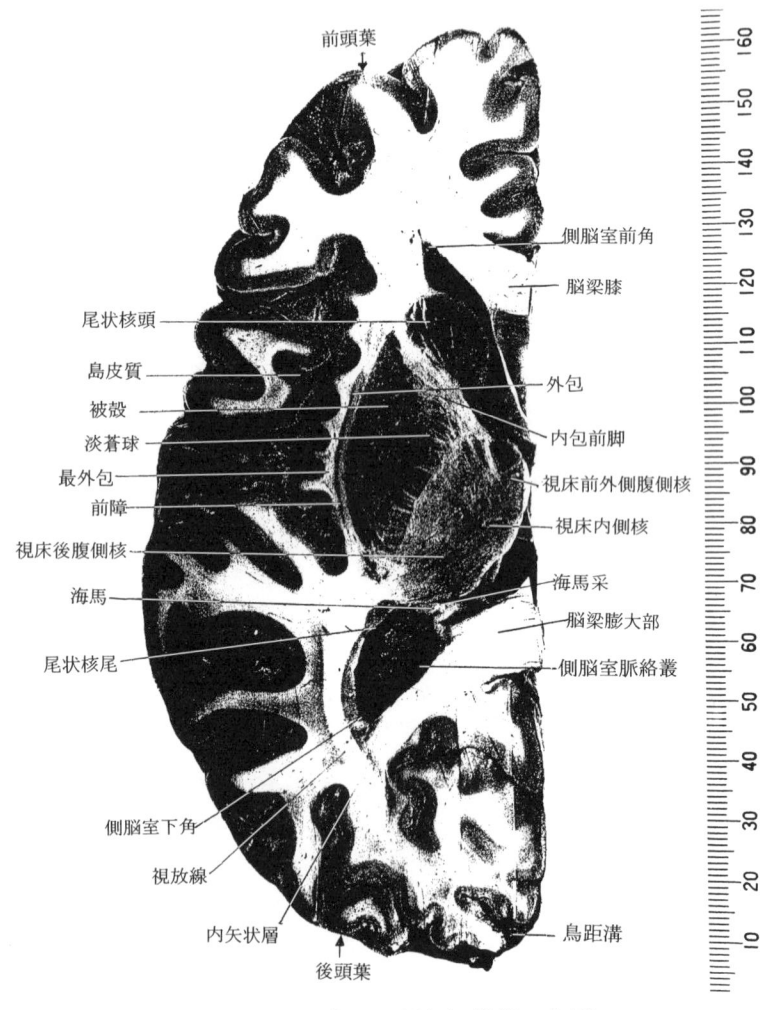

図39 大脳半球の水平断面（終脳の内景）

その意味を理解することが出来なくなる。優位半球の角回（Area39）では左右失認、手指の失認失書、失算が見られ、Gerstmann症候群として知られている。

（4）書（Area8）中枢　前頭回の後部に局在し、中心前回の上肢の局在部位に接している。この中枢が侵されると**失書症**となって書くことが出来なくなる。

実際に言語というものが完全に理解されるには、以上の言語中枢の他にこれらの中枢からの興奮を統合する高次中枢が必要とされるが、その詳細についてはまだはっきりしていない。

両側の大脳半球の皮質は、長期に渡る進化と発達につれてその構造と機能が高度に分化し、複雑で多様な結合が達せられている。小児の未成熟脳や人類の初期の段階では左右の両大脳半球の発育は対称的であったが、社会生活と労働の発達につれて、言葉による交信が出現し、労働時に右手を使うチャンスが多くなった。これによって左右大脳半球の発育に差が生じ、非対称となり、**左側半球**は言語や意識の方面で**優位脳**となり、右利きの人の優位脳は左側半球にある。

一方、右半球は非言語性の情報、例えば図形、音楽、時間と空間の概念などの方面で優位である。すなわち左右半球には各々の優位性があり、高次な神経精神活動の中でお互いに協調し、統合することでその機能を完成することができるとされている。

このように、大脳皮質の構造と機能の関係は臨床医学的にも実験医学的にも上述した如く理解はされているが、それらを脳の精神的・意識的経験の統一性と結びつけられる手掛かりは現在依然として何も得られてない。400年前、ルネ・デカルトは身体と精神を2つの実在するものとして別けて、**二元論**を提唱した。これまで、神経科学の研究者達は、精神の問題は別にして、唯物論の還元論的史観によって動物や人間の行動のすべてを脳の神経機構の働きをその構造と結びつけ、自然科学的に論理的に説明し成功を治めてきた。

今世紀は、人間とその心を生み出す脳が自然科学の研究対象となろう。Ecclesはこの宇宙には物質の世界と意識の状態の2つの世界があって、相互に作用し合うと言う**二元論－相互作用説**を主張する。しかし、脳という物質（神経回路）の中にいつ、どのようにして精神（心）が宿るのか、また脳の活動が停

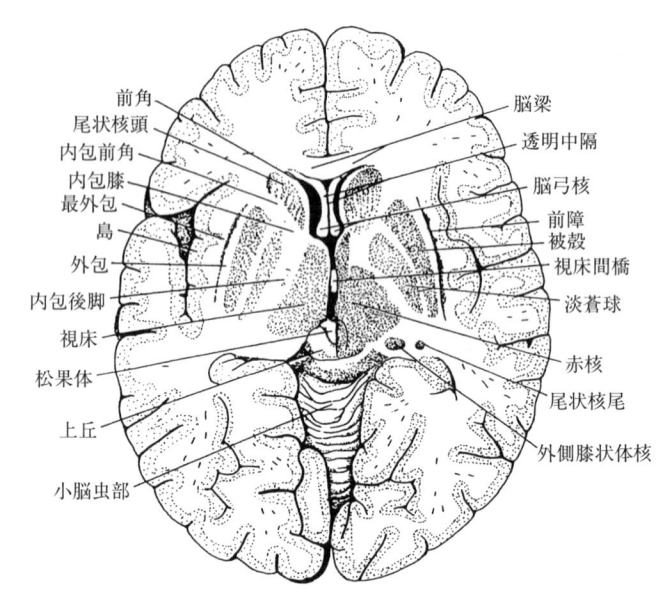

A 大脳の水平断
（右は上・下丘の間を、左は背側視床を通る）

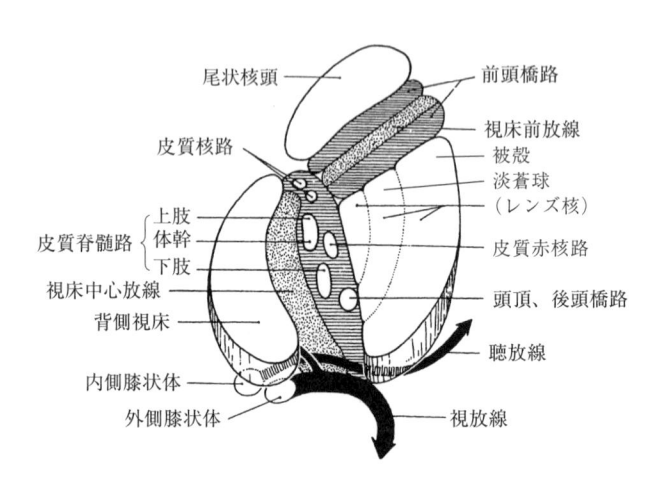

B 内包主要線維路の模式図

図40 終脳の内部構造

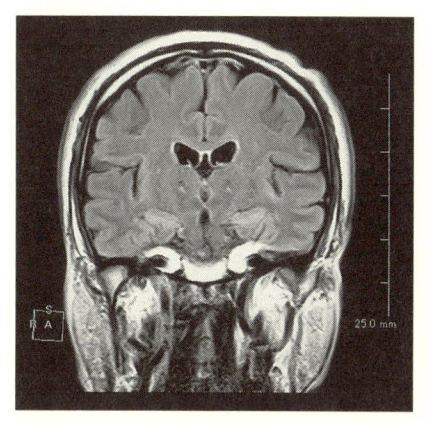

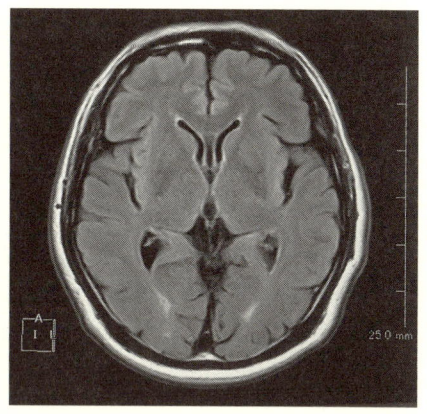

A 前額断 B 水平断

図41-1　MRIによる大脳の内部構造

止すると心がどこに行くのか、どうなるのかは現在でも依然として解らない。

4　大脳髄質の内景

大脳の表面は灰白質内からなる大脳皮質であり、その内部に白質からなる大脳髄質がある。髄質内には灰白質の塊である**大脳基底核** basal ganglia が含まれ、さらに脳室系に属する最大空所である**側脳室** lateral ventricle が両側にある（図39、72、73）。

1）大脳半球の髄質　大脳半球の髄質は多量の神経線維からなり、大脳皮質間の各部、大脳皮質と皮質下構造とを連絡する。それには次のようなものがある。

（1）交連線維 commissural fibers　左右半球の皮質の対称部位間を交連する線維で、これに属するものは脳梁、脳弓、前交連、後交連、海馬交連などがある。

脳梁 corpus callosum は2億本の交連する白質線維束からなる強大な板でその前後径はほぼ7.7cmを有し、大脳縦裂の底部にあり側脳室の天井の大部分をなす。脳梁は視交叉、脳弓、脳梁周囲にあるクモ膜下腔と相隣りあっている。脳梁は両側に脳梁放射という放射線維を出し、これは新皮質の各部に

分布する。脳梁は前から後へ**脳梁膝**、**脳梁**、**脳梁幹**と**脳梁膨大**の4部を区別する。

　前交連は脳弓の前方にあり、左右の嗅球と側頭葉を連結している。脳弓と海馬交連　脳弓は半球の内側にあり、視床下部の乳頭体と海馬鈎とを連絡する神経線維である。脳弓は脳梁の下方でお互いに近づき、一部分の線維は反対側の脳弓に至り、**海馬交連**を作っている。

　（2）連合線維 association fibers　これは同側半球皮質内の各部間を連合する線維で、短いものは隣の脳回を連絡する線維である。長い主なものには**鈎束**があり、これは側頭葉の前端から前頭葉の下面に至る鈎状の神経束で、前頭葉と側頭葉を連結する。**上縦束**がレンズ核と島の上方にあり、半球外側の各葉を連結する。**下縦束**が側脳室の外側壁に沿って走り、後頭葉後端と側頭葉前端とを連結する。

　（3）投射線維 projection fibers　これは大脳皮質と大脳基底核、脳幹、小脳、脊髄などを連絡する線維で、その大部分のものは集まってレンズ核、尾状核と視床の間を下行している。この部位を**内包** internal capsule といい、投射線維が密集して通る場所である。外側はレンズ核で、内側は尾状核と視床によって境され、大脳半球の水平断面では（く）の字形をなしている。内包を3部に分け、レンズ核と尾状核の間を**前脚**、レンズ核と視床の間を**後脚**、両脚の移行部を**膝**と呼ぶ。前脚は前頭橋路と前視床放線、膝は皮質核路、後脚は皮質脊髄路、頭頂橋路、側頭橋路、後頭橋路、視床皮質路、聴放線、視放線などが通っている（図40-B）。

　大脳皮質の広範囲から起こる投射線維は、内包の極めて狭い部分に密集しかつ集束するため、ごく小さな損傷でも重大な症状を惹起する。内包は脳内において最も重要な部分に属する。内包が侵されると反対側の感覚、運動、視覚麻痺が起こる。

5　大脳基底核

これは大脳半球深部の白質の中にある灰白質の塊で、4種類の**大脳基底核** basal ganglia がある（図39、40-B、41-2）。

　（1）尾状核 caudate nucleus　**尾状核**はお玉じゃくしのような形をした核で、部位により頭、体、尾に分けられる。

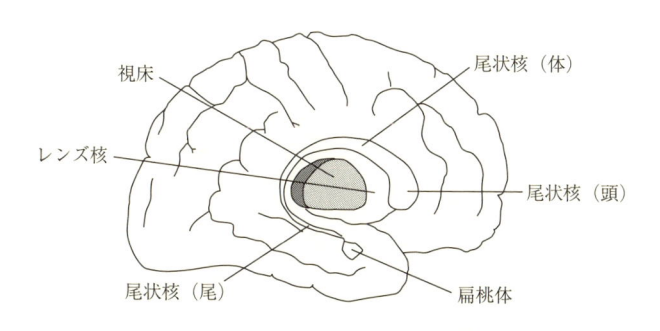

図41-2　大脳基底核の脳表投影図

（2）レンズ核 lentiform nucleus　**レンズ核**は島の深部、内側は視床、外側は前障である。双凸面のレンズ形をなし、水平面及び前額断面では尖端を内側に向けた扇形を呈し、薄い白質板により3部に分けられる。外側部は大きく**被殻** putamen といい、内側部は白く見えるので**淡蒼球** globus pallidus という。被殻と尾状核は同一構造を有し、機能も同じなので合わせて**線条体** corpus striatum と呼ぶ。

線条体と淡蒼球は**錐体外路系**の重要な部分であり、骨格筋の運動と緊張の支配に無意識的に関与している。比較解剖学的には、ここは錐体路より早期に出現し、哺乳類以下の動物では線条体と淡蒼球は運動を支配する最高中枢である。しかし哺乳動物になると大脳皮質が発達するため、皮質に従属する構造となる。

（3）前障　レンズ核の外側に**外包** external capsule という薄い白質層を隔てて存在する狭く薄い核が**前障** claustrum である。この核の外側に**最外包**という白質があり、それを隔てて島皮質がある。この核は大脳皮質と相互に結ぶ線維連絡があるといわれている。

（4）扁桃体　海馬傍回の内部、レンズ核のすぐ腹側にある核を**扁桃体** amygdaloid body という。嗅脳、間脳、新皮質からの線維を受け、出力線維は

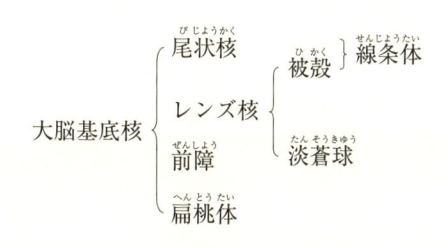

大脳基底核 ｛ 尾状核 ｝ 被殻 ｝ 線条体
　　　　　　 レンズ核
　　　　　　 前障　　　淡蒼球
　　　　　　 扁桃体

大脳皮質、間脳、脳幹などに至る。機能的には大脳辺縁系に属する重要な核である。

6　側脳室

左右の大脳半球の中にある弓形の不規則な空室で、**透明中隔** septum pellucidum によりほとんど完全に隔離されている。だだし、前角と中心部との境に**室間孔**(しつかんこう) interventricular foramen があって、これによって側脳室間と第三脳室が交通している（図41、72）。**側脳室**の室壁に**脈絡叢** choroid plexus があり、**脳脊髄液** cerebrospinal liquid を分泌する。頭頂葉の中には中心部という広い場所があり、前頭葉と後頭葉と側頭葉の中へそれぞれ前角、後角、下角が伸び出している。下角の室底には隆起した**海馬** hippocampus がある。

7　辺縁系

大脳の辺縁葉皮質とこれに関する皮質下構造からなる。皮質は海馬後部、帯状回、眼窩回後部、島などを含み、皮質下構造は扁桃体、視床下部、視床上部、背側視床と中脳被蓋などが含まれている。その線維連絡は複雑で主なものは内側前脳束、脳弓、乳頭視床束（ヴィクダジール束）、視床髄条などがある。辺縁系は自律神経系、内分泌系、体性運動に対し調節する作用がある。例えば、扁桃体を刺激すると呼吸、心臓、血圧、腸の運動などの内臓活動に変化が生ずる。

8　大脳基底核の障害

大脳基底核の一つである線条体系への神経元が脱落すると踊るような不随意的運動（ハンチントン舞踏病 Huntington's chorea）が発現する。パーキンソン病 Parkinson's desease も大脳基底核の疾病(しっぺい)として取り扱われ、線条体へ投射する黒質からのドーパミン作動性ニューロンの変性脱落によって生ずる疾患(しっかん)である。また、大脳基底核は視床下核（Luys体）と強い線維連絡があり、運動の制御に関与している。ヘミバリスム hemiballism は視床下核の障害で発生し、静止時にも異状な不随意運動が出現する。

E　神経系の伝導路

　ヒトの行動のひとつの理論的背景としては、神経系の解剖・生理学的な機序に関するものから、精神的な面まで含めるさまざまなものがあるが、行動の理論的基礎の構造的背景として伝導路なるものがある。

　神経系の伝導路の機能は刺激を末梢から中枢に導き、統合、判断し、その興奮を中枢から末梢に伝えることにある。末梢部の受容器により感受される各種の体内・体外環境からの感覚刺激は感覚神経を通して中枢神経の大脳皮質に最終的には伝えられ、知覚をひき起こす。その結果がヒトの最高中枢の高次大脳で統合され、大脳皮質に生ずる信号は運動神経を下行して効果器に至る。感覚神経元、中間神経元、運動神経元など数個の神経元の連鎖系をつなぐ回路を**伝導路** pathway という（図6参照）。

　伝導路を大別すると**求心性伝導路**と**遠心性伝導路**に分かれる。

a　求心性伝導路

　求心性伝導路をまた上行性伝導路あるいは感覚伝導路ともいい、末梢からの刺激を中枢に導く経路の総称である。これには次のようなものがある。

1　深部感覚伝導路

　深部感覚とは筋、腱、関節などの運動器官が運動あるいは静止している状態の感覚をいう。すなわち、これらの運動覚、振動覚、位置覚を感ずる装置である感覚器官は体の深部にあり、運動器官の感覚を伝える伝導路を識別性の深部感覚伝導路という。深部感覚伝導路はまた識別力を伴う触覚、圧覚も伝える。

深部感覚伝導路

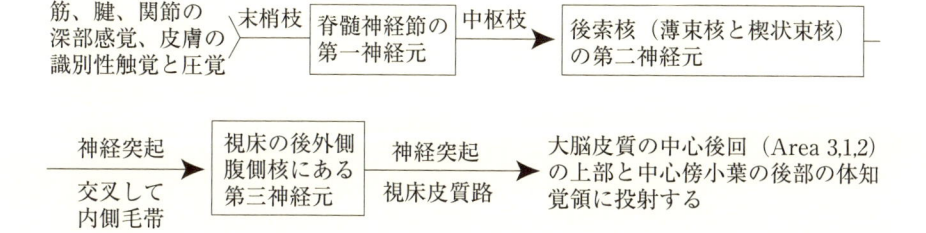

筋、腱、関節の深部感覚、皮膚の識別性触覚と圧覚 →（末梢枝）脊髄神経節の第一神経元 →（中枢枝）後索核（薄束核と楔状束核）の第二神経元

→（神経突起　交叉して内側毛帯）視床の後外側腹側核にある第三神経元 →（神経突起　視床皮質路）大脳皮質の中心後回（Area 3,1,2）の上部と中心傍小葉の後部の体知覚領に投射する

深部感覚伝導路は3つの神経元からなる。第一神経元は脊髄神経節にあり、脊髄神経節細胞から出る長い後根線維は脊髄の後索を上行する。下半身からの後根線維は脊髄後索の内側に**薄束**を作り、上半身からの後根線維は脊髄後索の外側に**楔状束**を作り、上行して延髄の**薄束核** gracile nucleus と**楔状束核** cuneate nucleus（2つの核を合わせて**後索核**と言う）に各々終止する。

後索核 dorsal column nucleus にある第二神経元の神経突起は延髄の中心管の腹側で**内弓状線維**となって内腹側前方へ進み、正中線で左右のものが交叉して**毛帯交叉** medial decussation を作り、**内側毛帯** medial lemniscus となり、上行して**視床**に至る。内側毛帯は延髄では対側のオリーブ核の内側に位置し、橋では橋被蓋の腹側を占め、中脳では被蓋の腹側を走り、視床の**後外側腹側核**（VPL核）に終止する（図42b）。

視床の後外側腹側核にある第三神経元の神経突起は**視床皮質路**を形成して大脳皮質にある**体知覚領**（Area3、1、2）に投射する。

この経路の異なる部位が侵されると、患者は眼を閉じると自分の関節の位置と運動状態を判断することが出来ない。同時に二点間の距離の判断をすることも出来ない。

2　脊髄小脳路

これは大脳に上らずに小脳を経由する反射的、無意識性の深部感覚伝導路である。2つの神経元からなる。

第一神経元は脊髄神経節にあり、末梢枝は筋、腱、関節にある筋紡錘や腱紡錘などの深部感覚受容器に分布する。中枢枝は後根を経て、一部は脊髄の**胸髄核**（クラーク柱）thoracic nucleus、dorsal nucleus に終止する。胸髄核にある第二神経元の神経突起は同側の脊髄側索の後部表層を上行し、延髄の下小脳脚を通って小脳に入り、小脳虫部の皮質に終わる。これが**後脊髄小脳路** posterior spinocerebellar tract である。また後根の一部は腰、仙髄膨大部の第Ⅴ－Ⅶ層にある**辺縁細胞**に終止する。辺縁細胞は第二神経元であり、その神経突起は交叉して脊髄の反対側の側索に至り、後脊髄小脳路の前方で上行し、上小脳脚を通って小脳の虫部皮質に終止する。これが**前脊髄小脳路** anterior spinocerebellar tract である（図42a）。

以上の二つの経路はともに下半身と下肢の無意識性の深部感覚を小脳に伝え

(二) 脳 brain 107

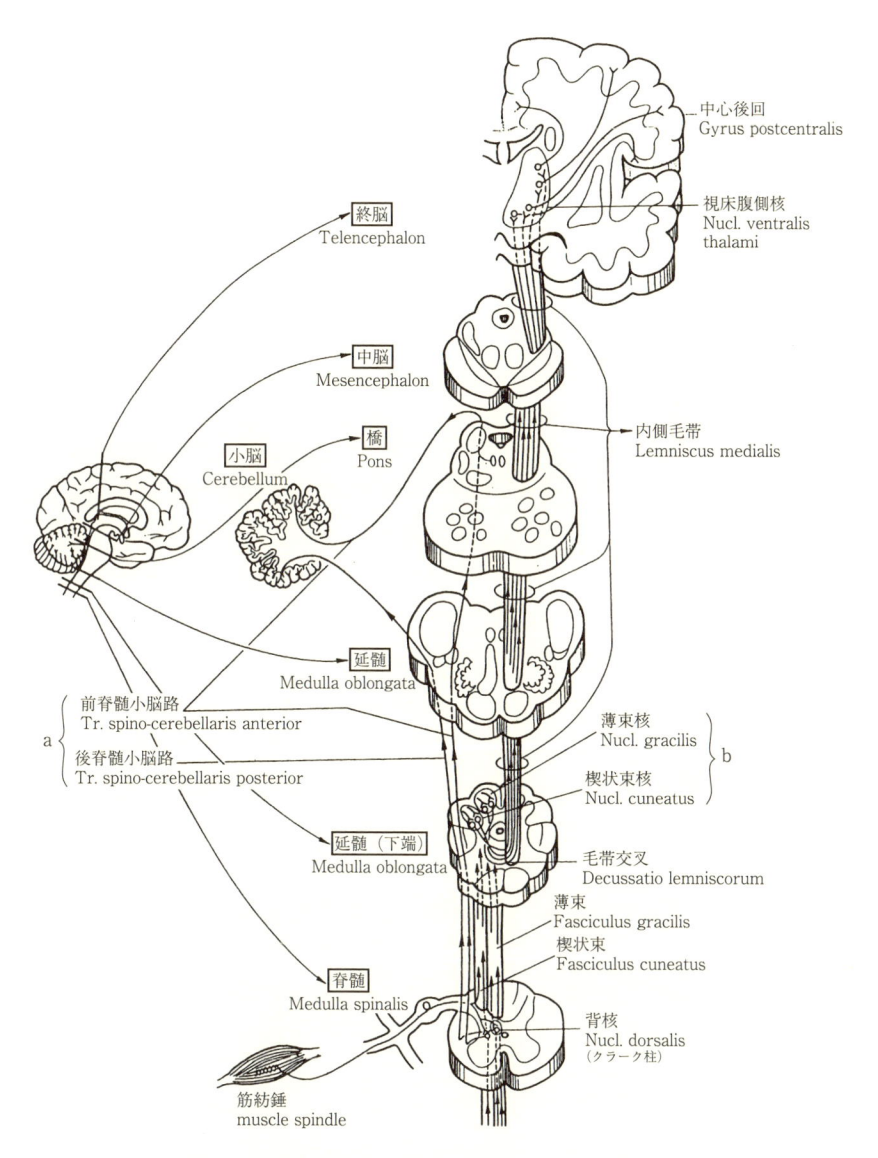

- 中心後回 Gyrus postcentralis
- 視床腹側核 Nucl. ventralis thalami
- 終脳 Telencephalon
- 内側毛帯 Lemniscus medialis
- 中脳 Mesencephalon
- 小脳 Cerebellum
- 橋 Pons
- 延髄 Medulla oblongata
- 前脊髄小脳路 Tr. spino-cerebellaris anterior } a
- 後脊髄小脳路 Tr. spino-cerebellaris posterior
- 薄束核 Nucl. gracilis
- 楔状束核 Nucl. cuneatus } b
- 延髄（下端） Medulla oblongata
- 毛帯交叉 Decussatio lemniscorum
- 薄束 Fasciculus gracilis
- 楔状束 Fasciculus cuneatus
- 脊髄 Medulla spinalis
- 背核 Nucl. dorsalis（クラーク柱）
- 筋紡錘 muscle spindle

なお，この図では前脊髄小脳路は同側性に描いてあるが，大部は交叉性とされている。

図42　相対的位置および運動（平衡）覚の伝導路
（小島徳造日大名誉教授による）

る。一方、上肢と頚部の深部感覚を伝える第一神経元の神経突起は延髄の**副楔状束核**に至る。ここからの第二神経元の神経突起が上行して下小脳脚を経て小脳に至る。これが**副楔状束核小脳路** cuneocerebellar tract である。

3 浅部感覚伝導路

体幹と四肢の皮膚の**痛覚**、**温度覚**及び識別力を伴わない**触覚**と**圧覚**などを伝える伝導路である。3つの神経元からなる。

第一神経元は脊髄神経節にあり、細い末梢枝は体幹と四肢の皮膚に分布し、中枢枝は後根を経て後索に入り、後索の中で1-2脊髄分節を上行して脊髄後角にある**索細胞**に終わる。

脊髄後角にある索細胞は第二神経元であり、ここからの神経突起は白質前交連で交叉して一部の線維は側索に入り、前脊髄小脳路の内側で**外側脊髄視床路** lateral spinothalamic tract を形成して上行する。一部の交叉した線維は前索に入り、脊髄前索の前縁部で**前脊髄視床路** anterior spinothalamic tract を形成して上行する。これは延髄の中部で外側脊髄視床路と一緒になって脊髄視床路となる。**脊髄視床路** spinothalamic tract は延髄では下オリーブ核の背外側にあり、橋と中脳では内側毛帯の外側を走り、視床の**後外側腹側核**に終止する。視床の後外側腹側核にある第三神経元の神経突起は内包の後脚を通って大脳の中心後回（Area3、1、2）上部と、中心傍小葉の後部の**体知覚領**に投射する（図43）。

脊髄視床路は発生学的に古い伝導路で、生命の維持に重要な原始的な痛覚、温度覚、並びに識別力を伴わない触覚と圧覚などを伝える。通常、外側脊髄視床路は痛覚と温度覚を伝導し、前脊髄視床路は識別力を伴わない触覚と圧覚を伝導する。

浅部感覚伝導路

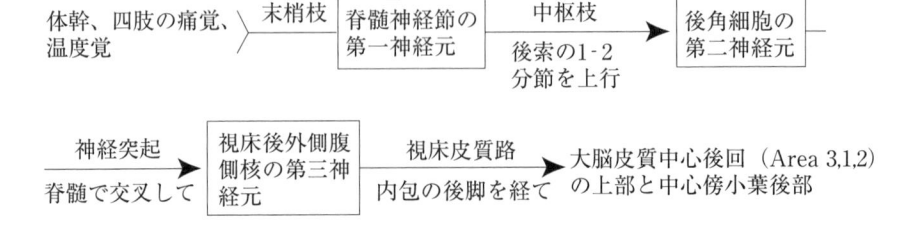

体幹、四肢の痛覚、温度覚 →末梢枝→ 脊髄神経節の第一神経元 →中枢枝 後索の1・2分節を上行→ 後角細胞の第二神経元

→神経突起 脊髄で交叉して→ 視床後外側腹側核の第三神経元 →視床皮質路 内包の後脚を経て→ 大脳皮質中心後回（Area 3,1,2）の上部と中心傍小葉後部

(二) 脳 brain　109

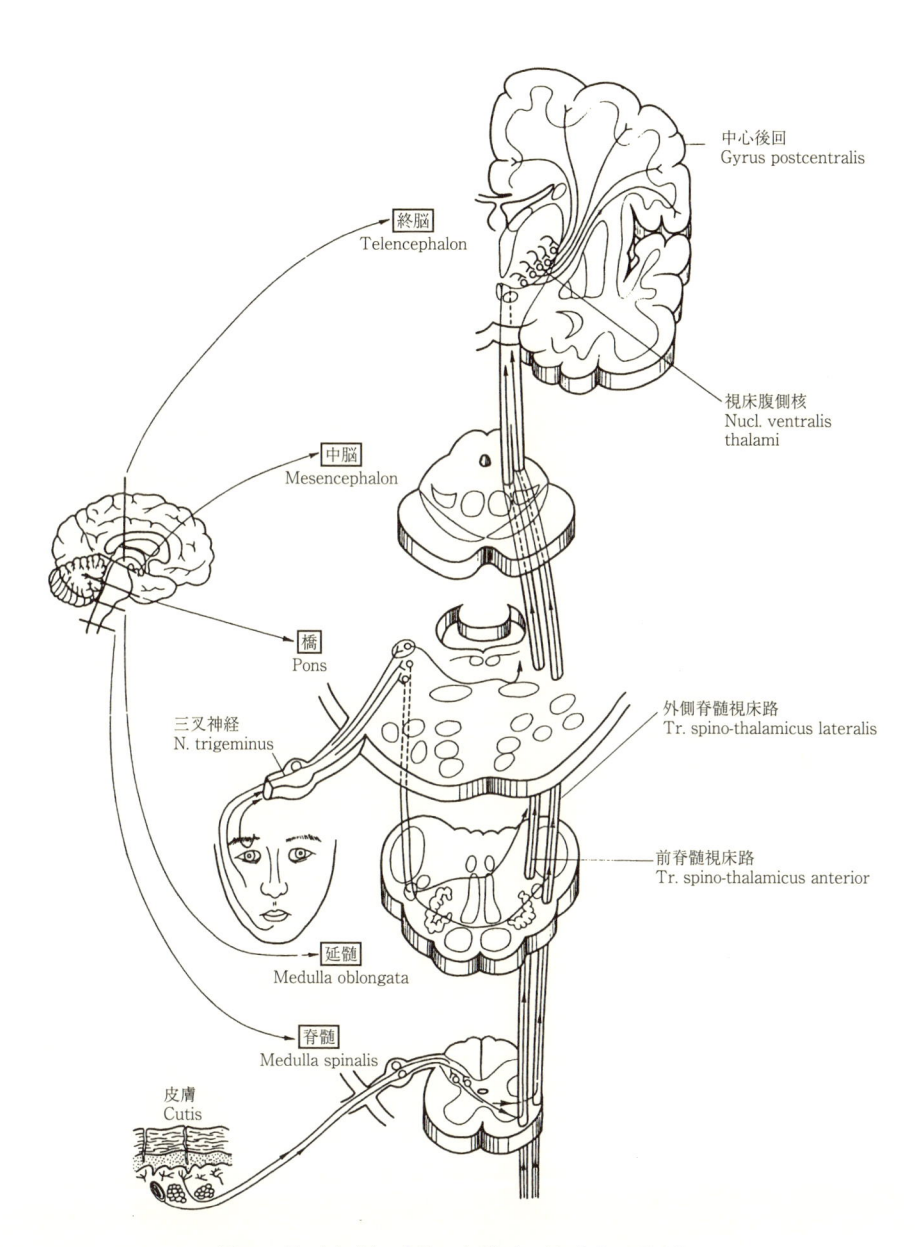

図43 体（皮膚）感覚の伝導路（小島徳造教授）

- 中心後回 Gyrus postcentralis
- 終脳 Telencephalon
- 視床腹側核 Nucl. ventralis thalami
- 中脳 Mesencephalon
- 橋 Pons
- 三叉神経 N. trigeminus
- 外側脊髄視床路 Tr. spino-thalamicus lateralis
- 前脊髄視床路 Tr. spino-thalamicus anterior
- 延髄 Medulla oblongata
- 脊髄 Medulla spinalis
- 皮膚 Cutis

休幹と四肢の痛覚、温度覚を伝導する線維は、脊髄視床路の中で一定の配列と順序があり、下半身からの線維は脊髄視床路の外側に、上半身からの線維は脊髄視床路の内側にある。すなわち脊髄視床路の線維は外側から内側へ仙、腰、胸、頚の順序で配列している。これは診断上の臨床的意義がある。

4　頭部の浅部感覚伝導路

　頭部、顔面部の痛覚、温度覚、触覚、圧覚を伝える経路である。頭部のこれらの感覚は三叉神経、顔面神経、舌咽神経、迷走神経などの4つの脳神経によって伝えられる。その中の主なものは**三叉神経**である。この経路も3つの神経元からなる。第一神経元はそれぞれの神経節に存在し、三叉神経では**三叉神経節**に、顔面神経では**膝神経節**に、舌咽神経と迷走神経では**上神経節**に存在する。

　膝神経節、上神経節の第一神経元の中枢枝は**三叉神経脊髄路核**に終止し、耳介の痛覚と温度覚を伝える。

頭部の浅部感覚伝導路

頭、顔面部の痛覚と温度覚 → 三叉神経末梢枝 → 三叉神経節（半月節）第一神経元 → 中枢枝 → 三叉神経主感覚核　三叉神経脊髄路核の第二神経元 → 三叉神経毛帯交叉 → 視床の後内側腹側核にある第三神経元 → 視床皮質路　内包の後脚を経て → 大脳皮質の中心後回の下部に投射

　三叉神経節にある第一神経元の中枢枝は橋に入り、上行枝と下行枝に別れ、上行枝は**三叉神経主感覚核**に終止し、顔面の触覚を伝える。下行枝は**三叉神経脊髄路核**に終止し、顔面の痛覚、温度覚を伝える。三叉神経主感覚核と三叉神経脊髄路核にある第二神経元の神経突起は交叉して対側に**三叉神経毛帯**を作り、内側毛帯の背側に沿って上行し視床の**後内側腹側核**に終止する。視床の後内側腹側核にある第三神経元は視床皮質路となって、内包の後脚を通り大脳皮質の**中心後回**（Area3、1、2）下部の体性知覚領に終止する（図43、末梢神経系図51参照）。

5　聴覚伝導路

　この伝導路は３つの神経元からなる。

　第一神経元は内耳の蝸牛軸に位置する**ラセン神経節**内の双極神経細胞である。双極神経元の末梢枝は内耳ラセン器（Corti 氏器）に分布し、中枢枝は蝸牛神経となって前庭神経と合流して**内耳神経**となる。それらは内耳道底を貫いて内耳道に入り、内耳門を出て脳幹に入る。蝸牛神経は**蝸牛神経前核**と**蝸牛神経背側核**に入る。

　二つの蝸牛神経核にある第二神経元からの線維の大部分は橋の基底部と被蓋部の間で交叉して反対側に行く。内側毛帯と交叉する部位を**台形体**という。交叉した線維は橋被蓋部の外側を上行して**外側毛帯** lateral lemniscus となる。外側毛帯の一部の線維は中脳の**下丘**に、他は視床の**内側膝状体** medial geniculate body に終止する。

```
           聴覚伝導路

内耳ラセン器 \ 末梢枝  ラセン神経節の  中枢枝   蝸牛神経核
（Corti 氏器）/        双極神経細胞  ───▶

   一部分の線維は          内包の後脚   側頭葉の横側頭回
     交叉して  ───▶ 内側膝状体の神経元  聴放線    Area 41,42
```

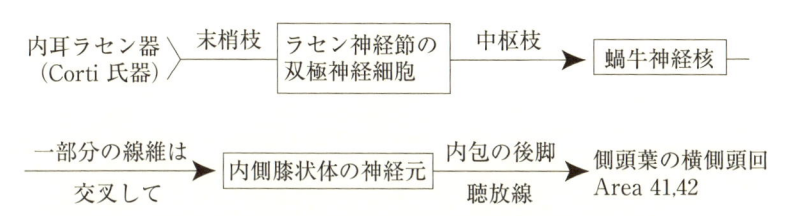

　内側膝状体にある第三神経元からの線維は、**聴放線**となって内包の後脚を通り、大脳皮質の側頭葉の横側頭回にある**聴覚領**（Area41、42）に放散して終わる。

　蝸牛神経核からの少量の線維は交叉せずに同側の外側毛帯に加わるので、外側毛帯は両耳からの聴覚線維を含む（図44）。

6　視覚伝導路

　３つの神経元からなる。

　網膜内顆粒層にある**双極神経細胞**が第一神経元である。末梢枝は光と色を各々感受する**杆状体細胞**と**錐状体細胞**からの興奮を受け、これを神経細胞層内の第二神経元に伝える。第二神経元の神経突起は視神経円板で集束して**視神**

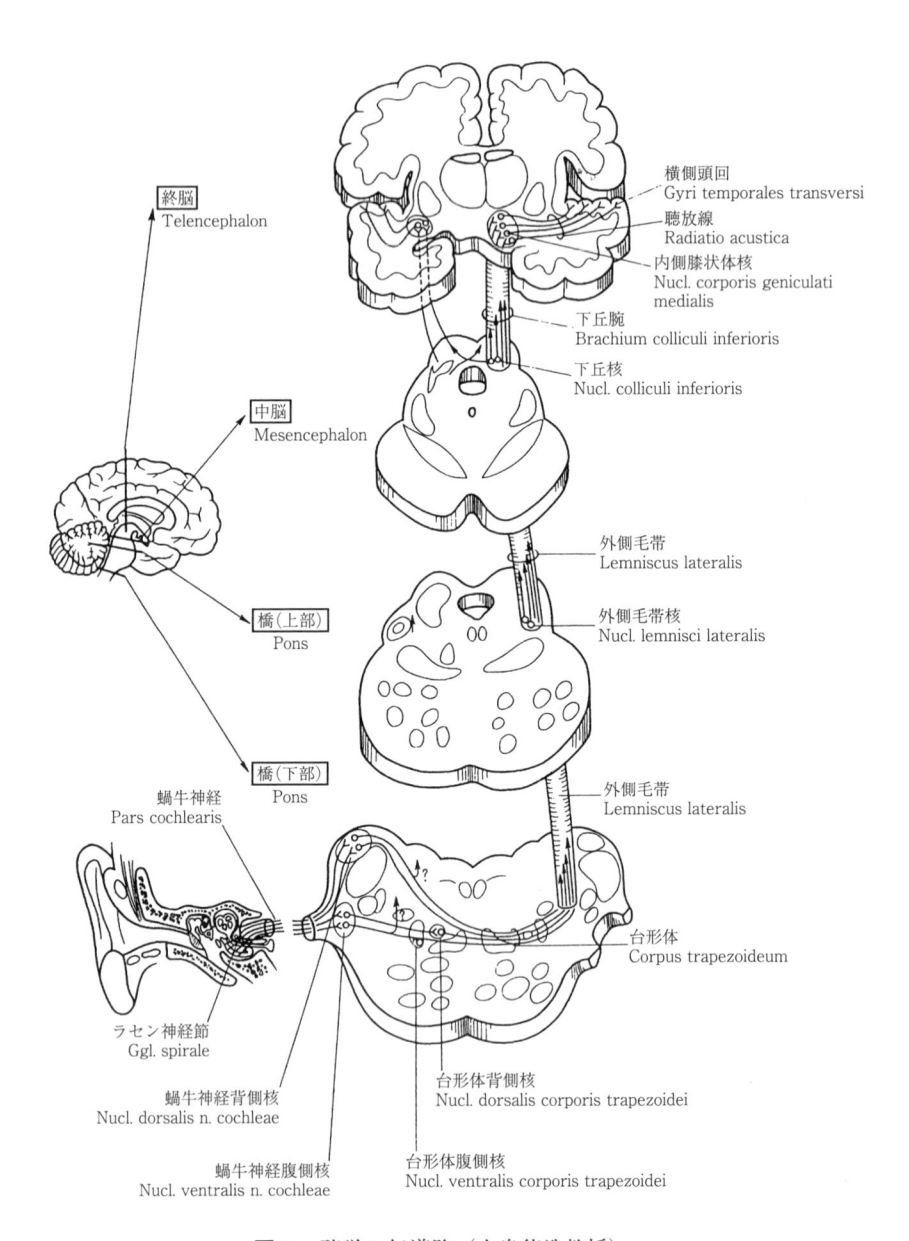

図44 聴覚の伝導路（小島徳造教授）

経 optic nerve となり、視神経管から頭蓋腔に入り、視神経交叉で**半交叉**を行う。それらは**視索**となって、**外側膝状体** lateral geniculate body と中脳被蓋の**上丘** superior colliculus に終わる。

次いで、外側膝状体にある第三神経元の神経突起は、内包の後脚を経て**視放線**となって大脳皮質の視覚中枢（後頭葉鳥距溝）のまわりにある**視中枢**（Area17）に放散して終わる。中脳被蓋の上丘に終わるものは反射回路の形成に関与している（図45）。

```
視覚伝導路

杆状体細胞  末梢枝              中枢枝   神経細胞層の
錐状体細胞 ─→ 双極神経細胞 ─────→ 神経細胞

                         視放線      大脳皮質の視中枢
──→ 外側膝状体の神経元 ─────────→    Area 17
視神経と視交叉、         内包の後脚を経て
視索
```

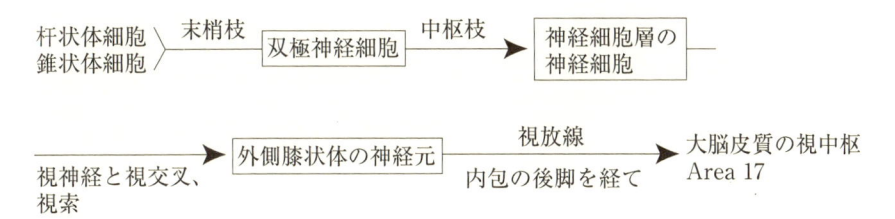

半交叉というのは網膜の内側半分から発する線維のみが交叉し、外側半分からのものは交叉せずに視神経交叉部位を素通りし、交叉性と非交叉性から成る線維が視索を作る。したがって、右の視神経が切断されると、右眼網膜から来る刺激の伝導は中断されるから、右眼全部の視野が消える（図45、例1）。視神経交叉よりも中枢部、例えば右の視索が切断されると、両眼の網膜の右側半分からの伝導路が遮断されるから、左右の眼とも視野の左側半分が消える（図45、例4）。

瞳孔反射は重要な反射であり、反射回路は次のように考えられる。網膜からの入力線維は視神経、視交叉、視索を通って上丘に至り、上丘から**動眼神経副核**（Edinger-Westphal核）に、さらに、その節前線維が含まれる動眼神経を経て**毛様体神経節** ciliary ganglion に至る。その節後線維は瞳孔括約筋に分布する。この回路によって瞳孔が収縮を起こす（図45、末梢神経系の副交感参照）。

7　嗅覚伝導路

嗅覚の伝導路は脳神経伝導路の中で最も古いものであり、3つの神経元から

なる。第一神経元は鼻腔の嗅粘膜にある**嗅細胞**で、これは双極神経細胞である。嗅細胞の神経突起は細い神経線維となって篩板を貫き**嗅球**に入る。嗅球内の第二神経元の神経突起は**嗅索**となって**嗅野**とその付近に終わり、それからの第三神経元の神経突起は海馬傍回の嗅覚領に終わる。

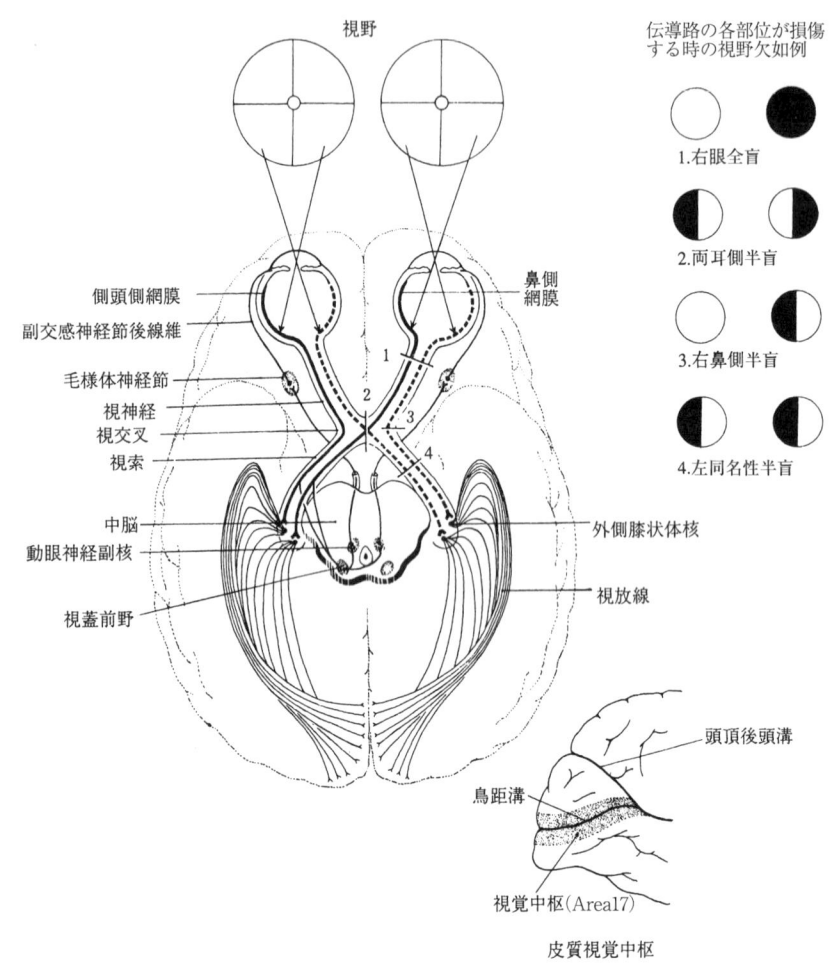

図45 視覚の伝導路

b 遠心性伝導路

遠心性伝導路は中枢の興奮を末梢に伝えるものである。これは運動性に属し、体性運動と内臓運動に分けられる。ここでは体性運動についてのみ述べる。
　このような伝導路は2つの神経元からなる。第一神経元は大脳皮質の運動領（Area4）に存在し**上位運動神経元**といい、ここから出る神経線維は下行し第二神経元に至る。第二神経元は脳幹の脳神経運動核と脊髄前角にある運動神経細胞であり、**下位運動神経元**といわれる。下位運動神経元からの神経線維は末梢神経となって運動器官である骨格筋などの効果器に至る。

1　錐体路
骨格筋に随意運動を伝える伝導路である。
1）皮質脊髄路
　これは大脳の運動皮質（Area4）から脊髄前角の運動細胞に至る経路で**錐体路**ともいう。第一神経元は大脳皮質の中心前回の中、上部、中心傍小葉の前部にあり、ここの大脳皮質の第5層に存在する大型の**錐体細胞**から起こる投射線維が**内包** internal capsule の後脚、中脳の大脳脚底の中部、橋の基底部を経て、延髄の**錐体** pyramis に達する。その大部分はここで交叉して**錐体交叉** pyramidal decussation となり、反対側の脊髄側索の中を下行し、順次に脊髄前柱の前角運動細胞に終わり、四肢の筋を支配する。これを**外側皮質脊髄路** lateral corticospinal tract という（図46a）。
　錐体中の少部分の線維は交叉せずに、脊髄の前索の中を下行し、胸髄で逐節に交叉して反対側の前角運動細胞に終止し、体幹筋と四肢筋を支配する。これを**前皮質脊髄路** anterior corticospinal tract という（図46b）。前皮質脊髄路中の一部分の線維は交叉せずに同側の前角運動細胞に終わり、体幹筋を支配する。つまり、体幹筋は両側性に皮質脊髄路の支配を受ける。
　脊髄前角にある第二神経元の運動神経線維は前根を通って脊髄神経の中に入り、末梢に至って随意筋に分布する。錐体路は系統発生学的に新しい構造で鳥類以上に出現する。
　2）皮質核路
　これは大脳の運動皮質から脳幹の**脳神経運動核**に至る経路である（図47-A）。
　第一神経元は大脳皮質の中心前回の下部にあり、ここからの線維は内包の膝、中脳の**大脳脚**の中央部を経て、中脳の脳神経運動核（動眼神経核、滑車神経核、

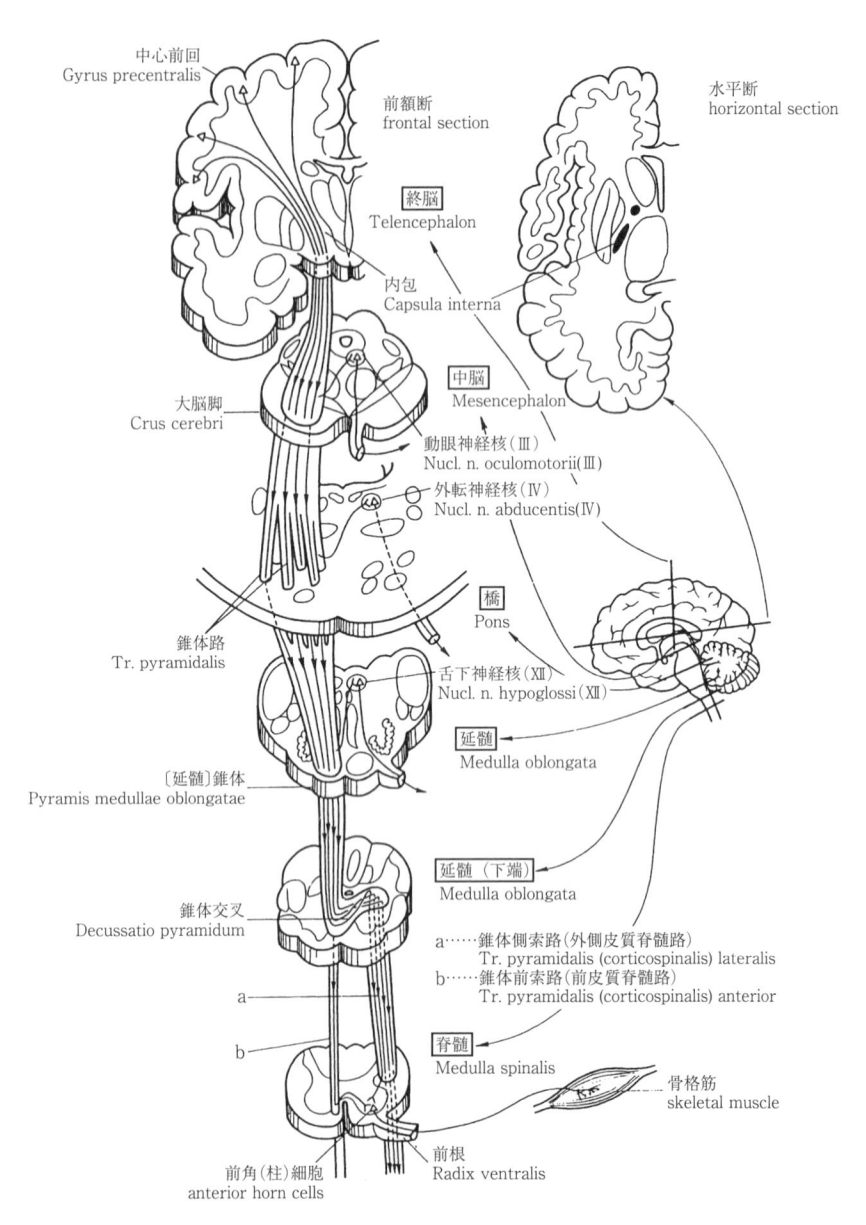

皮質核路線維は動眼神経(Ⅲ),外転神経(Ⅵ),舌下神経(Ⅻ)のみを描いた。

図46 錐体路（小島徳造教授）

外転神経核)に至り、外眼筋を支配し、橋の脳神経運動核(三叉神経運動核、顔面神経核)に至り、咀嚼筋と表情筋を支配する。延髄では舌下神経核、疑核、副神経核に至り、舌筋、咽頭筋、胸鎖乳突筋、僧帽筋を支配する。

ここで注意することは、片側の皮質運動中枢からの下行性線維は同時に両側の脳神経運動核に終止する。ただし、眼裂以下の表情筋を支配する顔面神経核の下部と、舌を支配する舌下神経核は例外で、それぞれ対側の皮質からの支配にとどまる(図47-B)。

皮質核路の最終共通路としての運動神経元は、各脳神経運動核にある第二神経元である。錐体路の第一神経元は**上位神経元**であり、脳神経運動核にある神経元は**下位神経元**である。

錐体路 pyramidal tract は原則として上位運動神経元と下位運動神経元の2つの神経元からなり、必ず一度交叉して反対側の随意筋を支配することが特徴である。

2　錐体外路

これは錐体路以外の体性運動を支配する伝導路の総称である。系統発生学から見て**錐体外路系** extrapyramidal tract は古い構造で、魚類から出現し、人類では退化したものである。主な作用は筋緊張の調節、筋群間の活動の按配、姿勢の維持と習熟的学習動作などに関与する。

大脳皮質、視床、線条体、黒質、赤核、小脳、網様体、前庭神経核などの構造を含む。これらの構造間の複雑な線維連絡とこれらから運動性脳神経核と脊髄前角運動細胞に行く伝導路が錐体外路系である(図48)。

次のようなものが主としてある。

1)大脳皮質—線条体—赤核—脊髄路

大脳前頭葉の運動皮質からの線維は同側と反対側の視床に至り、次いで同側の線条体で中継される。線条体から出る線維は両側の赤核に終わる。赤核からの線維は脊髄の前角運動細胞に終わる。この経路は筋の緊張、不随意運動などに関与すると思われる。

2)線条体—黒質—線条体路

尾状核と被殻からの線維は黒質に至り、黒質からの線維は尾状核と被殻に戻る。黒質ではドーパミンが産生される。黒質が傷害されるとドーパミンが不足

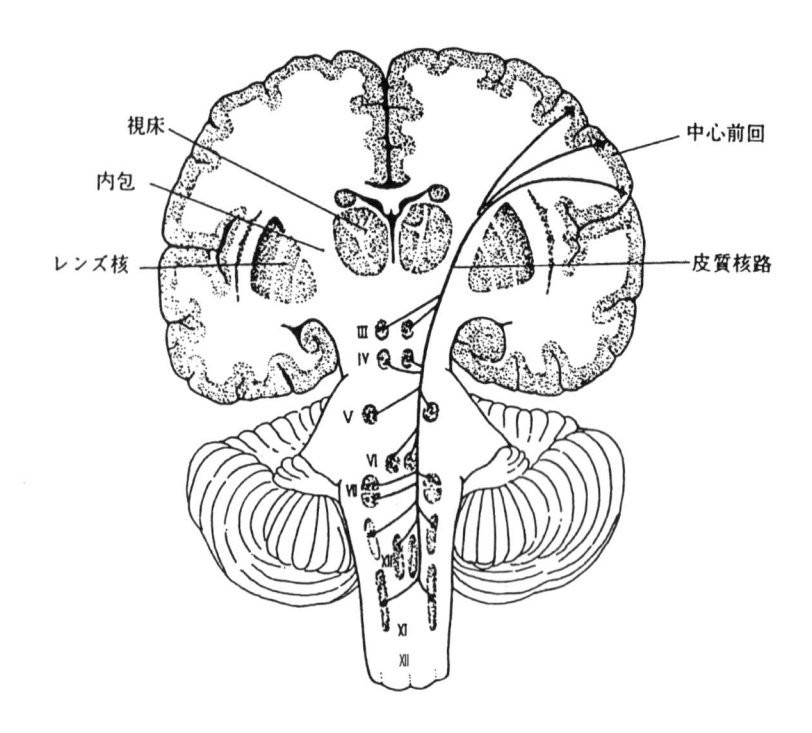

A　皮質と脳神経運動核との連絡

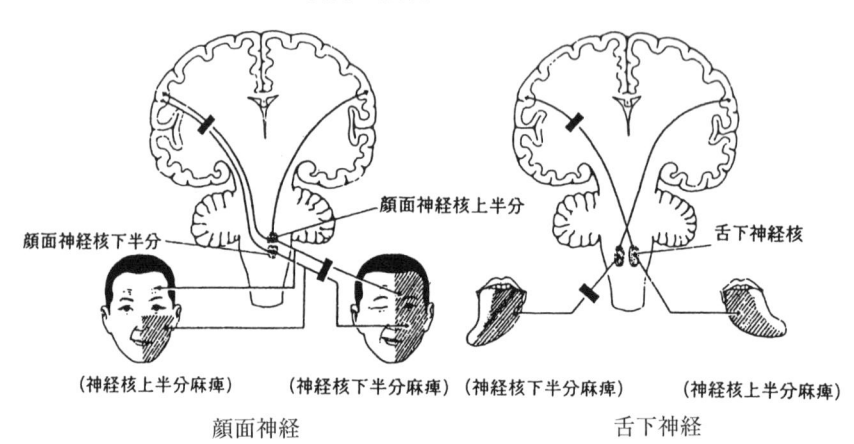

B　脳神経の麻痺例（Ⅶ、Ⅻ）

図47　皮質核路

(二) 脳 brain 119

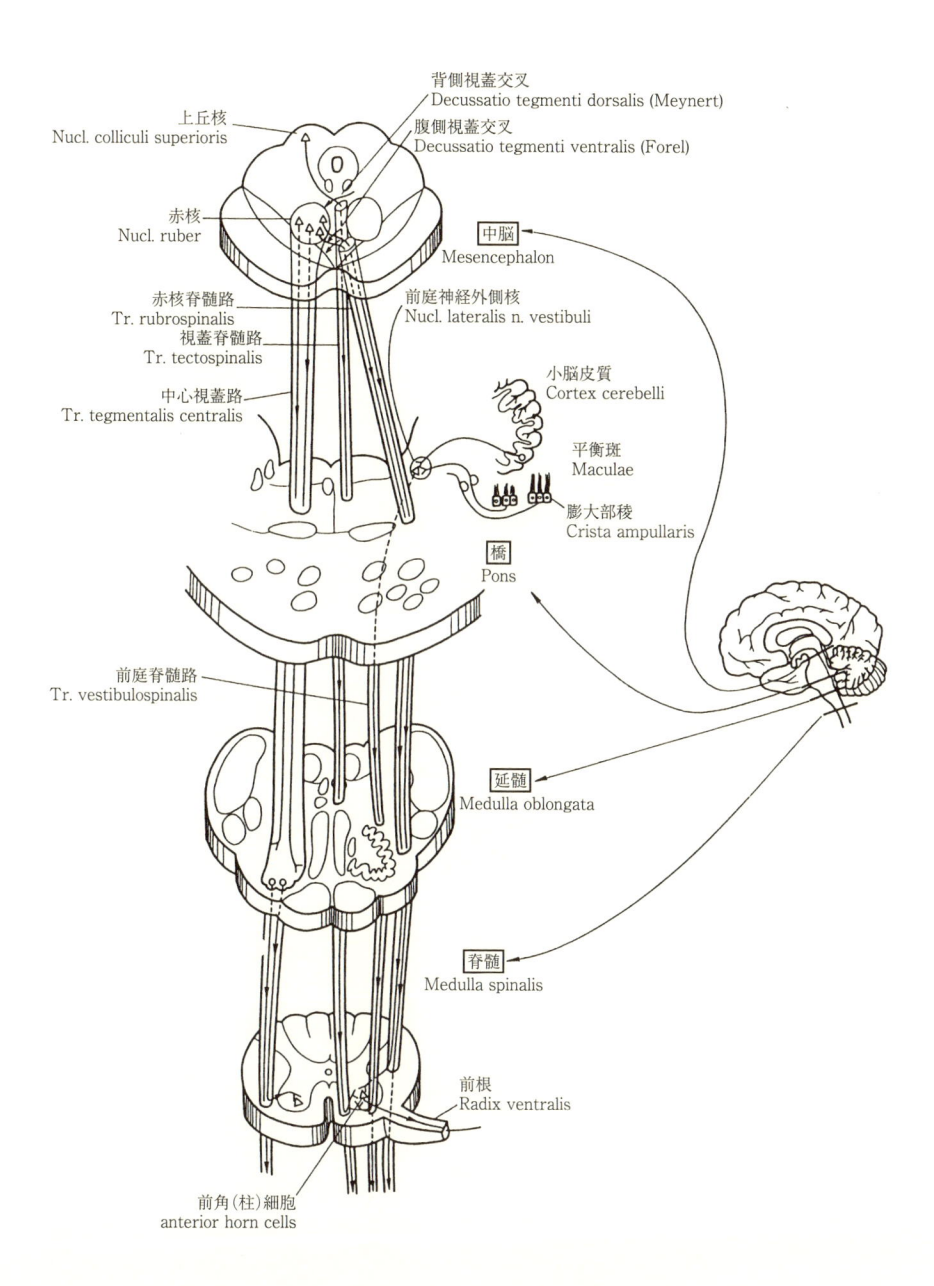

図48 錐体外路の一部（小島徳造教授）

となり、パーキンソン病の原因となる。

　3）視蓋脊髄路

　上丘からの線維の大部分は交叉して脊髄前索の中を下行し、脊髄の前角運動細胞に終わる。この経路は視覚によって身体の平衡を調節するものである。

　4）前庭脊髄路

　延髄の前庭神経外側核から起こり、前索の外側部を下行し、脊髄前角運動細胞に終わる。主に体幹と四肢の伸筋を興奮させ、身体の姿勢を反射的に保つ働きがある。

　5）皮質橋路

　大脳皮質からの線維は橋の橋核に至り、橋核からの線維は中小脳脚（橋腕）を経て小脳皮質に終わり、さらに歯状核に至り、歯状核から線維の一部は視床を経て大脳皮質に戻る。この経路は大脳と小脳の相互連絡に関与し、これによって筋の共同運動をよく調節することができる。

　臨床上参考になる事項：

　　c　伝導路の障害

　1　深部感覚伝導路　後索の識別性伝導路のどこかが障害されると、眼を閉じた時、患者は自分の関節の位置と運動の状態を判断することができない。同時に二点間の距離を判断することもできない。また、小脳の無意識性の深部感覚伝導路に障害があると共同運動に失調が発生する。前者と異なることは視覚で補正できないことにある。

　2　表在感覚伝導路　脊髄視床路の障害では、反対側の身体の痛覚、温度覚の減退と消失を招く。

　3　視覚伝導路

　1）視神経乳頭浮腫　頭蓋内のクモ膜下腔は視神経周囲のクモ膜下腔と交通するので、頭蓋内の圧力が高くなると視神経円板の浮腫を起こす。

　2）視神経萎縮　変性や中毒などによって起こり、視野の狭窄と視覚障害を招く。

　3）視交叉の病変　これは周囲からの圧迫によって起こることが多い。例え

ば、下垂体の腫瘍などの圧迫によっても引き起こされる。もし視交叉の中心で交叉した線維が圧迫されると両眼視野の両耳側の半盲が起こる（図45、例2）。また片側の非交叉の線維が侵されると片側鼻側半盲が起こる（図45、例3）。

4）視索　これも周囲の腫瘍の圧迫によって起こることが多い。交叉と非交叉の線維が同時に圧迫されるので、両眼の反対側の同名性半盲を起こす（図45、例4）。

外側膝状体、視放線、視覚領などの病変の症状は視索の場合と同じである。

4　聴覚伝導路
1）内耳ラセン器の障害では難聴や耳鳴りが起こる。
2）蝸牛（かぎゅう）神経と蝸牛神経核の障害では難耳あるいは聴力の喪失（そうしつ）を招く。
3）外側毛帯以上の部位—下丘、内側膝状体、聴覚領などの片側の病変では顕著な症状は現れない。これらの症状の構造的背景としては両側からの支配神経線維を含むからである（図44）。

5　錐体路
錐体路の障害は上位神経元の損傷と下位神経元の損傷に分けられる。上位神経元が侵されると、筋の随意運動が喪失、筋の張力が高くなり、腱反射が亢進するが、筋は萎縮しない。病的反射は陽性である。

1）皮質脊髄路
上位神経元　延髄の錐体交叉以上の部位が侵されると身体の反対側が**運動麻痺**を起こし、体幹筋は両側の大脳皮質からの神経線維に支配されるので、片側の損傷では主に四肢の**片麻痺**を起こすのみである。錐体交叉以下の部位が侵されると損傷部と同側の運動麻痺を起こす。

運動麻痺では筋は硬くなるが萎縮しない。腱反射は亢進（こうしん）して、病的反射（例えばBabinski反射）は陽性である。脳の出血、脳血管の栓塞（せんそく）、脳腫瘍などはよくこのような障害を起こす。

下位神経元　前角運動細胞の障害は**弛緩性麻痺**（しかんせいまひ）を招き、筋の張力は消失し、腱反射はなくなり、筋は萎縮する。小児の急性脊髄前角炎（ポリオ）はその例である。

2）皮質核路

脳神経運動核の中で、舌下神経核と顔面神経核の下部以外の脳神経運動核は大脳皮質の上位神経元から両側性に支配を受けるので、片側の大脳皮質の損傷ではこれらの脳神経運動核の症状は現れない。

　舌下神経核と顔面神経核の下部は、反対側の大脳皮質の支配のみを受けるので、片側の大脳皮質を損傷すると反対側に麻痺症状が現れる（図47-B）。

　片側の上位運動神経元が侵されると病巣対側の眼裂以下の顔面筋と舌筋が麻痺し、病巣対側の鼻唇溝は消失、口角下垂と口は健側に傾き、舌を出させると舌尖が病巣の対側に傾く。

　下位神経元の損傷は舌下神経核、顔面神経核とこれから出る神経が侵されることである。同側の舌筋が麻痺するから舌を出させると舌尖は病巣と同側に傾く。顔面神経の場合、病巣側のあらゆる顔面筋が麻痺し、額のシワは消失し、閉眼ができず、口角下垂などの症状が現れる。

6　錐体外路

　錐体外路系の機能は筋張力の調節、自律運動の支配、不随意運動の抑制などである。筋の張力を維持することは錐体外路系の重要な機能である。錐体外路の働きで身体の姿勢を静止の状態に維持することもできるし、運動時の適度な張力と滑らかさを維持できる。これが侵されると姿勢反射は亢進し、硬直状態に陥る。

　ある種の習熟運動は反射的な自律運動であり、錐体外路系と密接な関係がある。たとえば嚥下や咀嚼運動、走行時の両上肢の律動的な前後の振れ運動、自転車に乗る、車の運転などがその例である。これらの運動は錐体路の支配を始めは受けるが熟練するにつけ主に錐体外路系の作用となる。例えばピアノを弾く場合、相当な早いスピードになると錐体路系では間に合わない。錐体外路系が侵されると、このような協調的な自律運動は出来なくなる。

　不随意運動があまり多すぎると病的なものとなり、錐体外路はこれを抑制する。錐体外路系が侵されると異常な運動が起こり、運動が多動的になり、舞踏運動、痙攣などの病気が起こる。パーキンソン病は有名な錐体外路系の症候群である。

―末梢神経系―
peripheral nervous system

　末梢神経とは、外界・体内界を中枢神経に連絡する伝導路の一部をなすものである。これを脳と脊髄に連絡する**脳神経**cranial nerveと**脊髄神経**spinal never、身体に分布する**自律神経**autonomic nerveの3種類に分ける。

　末梢神経は中枢神経（脳と脊髄）以外の、主として神経線維の束（神経）と神経節、神経叢、神経終末から成る。この末梢神経を介して、身体に分布する受容器は感覚性刺激を中枢に取り込み、中枢神経でこれを統合し、そこから発した運動刺激は末梢神経を介して効果器に伝達され、体性運動と内臓運動を表現する。

（一）　脳神経

1. 脳神経　cranial never

　脳神経は脳から出る神経なのでこの名称で呼ばれ、**12対**があり、頭蓋腔の孔と管から出て、主に頭頸部に分布する。順序に従って並べる。Ⅰ**嗅神経**　Ⅱ**視神経**　Ⅲ**動眼神経**　Ⅳ**滑車神経**　Ⅴ**三叉神経**　Ⅵ**外転神経**　Ⅶ**顔面神経**　Ⅷ**内耳神経**　Ⅸ**舌咽神経**　Ⅹ**迷走神経**　Ⅺ**副神経**　Ⅻ**舌下神経**である（図49）。

　　　Ⅰ　嗅（きゅう）神経　olfactory never

　嗅覚を司（つかさど）る神経細胞は鼻腔の嗅粘膜にあり、嗅粘膜の上鼻甲介の上部と鼻

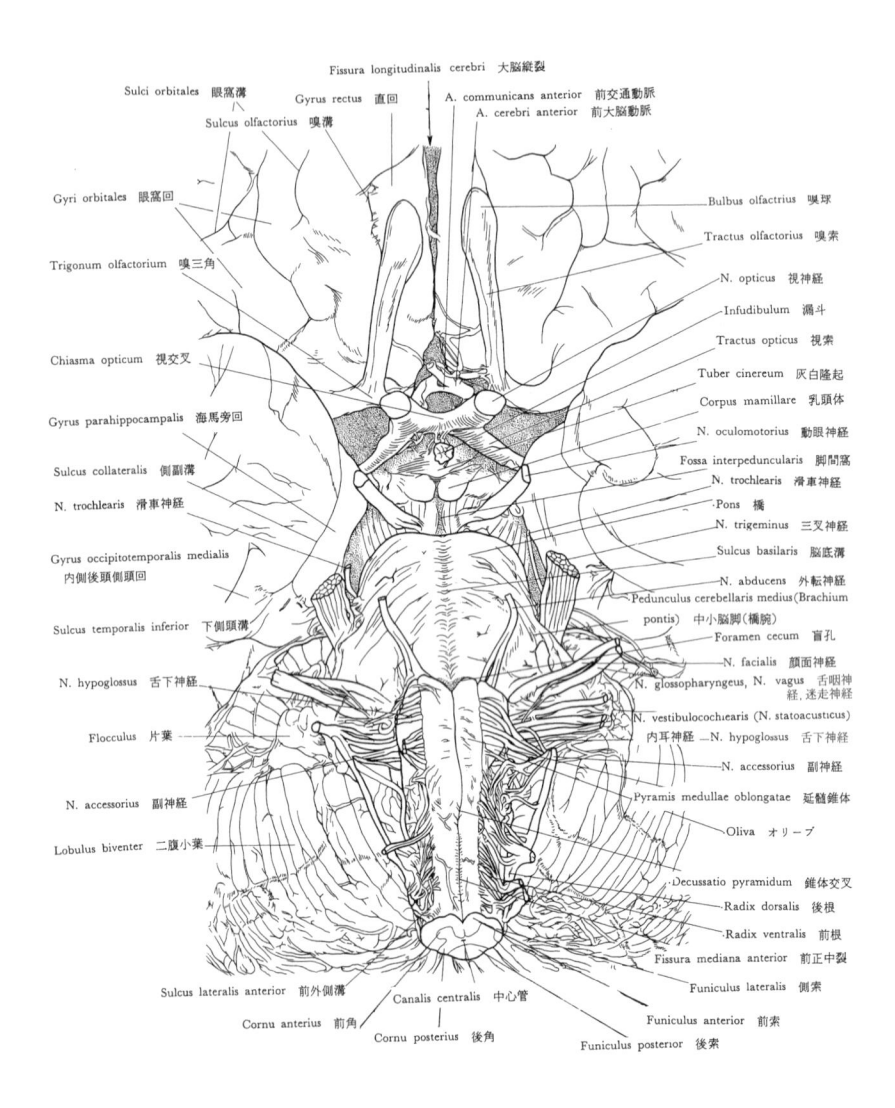

図49-1　脳底の名称（小島徳造教授）

(一) 脳神経　125

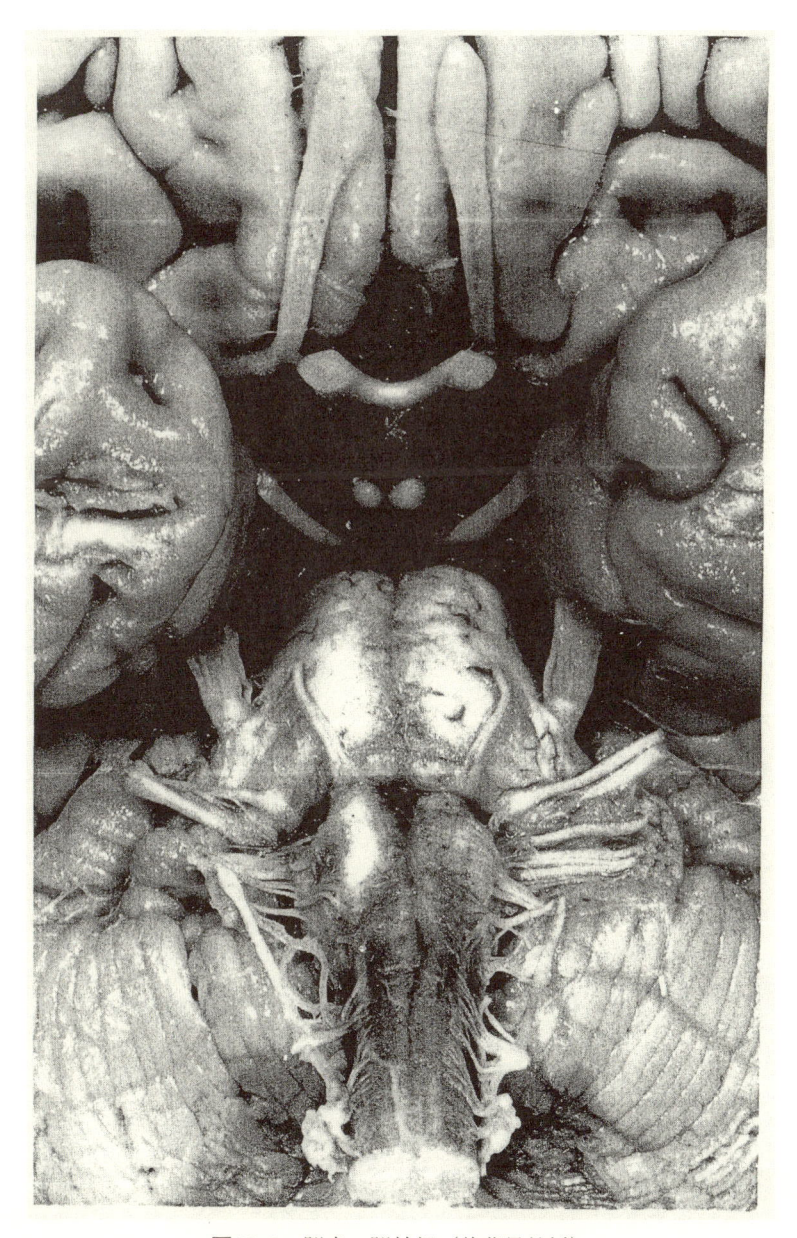

図49-2　脳底の脳神経（後藤昇教授）

中隔の上部の1/3に存在し、その新鮮なものは黄色を呈す。

　神経細胞は双極性の**嗅細胞**で末梢枝は短く、嗅上皮に分布し、中枢枝は粘膜下を走り、各側20条前後の細い神経束を作る。この神経線維束は篩骨篩板の篩孔を通って**前頭蓋窩**に入り、脳の硬膜、クモ膜、軟膜を貫いて**嗅球**に終わる。その後方は**嗅索**に続き、側頭葉の海馬傍回の嗅覚中枢に至る。嗅神経は特殊内臓感覚神経である（図50-A）。

II　視神経　optic nerve

　網膜にある**杆状体細胞**と**錐状体細胞**は各々光と色を感ずる細胞で、ここからの興奮は網膜の顆粒層にある双極神経細胞に伝わり、さらに神経細胞層の**多極神経細胞**に連絡する。この細胞から出る線維は眼球の後極よりやや下方に集まって**視神経円板**となり、強膜を貫いて、強大な視神経となる。**視神経**は視神経管を通って頭蓋腔に入り、左右のものが脳底の視神経溝で半交叉し**視神経交叉**となり、その続きは**視索**となって間脳の**外側膝状体**と中脳の**上丘**に達する。

　視神経は脳の被膜と同じ3層の髄膜からなる視神経鞘に包まれ、視神経鞘と脳のクモ膜下腔はお互いに交通している。脳のクモ膜下腔の圧が高まると視神経は圧迫され、視神経乳頭の浮腫を起こす。これは脳圧が高まった徴候である。

　眼動脈から出る網膜中心動脈とこれに伴う静脈が視神経の外側から入り込み、中軸に沿って網膜に放射状に分布する。網膜中心動脈の血液が不十分になると眼底の血管は蒼白となる。視神経は特殊体性感覚神経である（図50-C）。

III　動眼神経　oculomotor nerve

　動眼神経は体性運動と内臓運動の2種類の線維成分を含む運動神経である。体性運動の動眼神経核と内臓運動の**動眼神経副核**（Edinger-Westphal核：E-W核）から出る副交感神経線維は多数の枝を作って大脳脚の内側から出て1本の神経束となり、海綿静脈側壁の上部に沿って前に進み、**上眼窩裂**を通って眼窩に入り、上下の2枝に分かれる。上枝は**上眼瞼挙筋**と**上直筋**に、下枝は**内側直筋、下直筋、下斜筋**に分布する。下枝からは**動眼神経副核**からの副交感神経線維を含む短い神経根が出て、**毛様体神経節** ciliary ganglion に入り神経元を換える。毛様体神経節から出る節後線維は**短毛様体神経**となって眼球に侵入し、平滑筋である**毛様体筋**と**瞳孔括約筋**に分布する。

(一) 脳神経　127

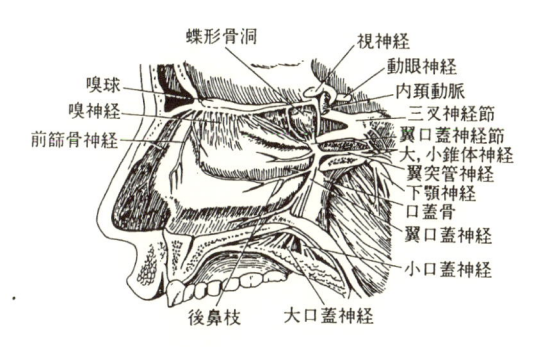

A　嗅神経

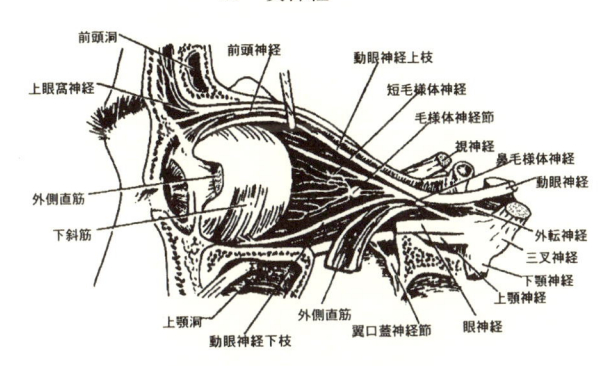

B　視神経・動眼神経・外転神経

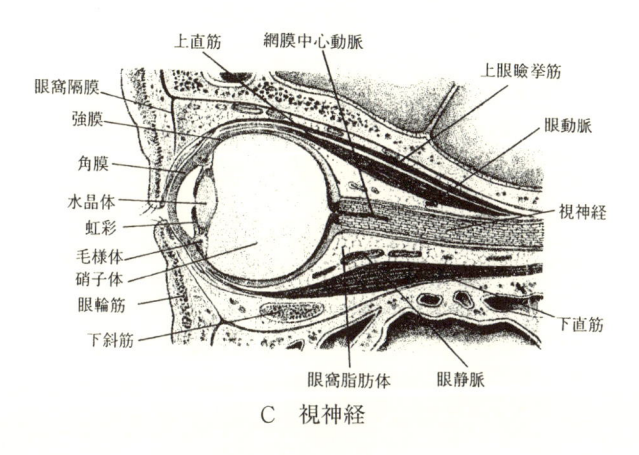

C　視神経

図50　脳神経 I〜IV

毛様体神経節は視神経と外側直筋の間にある副交感性の神経節で、動眼神経に含まれる副交感神経線維はここで神経元を換える（図50-B）。

IV　滑車神経　trochlear nerve

これは**脳の背側から出る唯一の脳神経**である。中脳の**滑車神経核**から起こり左右のものが背側で交叉し、中脳蓋の下丘の下方から脳を出る。ついで、大脳脚の外側下方に回り、前走して海綿静脈洞の側壁を経て**上眼窩裂**を通って眼窩に入り、**上斜筋**に分布する。滑車神経は体性純運動神経である。

V　三叉神経　trigeminal nerve

三叉神経は混合性神経で、感覚性の**大部**と運動性の**小部**とから成る。この神経は脳神経の中で一番大きな神経で、感覚性の大部は一般体性感覚を中枢に伝え、運動性の小部は特殊内臓運動（咀嚼筋の運動）を司る。

感覚線維は**三叉神経節** trigeminal ganglion にある偽単極神経元から起こり、末梢枝は顔面、眼、鼻、口腔などの皮膚と粘膜に分布し、痛覚、温度覚、触覚などを伝える（図51-B）。これらの中枢枝は集まって感覚根と成り、橋と中小脳脚の移行部で脳幹に入り、**三叉神経主感覚核**と**三叉神経脊髄路核**に終止する（図51-C）。三叉神経節は半月形をなすので**半月神経節**ともいい、側頭骨錐体部の三叉神経圧痕の上にある大きな感覚性神経節である。三叉神経節の前縁で三叉神経は**眼神経**（V_1）ophthalmic nerve、**上顎神経**（V_2）maxillar nerve、**下顎神経**（V_3）mandibular nerve の3枝に分かれる（図51-A、C）。

運動線維は橋の**三叉神経運動核**から起こり、三叉神経感覚根の部位で運動根として脳幹を出て、三叉神経節の下内側を前進し、下顎神経に合流する。

a　**眼神経** V_1　三叉神経節から分かれた三叉神経の第一枝で、海綿静脈洞の外側壁に沿って前方に進み、**上眼窩裂**（じょうがんかれつ）を通って眼窩に入る。次の枝に分かれる。
1　テント枝　小脳テントに分布する感覚枝である。
2　涙腺枝　眼窩の上外側縁を前進し、涙腺と上眼瞼に分布する。
3　前頭神経　眼窩上壁に沿って前進し、大きな眼窩上神経は**眼窩上孔**を通って前頭部に分布する。

(一) 脳神経　129

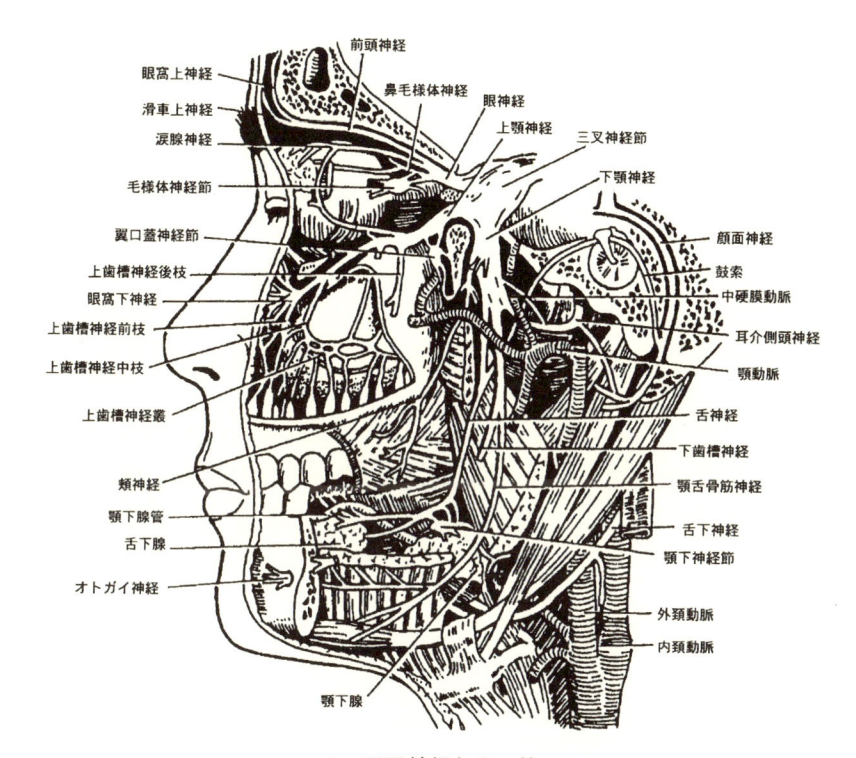

A　三叉神経とその枝

B　三叉神経皮枝（感覚枝）の分布

C　三叉神経の構成要素と分布

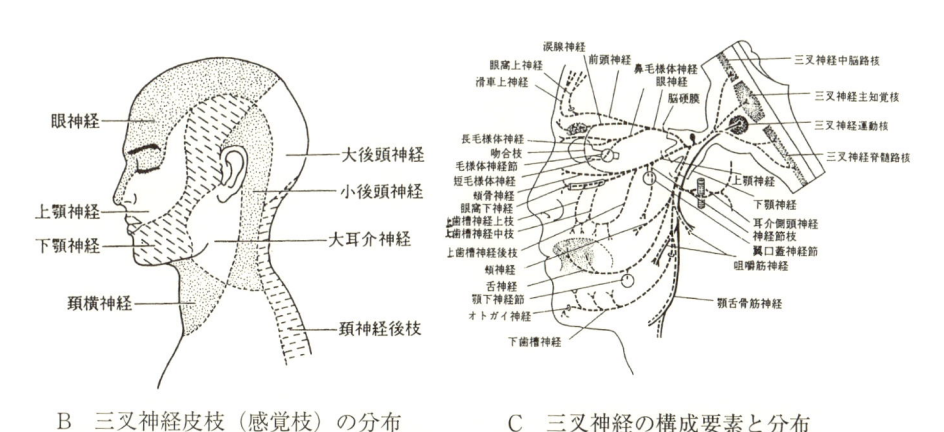

図51　三叉神経

4　鼻毛様体神経　上眼窩裂を通って眼窩に入り、視神経と上直筋の間を斜めに走り眼窩の内側壁に達し、細い枝に分かれて鼻粘膜、涙腺、涙嚢、眼球、眼瞼と鼻背の皮膚に分布する。

b　**上顎神経** V₂　三叉神経の第二枝で、中頭蓋窩の**正円孔**を通って頭蓋腔を出て、翼口蓋窩と下眼窩裂を経て眼窩に入り、次の枝に分かれる。
　　1　中硬膜枝　中硬膜動脈と共に脳硬膜に分布する。
　　2　眼窩下神経　眼窩底の眼窩下溝、眼窩下管、**眼窩下孔**を通り顔面に出る。下眼瞼、上顔部の皮膚、鼻粘膜の後部、上唇、口蓋の粘膜などに分布する。
　　3　頬骨神経　翼口蓋窩から分かれ、下眼窩裂を通って眼窩に入り、眼窩の外側壁を貫いて頬部の皮膚に分布する。この神経は涙腺を支配する顔面神経からの線維を含む。
　　4　翼口蓋神経　翼口蓋窩から分かれ、翼口蓋神経節に感覚枝を送り、口蓋と鼻腔の粘膜に分布する。
　　5　上歯槽神経　歯槽管の中で上歯槽神経叢を作り、歯と歯肉に分布する。

c　**下顎神経** V₃　三叉神経の第三枝で最も太く、運動性線維と感覚性線維を含む混合性神経である。三叉神経から出てただちに中頭蓋窩の**卵円孔**を通って側頭下窩に至る。
　　1　耳介側頭神経　中硬膜動脈を挟み 2 根を持って始まり、顎関節の内側を経て後走し、側頭部の皮膚に分布すると共に耳下腺に分布する。この中には耳下腺の分泌を支配する舌咽神経からの線維を含む。
　　2　舌神経　内側翼突筋と外側翼突筋の間を前方に進み、顎下腺の上を前方に走って口腔底の粘膜と舌の前の 2/3 の粘膜に分布し、その感覚を司る。舌神経は顔面神経の枝である鼓索神経と合流し、後者は舌の前 2/3 粘膜の味覚と顎下腺及び舌下腺の分泌を司る。
　　3　下歯槽神経　舌神経の後方で下行し下顎孔を通って下顎管に入り、下歯槽神経叢を作り、歯と歯肉に分布する。終枝は**オトガイ孔**を出て、オトガイの皮膚と下唇の皮膚と粘膜に分布する。
　　4　咀嚼筋神経　すべての**咀嚼筋**（咬筋、側頭筋、外側翼突筋、内側翼突

筋）を支配する（図51-A、C）。

Ⅵ　外転神経　abducent nerve

　橋の**外転神経核**から起こり橋と延髄の境から出て、錐体海綿静脈洞を通って**上眼窩裂**から眼窩に出て**外側直筋**を支配する。この神経は体性純運動神経である（図50-B）。

Ⅶ　顔面神経　facial nerve

　顔面神経は運動、感覚、副交感の混合性神経である。特殊内臓運動線維は**顔面神経核**から起こり、顔面の**表情筋**を支配する（図52-A）。一般内臓運動線維は副交感性のもので、**上唾液核**から起こり、**顎下腺、舌下腺、涙腺**などの分泌を支配する（図52-C）。特殊内臓感覚線維は**膝神経節**にある神経細胞から起こり、**舌の前2/3の粘膜**に分布し、その味覚を脳幹の**孤束核**に伝える。

　顔面神経は、主部をなす運動神経及び中間神経をなす味覚線維と、小部をなす副交感性の分泌線維の2部からなる。延髄と橋の境において外転神経のすぐ外側から起こり、内耳神経と共に内耳道に入り内耳道底で内耳神経と分かれる。ついで、顔面神経管に入り、直角に後外側に曲がり、鼓室前庭窓の後上で**膝神経節**を作り、茎乳突孔を通って頭蓋の外に出て、耳下腺に入り耳下腺神経叢となる（図52-B）。

顔面神経の枝
　a　顔面神経管の内枝
　　1　大錐体神経　**上唾液核**から起こり錐体の前上面を前方に進み、交感神経の**深錐体神経**と合流して翼突管神経となり**翼口蓋神経節**に入り、神経元を換えて、その節後線維は**涙腺、口蓋腺、鼻腺**に分布する。
　　2　鼓索神経　顔面神経管の近くで分かれ、鼓室に入り錐体鼓室裂を通って側頭下窩に入り、舌神経に合流する。味覚神経線維は舌神経と共に舌に分布し、**舌の前2/3の味覚**を**孤束核**に伝える。上唾液核から起こる分泌神経線維は舌神経から分かれて**顎下神経節**に入り、神経元を換えて**顎下腺**と**舌下腺**の分泌を支配する。
　　3　アブミ骨筋神経　アブミ骨筋に分布する。

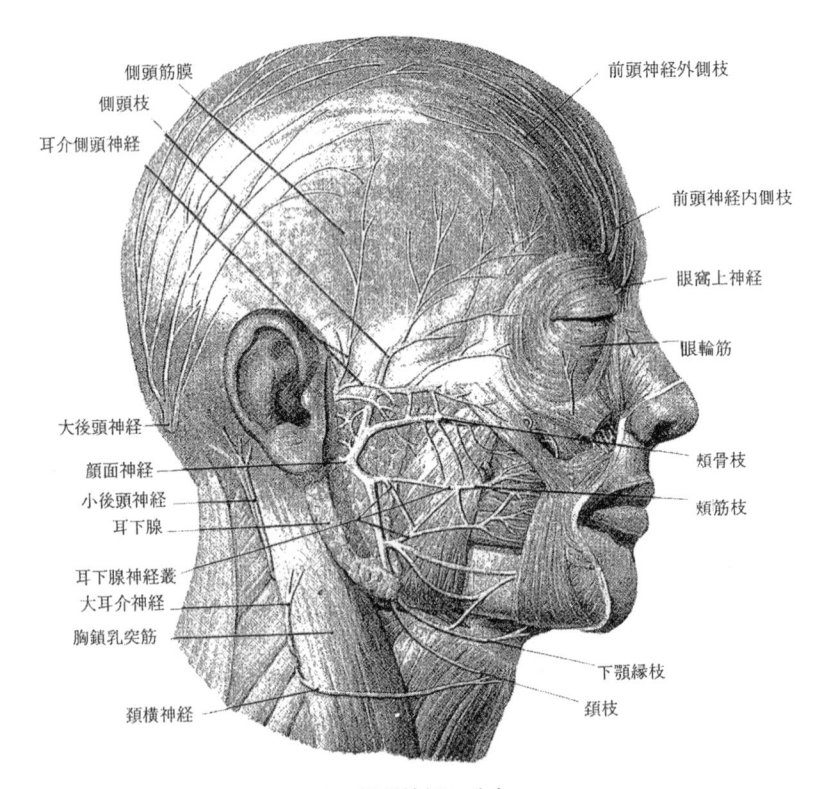

A　顔面神経の分布

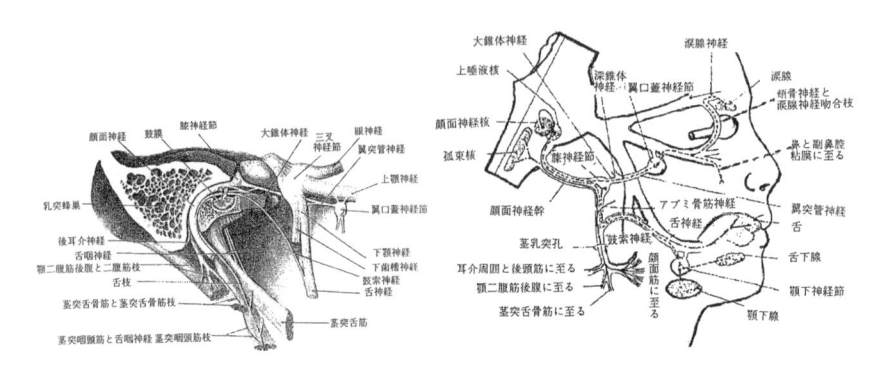

B　顔面神経の顔面神経管内の分枝

C　顔面神経の構成要素と分布

図52　顔面神経

b　顔面神経管の外枝
　　1　後耳介神経　顔面神経管を出た直後に後頭筋、後耳介筋、顎二腹筋の後腹、茎突舌骨筋などに枝を送る。
　　2　耳下腺神経叢　ここからの枝は顔面の**表情筋**に分布する。
　　　1）側頭枝　約3本あり、前頭筋、側頭筋、眼輪筋に分布する。
　　　2）頬筋枝　3～4本あり、頬筋と口輪筋に分布する。
　　　3）頬骨枝　3～4本あり、頬骨筋と眼輪筋に分布する。
　　　4）下顎縁枝　1～2本あり、下唇の筋、オトガイ筋に分布する。
　　　5）頸枝　広頸筋に分布する。

Ⅷ　内耳神経　vestibulocochlear nerve

　内耳神経は内耳に分布する特殊体性感覚神経で、**前庭神経**と**蝸牛神経**からなる。前庭神経根と蝸牛神経根は橋と延髄の境のところで顔面神経の外側に接して起こり、顔面神経と共に内耳道に入り、内耳道底で前庭神経と蝸牛神経とに分かれる（図53-A、B）。
　a　前庭神経　**前庭神経節**は内耳道にあり、双極神経細胞の集まる場所である。その末梢枝は内耳の**球形嚢斑**、**卵形嚢斑**、**膨大部稜**に分布し、中枢枝は**前庭神経核**と**小脳**に終止し、平衡感覚を伝える。
　b　蝸牛神経　双極神経細胞の集積する**蝸牛神経節**は蝸牛軸にあり、その末梢枝は内耳のラセン器に分布し、中枢枝は**背側蝸牛神経核**と**腹側蝸牛神経核**に終止し、聴覚を伝える。

Ⅸ　舌咽神経　glossopharyngeal nerve

　この神経は運動と感覚の混合性神経である。特殊内臓運動線維は**疑核**の上半部から起こり、茎突咽頭筋に分布する。一般内臓運動線維（副交感）は延髄の**下唾液核**から起こり、**耳神経節**で神経元を換えて**耳下腺**の分泌を営む。一方、特殊内臓感覚と一般内臓感覚神経の神経細胞体は**下神経節**にあり、末梢枝は**舌の後1/3の粘膜**に分布し、その味覚と一般内臓感覚、すなわち痛覚と温度覚を伝え、**味覚**に関与する中枢枝は**孤束核**に終止する。また一般体性感覚神経の細胞体は**上神経節**にあり、末梢枝は耳後部の皮膚に分布し、その痛覚と温度覚を伝え、中枢枝は**三叉神経脊髄路核**に終止する（図54-B）。

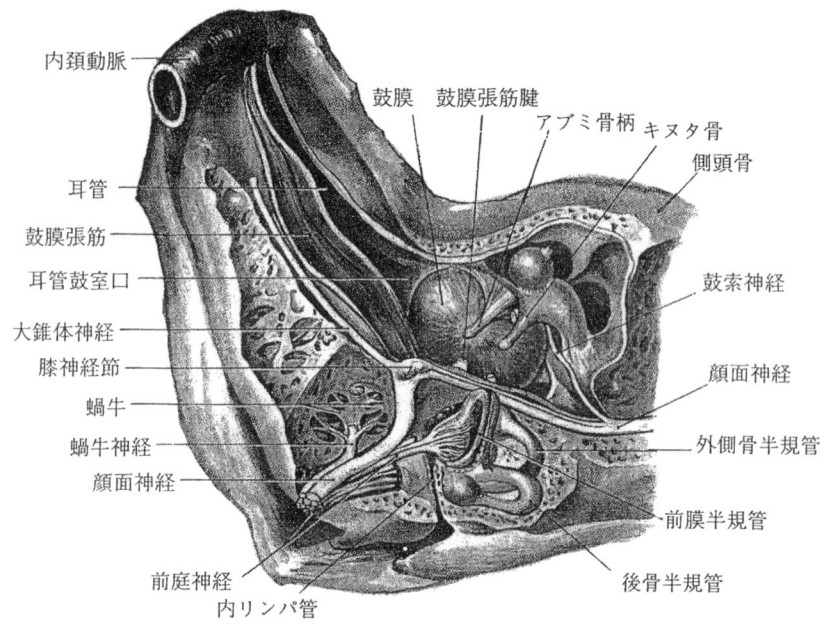

A　内耳神経の走行（蝸牛神経と前庭神経）

B　内耳神経の構成要素と分布

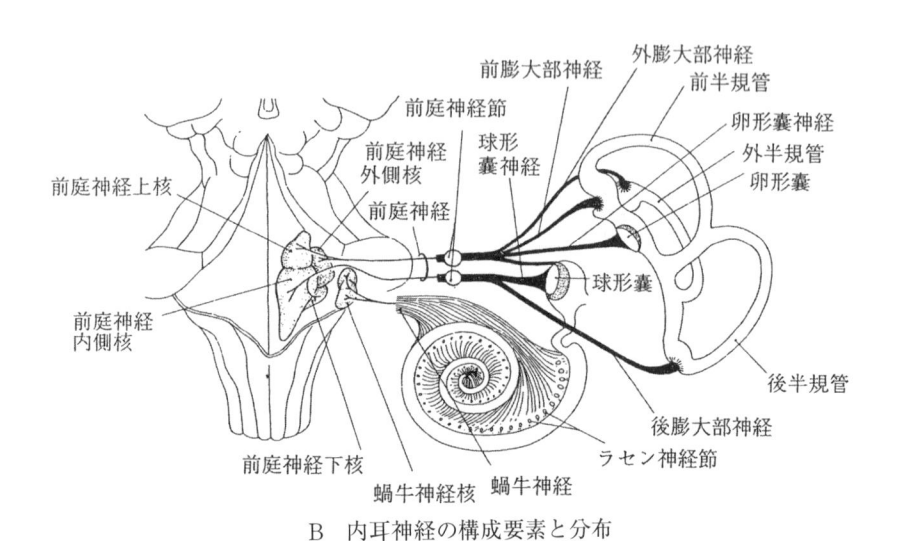

図53　内耳神経

(一) 脳神経　135

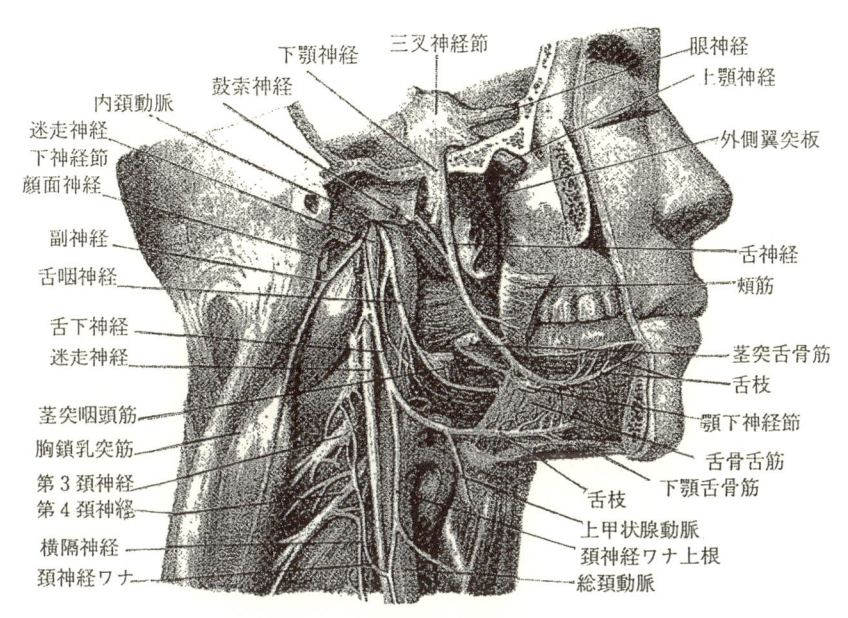

A　舌咽神経、迷走神経、副神経及び舌下神経

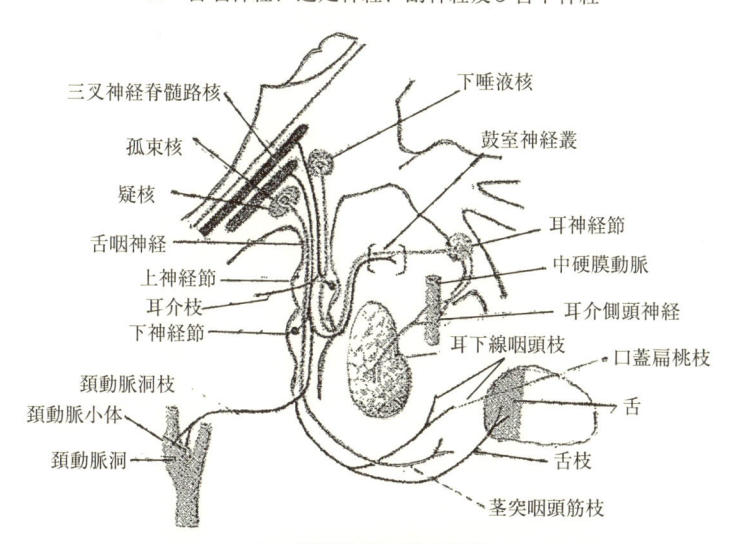

B　舌咽神経の構成要素

図54　舌咽神経

舌咽神経根の線維はオリーブの後方から起こり、迷走神経や副神経と共に**頸静脈孔**を通って頭蓋の外に出て、その感覚神経線維束は頸静脈孔の上と下でそれぞれ**上・下神経節**を作り、内頸動脈の外側を下行し、次の枝を出す。

a　咽頭枝　3～4本あり迷走神経の咽頭枝と合流して咽頭神経叢となる。咽頭粘膜の感覚、咽頭腺の分泌、咽頭筋の運動を支配する。

b　頸動脈洞枝　頭蓋底で舌咽神経幹から分かれ、内頸動脈の前下方を下行し、迷走神経と合流して神経叢を作り**頸動脈洞**と**頸動脈小体**に分布し、血圧と呼吸を反射的に調節する。

c　鼓室神経　下神経節から起こり、前上方に進み鼓室中に入り、内頸動脈交感神経叢からの交感神経と合流して鼓室、乳突蜂巣、耳管などの粘膜に分布する。鼓室神経の終枝は**小錐体神経**となり、頭蓋底下面に出て**耳神経節**に入り神経元を換える。耳神経節から出る耳介側頭神経は耳下腺枝を出し、**耳下腺の分泌**を営む。

d　舌枝　舌咽神経の終枝で舌骨舌筋の内側を通って、**舌の後1/3の粘膜**に分布し、その味覚と一般内臓感覚を司る。

X　迷走神経　vagus nerve

この神経も運動と感覚の混合性神経である。一般内臓運動線維（副交感）は**迷走神経背側核**から起こり、心臓、呼吸器、消化管などの壁内神経節に至り、ここで神経元を換えて、その節後神経線維は心筋、平滑筋、腺に至り、筋の運動と腺の分泌を司る（図55、56）。特殊内臓運動線維は**疑核**から起こり、第4、5鰓弓から発達してきた**喉頭**と**咽頭の横紋筋**に分布し、その運動を支配する。

一般内臓感覚の神経元の細胞体は**下神経節**にあり、末梢枝は心臓、呼吸器と消化器の粘膜に分布し、中枢枝は**孤束核**に終わる。一般体性感覚の神経元の細胞体は**上神経節**にあり、末梢枝は外耳道の皮膚に分布し、中枢枝は**三叉神経脊髄路核**に終わる。迷走神経は舌咽神経の下で延髄のオリーブ後側から出て、舌咽神経や副神経と共に**頸静脈孔**を通り頭蓋の外に出る。

迷走神経の感覚線維は頸静脈孔の中と下部で、**上・下神経節**を作り、その中にそれぞれ一般体性感覚神経細胞と一般内臓感覚神経細胞があり、そこから感覚神経線維が出る。頸静脈孔を出た迷走神経は、内頸動脈及び総頸動脈と内頸

(一) 脳神経　*137*

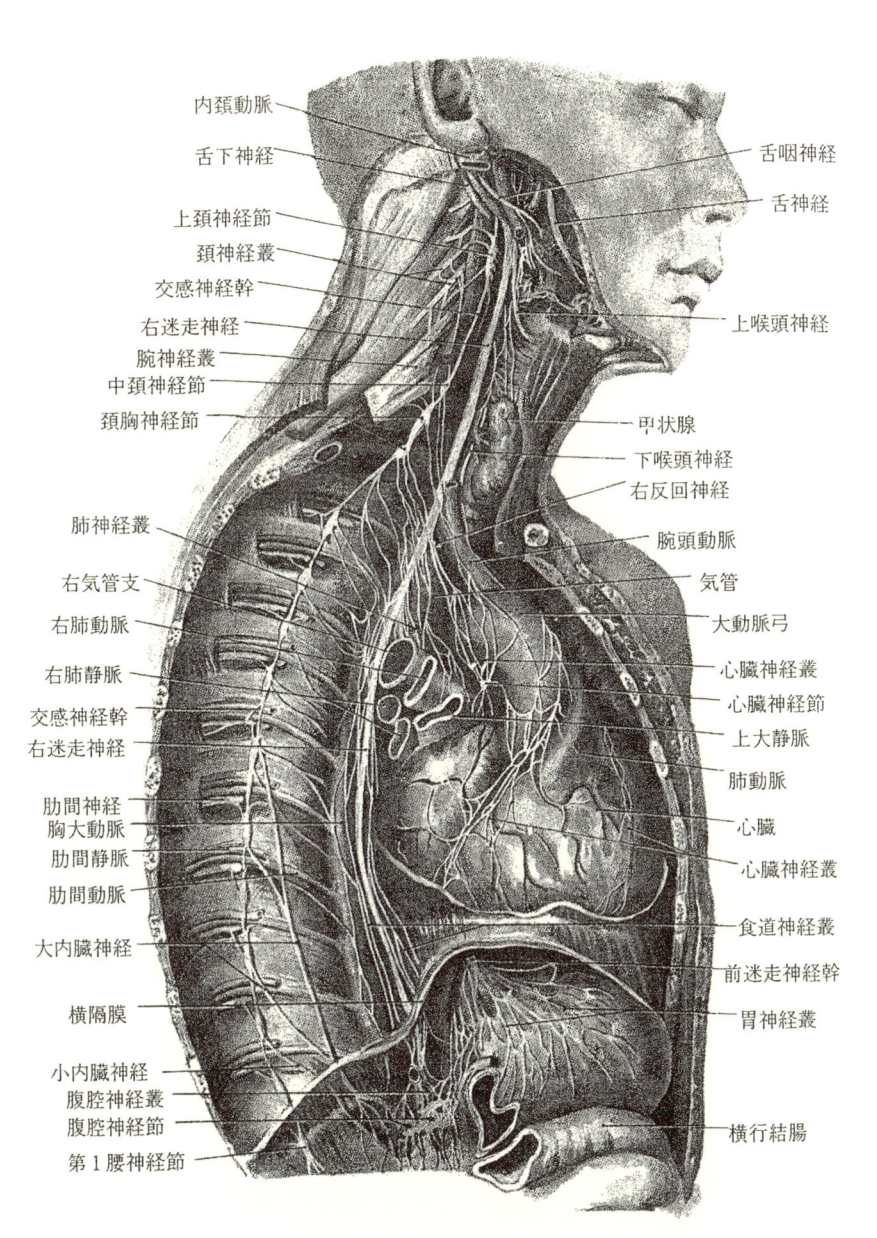

図55　迷走神経とその分枝

静脈との間の後側を下がり、右は**右鎖骨下動脈**、左は**大動脈弓**の前を横切って胸腔に入り、気管支の後を経て食道の両側に達し、下方へいくにつれて次第に左側の迷走神経は食道の前面、右側迷走神経は食道の後面に移り、それぞれ前後の迷走神経幹となり、食道と共に横隔膜の食道裂孔を貫いて腹腔に入る（図56）。

　迷走神経の支配する範囲は広いが、その経過中の主な枝を上げると次のものがある。

　a　頭部
　1　硬膜枝　上神経節から出て頸静脈孔を通り、後頭蓋窩の硬脳膜に分布する。
　2　耳介枝　上神経節から出て耳介後面と外耳道の後下壁に分布する。

　b　頸部
　1　咽頭枝　下神経節から出て舌咽神経及び交感神経と合流し、咽頭神経叢を作り、咽頭の諸筋と粘膜に分布し、その筋の運動と粘膜の感覚を司る。
　2　上喉頭神経　**疑核**から出て内頸動脈の内側に沿って下行し、内外2枝に分かれる。**上喉頭神経**である外枝は細い筋枝で**下咽頭収縮筋**と**輪状甲状筋**を支配する。上喉頭神経は**反回神経**の**下喉頭神経**と共に喉頭筋を支配し、発声に関与する。内枝は太い粘膜枝で甲状舌骨筋膜を貫いて喉頭内に入り、喉頭粘膜の大部と舌根部の粘膜に感覚線維を送る。
　3　頸心臓枝　2～3本があり総頸動脈に沿って下がり、上、下2枝に分かれる。上枝は大動脈弓壁にある圧力受容器に分布し、血圧が高くなると減圧反射を招くので**減圧神経**とも呼ばれる。下枝は交感神経と合流し、心臓神経叢となる。

　c　胸部
　1　反回神経　**左反回神経**は大動脈弓を、**右反回神経**は右鎖骨下動脈を下から後方に回り、両側の反回枝とも気管と食道の間を上行し、**下喉頭神経**となって筋枝は輪状甲状筋以外の**喉頭筋**（後輪状披裂筋、外側輪状披裂筋、甲状披裂筋、披裂筋、声帯筋）を支配し、発声に関与する（図56）。

(一) 脳神経　139

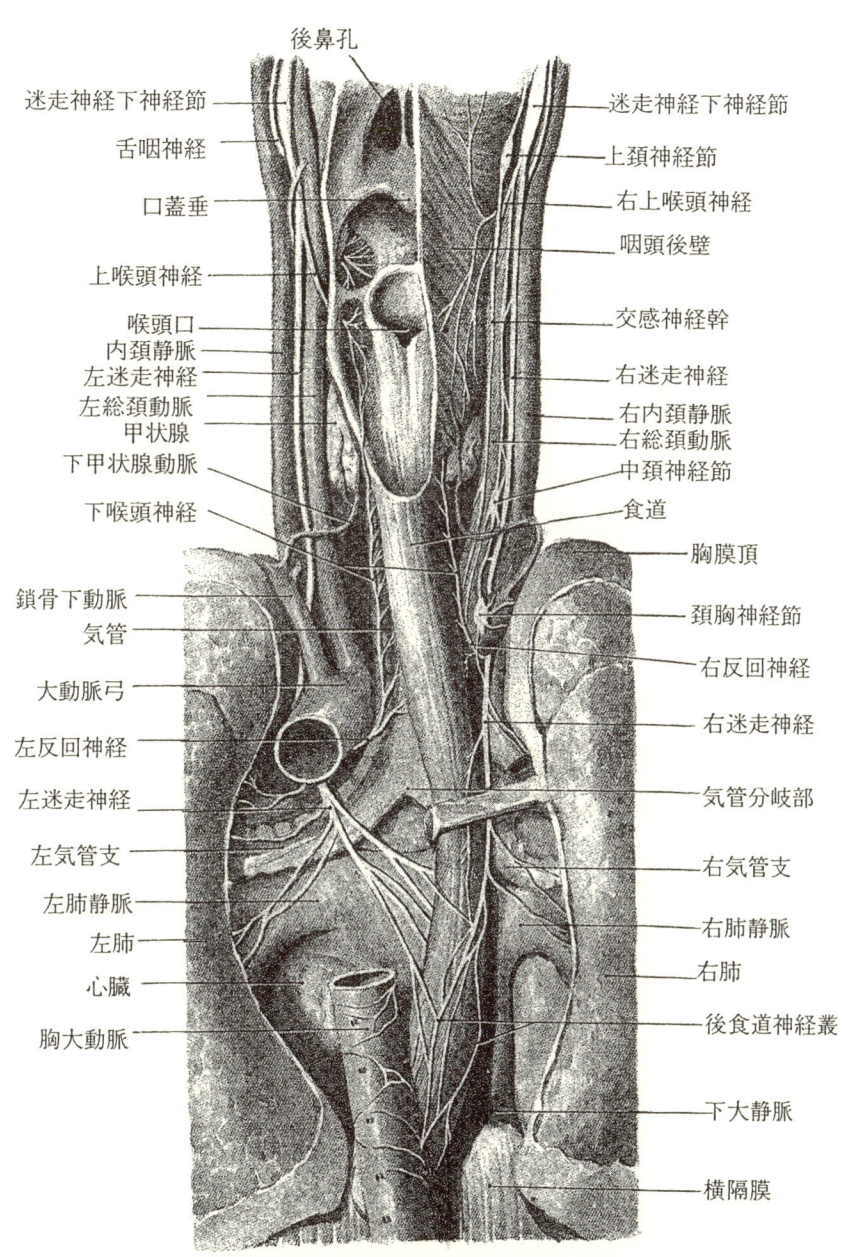

図56　迷走神経の分布（後面）

粘膜枝は喉頭下部の粘膜に分布する。反回枝からまた心臓、食道、気管支に分布する神経叢に線維を送る。
　2　気管支枝　数本あり、交感神経の枝と合流して肺神経叢を作る。
　3　食道枝　食道に至るもので交感神経の枝と合流して食道神経叢となる。

　d　腹部
　1　前胃枝　噴門で前迷走神経幹から分かれ、小弯に沿って走り胃の前面に分布する。
　2　後胃枝　噴門で後迷走神経幹から分かれ、小弯に沿って走り胃の後面に分布する。
　3　肝枝　前迷走神経幹から分かれ、肝門を経て肝臓内に分布する。
　4　腹腔枝　後迷走神経幹の終枝で、交感神経と腹腔神経叢を含め若干の神経叢を作り、脾臓、膵臓、腎臓、小腸、盲腸、上行結腸、横行結腸など骨盤を除いた腹部の大部分の内臓に分布する。

　　　XI　副神経　accesory nerve

　この神経は純運動性の特殊内臓運動神経である。
　延髄根と**脊髄根**の2部に分けられる。延髄根は延髄の**疑核**から起こり、脊髄根は頸髄上部にある**副神経核**から起こる。脊髄根は大後頭孔から頭蓋内に入り、迷走神経の下で延髄の後外側溝から出る延髄根と合流して副神経の幹を作り、舌咽神経と迷走神経と共に**頸静脈孔**を通って頭蓋底の外に出て、内枝と外枝に分かれる。
　内枝は延髄根の続きで迷走神経に加わり**咽頭喉頭筋**を支配し、外枝は脊髄根の続きで下外方に走って**胸鎖乳突筋**と**僧帽筋**に分布し、その運動を支配する（図54-A）。

　　　XII　舌下神経　hypoglossal nerve

　体性純運動神経であり、**舌下神経核**から起こり、延髄の錐体とオリーブの間から後頭骨の**舌下神経管**を貫いて頭蓋の外に出て、すべての**舌内筋**と**舌外筋**を支配する（図54-A）。

臨床上参考となる事項：

2. 脳神経の障害

Ⅰ 嗅神経

慢性鼻炎では鼻粘膜の嗅細胞の破壊の程度により、嗅覚が鈍くなるかひどい場合は無嗅症となる。前頭蓋窩の骨折やボクサーの強打による損傷では嗅神経が切れることが多く無嗅症となる。また、脳膜は破れ脳脊髄液が鼻腔に流れ出ることもある。

Ⅱ 視神経

脳の3層の髄膜は視神経鞘の3層の膜と連続したものであり、クモ膜下腔はお互いに交通している。脳と髄膜に炎症があるとよく**視神経炎**が起こる。脳の炎症、腫瘍、出血などにより脳圧が高くなると視神経鞘のクモ膜下腔の圧も高まり、視神経の静脈とリンパ液の還流が悪くなるので視神経乳頭の浮腫を招く。

Ⅲ 動眼神経

動眼神経周辺の構造、例えば後大脳動脈、上小脳動脈、後交通動脈（ほとんどはこの動脈）などに動脈瘤が発生すると動眼神経は圧迫される。また他の原因、例えばテント切痕ヘルニアの時も動眼神経が圧迫され、動眼神経の麻痺を起こす。動眼神経が麻痺すると次のような症状が現れる。

a　上眼瞼挙筋が麻痺して、眼瞼下垂となる。
b　上・下直筋、内側直筋と下斜筋が麻痺し、**外斜視**となる。
c　瞳孔括約筋が麻痺して、瞳孔が拡大してくる。
d　瞳孔括約筋と毛様体筋が麻痺して、瞳孔の対光反射が消失する。
e　複視が起こる。

Ⅳ 滑車神経

上斜筋は麻痺して、**内斜視**と複視になり、下斜視ができなくなる。

V 三叉神経

　三叉神経の根部は脳膜炎、髄膜の腫瘍、中頭蓋窩の神経線維腫、動脈瘤などの原因により侵される。三叉神経節はそれ自体の腫瘍、下垂体の腫瘍、中頭蓋窩の骨折、中耳炎などの原因により侵される可能性がある。この場合、三叉神経の3つの枝の症状が現れる。神経の分布する支配領域の持続的疼痛あるいは発作性疼痛が起こり、分布する領域の感覚が鈍くなるか又は消失する。もし侵される部位が三叉神経節であれば、特に第一枝の眼神経の症状が顕著である。

　神経炎、顔面の骨折、虫歯、鼻腔の炎症、副鼻腔炎などの原因が三叉神経の各枝を侵す可能性がある。症状は主に侵される枝の分布する区域に限局するが、ひどくなると他の領域に分散することもある。損傷が運動根に及ぶと咀嚼筋が麻痺し、下顎は麻痺側に傾く。

　臨床上、**三叉神経痛**という病気がある。三叉神経が分布する範囲に発作的激烈な疼痛が生じるが、感覚は正常である。ほとんどの場合は小動脈の神経への圧迫が主たる原因であるが、まれに腫瘍による圧迫で起こることもある。

　三叉神経の疼痛を治療するには鎮痛剤や注射がよく使われる。注入する場所は三叉神経の出口や孔（眼窩上孔、眼窩上切痕、眼窩下孔、オトガイ孔など）である。

VI 外転神経

　頭蓋底が骨折した時によく麻痺する。外側直筋が麻痺し、**内斜視**となる。

VII 顔面神経

　頭蓋内の病因は後頭蓋窩の骨折、神経鞘腫、髄膜炎などが挙げられる。この場合、顔面の表情筋の麻痺、舌の前2/3の味覚の消失、聴力障害などが起こる。

　顔面神経管内の障害では、顔面の表情筋の麻痺、舌の前2/3の味覚障害、涙腺と唾液腺の分泌減少、聴力障害と聴力過敏などの症状が現れる。

　神経が顔面神経管を出る所の障害では、耳下腺の腫瘍、顔面の損傷、炎症などの原因で顔面神経支配の筋枝が損傷されると、顔面の表情筋の麻痺を招く。表情筋が麻痺すると病側の口角が下垂し、口が病巣の反対側に傾き、食物が口から漏れ、閉眼不能、涙がよく流れるなどの症状が現れる。

Ⅷ　内耳神経

　中頭蓋窩の骨折性外耳道損傷、血腫(けっしゅ)と炎症による滲出液(しんしゅつえき)での圧迫、小脳と橋の接する周辺の腫瘍などの原因で、顔面神経、蝸牛神経、前庭神経が同時に損傷される可能性もある。顔面神経の麻痺症状を伴うと共に、前庭神経が麻痺するため、眼振と目眩(めまい)症状があり、蝸牛神経麻痺のために聴力障害が生ずる。

Ⅸ　舌咽神経

　鼻腔、咽頭部、扁桃、耳管などの腫瘍、リンパ節の腫れなどの原因で舌咽神経を損傷することがある。舌咽神経、迷走神経、副神経は舌神経の起始部とその経過中お互いに接するので、舌咽神経の障害は時々、隣接部の損傷症状を伴う。舌咽神経は圧迫されると疼痛(とうつう)が発生する。
　また、持続痛が発生するとご飯を食べる時、食物は良く鼻腔と気管に入り声が嗄(しゃが)れる。舌咽神経の分布する範囲の感覚が減退したり消失し、さらに咽頭後壁と舌の後1/3の味覚も消失する。耳下腺の分泌は減少する。
　発作性の疼痛は激烈で、顕著な間歇期(かんけつき)がある。舌咽神経の疼痛は主に口蓋扁桃と咽頭に発生し、これは三叉神経痛によるものとは区別できる。

Ⅹ　迷走神経

　病因は舌咽神経の場合と同じである。臨床症状は主に心臓の拍動が早くなり、内臓が活動のバランスを失い、発音が困難となり、嗄(しゃが)れ声、嚥下(えんげ)困難などの症状が現れる。

Ⅺ　副神経

　頚部のリンパ節炎、リンパ節結核、腫瘍などにより麻痺することがある。副神経が麻痺すると、胸鎖乳突筋が萎縮し、首が病側に傾く斜頚(しゃけい)となる場合がしばしばある。

Ⅻ　舌下神経

　頭蓋底の骨折、上位頚椎の脱臼、鼻咽頭癌などが原因で舌下神経が損傷されると、舌筋の麻痺を招く。病側の舌筋が萎縮すると共に運動不能となり、舌を

脳神経	成分	起始核	終止核	分布	損傷症状
I 嗅神経	特殊内臓感覚		嗅球	鼻腔の粘膜	嗅覚障害
II 視神経	特殊体性感覚		外側膝状体	眼球の視網膜	視覚障害
III 動眼神経	体性運動	動眼神経核		上・下直筋、内側直筋、下斜筋、上眼瞼挙筋	瞳孔外下に向き、上眼瞼下垂
	一般内臓運動	E-W核		瞳孔括約筋、毛様体筋	瞳孔対光反射障害
IV 滑車神経	体性運動	滑車神経核		上斜筋	瞳孔下外に向き不能
V 三叉神経	一般体性感覚		三叉神経脊髄路核、主感覚核、中脳路核	頭と顔面部の皮膚、粘膜、眼球、脳硬膜	感覚障害
	特殊内臓運動	三叉神経運動核		咀嚼筋、アブミ骨筋	咀嚼麻痺、聴覚過敏
VI 外転神経	体性運動	外転神経核		外側直筋	瞳孔を内側に固定
VII 顔面神経	特殊内臓運動	顔面神経核		顔面の表情筋	閉眼不能、口角は健康側に傾く、鼻唇溝が浅くなる
	一般内臓運動	上唾液核		涙腺、顎下腺、舌下腺	分泌障害
	特殊内臓感覚		孤束核	舌の前2/3の味覚	味覚障害
VIII 内耳神経	特殊体性感覚		前庭神経核	内耳の平行斑と膨大部稜	目眩（めまい）
	特殊体性感覚		蝸牛神経核	内耳ラセン器	聴力障害
IX 舌咽神経	特殊内臓運動	疑核		茎突咽頭筋	嚥下障害
	一般内臓運動	下唾液核		耳下腺	分泌障害
	特殊内臓感覚		孤束核	舌の後1/3の味覚	舌の後1/3の味覚障害
	一般内臓感覚		孤束核	舌の後1/3の粘膜、耳管、軟口蓋の粘膜	感覚障害、咽頭反射障害
X 迷走神経	特殊内臓運動	疑核		咽頭筋、喉頭筋	発音、飲む障害
	一般内臓運動	迷走神経背側核		胸腔、腹腔内臓の平滑筋、	心臓と内臓の運動障害（心筋、腺）
	一般内臓感覚		孤束核	胸腔、腹腔内臓と咽頭粘膜	内臓の感覚障害
	一般体性感覚		三叉神経脊髄路核	脳硬膜、耳介の皮膚	
XI 副神経	特殊内臓運動	疑核		咽頭筋	嚥下障害
	体性運動	副神経核		胸鎖乳突筋、僧帽筋	頭対側に向き難い、斜傾
XII 舌下神経	体性運動	舌下神経核		舌の内、外筋	舌麻痺と萎縮

図57　脳神経の分布と損傷症状

出させると舌尖が病側に傾く。

以上を纏(まと)めると、脳神経の起始核、終始核とその走行及び働きを学び、脳神経に含まれている副交感神経系の基本的構成を学ぶことは、それらが損傷した場合の障害部位と臨床症状との関連を理解することに役立つ。(図57表参照)。

（二） 脊髄神経

1 脊髄神経　spinal nerve

脊髄神経は脊髄の両側に31対あり、対称的に存在する末梢神経の一部分である。脊髄の分節により頸、胸、腰、仙、尾の5部に分けられる。頸神経 cervical nerve は8対、胸神経 thoracic nerve は12対、腰神経 lumbar nerve は5対、仙骨神経 sacral nerve は5対、尾骨神経 coccygeal nerve は1対である。

脊髄神経は前根と後根があって、**前根**は脊髄の前角運動細胞の神経突起（軸索）から成るもので脊髄の前外側溝から出る。**後根**は脊髄の後外側溝から出て、

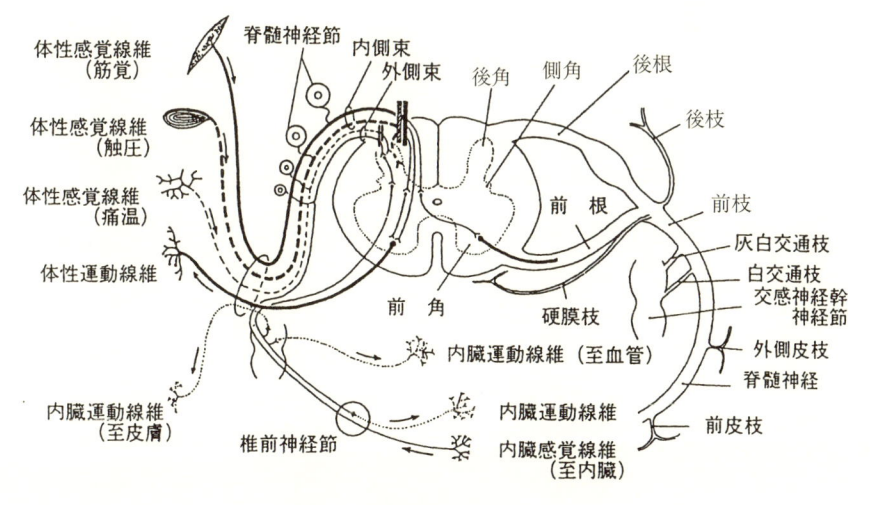

図58　脊髄神経の組成と分布

椎間孔の付近で膨らみ**脊髄神経節**となり、**前根**と合して**椎間孔**から脊椎管の外へ出る。前根は**運動性線維**、後根は**感覚性線維**で、合流してできた脊髄神経は**混合性神経**であり、次のような種類の線維成分からなる。

前根の体性運動線維は前角運動細胞から起こり運動終板となって骨格筋を支配する。**交感神経線維**は脊髄の第1胸髄〜第3腰髄の側角にある**中間外側核**から起こり、内臓、心臓と血管、腺を支配する。**副交感神経線維**は仙髄の2〜4から起こり、骨盤内臓に分布する。後根の体性感覚線維は脊髄神経節の感覚細胞から起こり、その末梢枝は皮膚、骨格筋、関節に分布し、中枢枝を通して浅・深部感覚は脳へ伝わる。内臓感覚線維は脊髄神経節の感覚細胞から起こり、内臓、心臓と血管、腺に分布し、その感覚が脳へ伝わる（図58）。

脊髄神経束の中で骨格筋を支配する運動性線維は全体の60％を占め、他の40％は感覚性のものとされている。皮膚の感覚線維は自由終末、触覚（マイスネル小体）、層板小体（ファーテル・パチニ小体）などの受容器を通じ痛覚、触覚、圧覚、温度覚などが中枢に伝わる。身体各部の位置と運動の状態、筋の緊張度や重量覚は、筋、腱、関節の中にある筋紡錘 muscle spindle や腱紡錘などの深部感覚受容器を通じ中枢へ伝わる（図58）。

なお、筋に分布してその運動を支配する末梢神経の線維を**筋枝** muscular branch と呼び、皮膚、関節に分布しその感覚を司どる線維を**皮枝** cutaneous branch、**関節枝** articular branch と呼ぶ。

脊髄神経のうちで、第1頚神経は後頭骨と環椎との間から、第8頚神経は第7頚椎と第1胸椎との間から出る。第2〜第7頚神経は同名の椎骨上の**椎間孔**から出る。胸神経と腰神経は同名の椎骨下の椎間孔から出る。

椎間孔を出ると、脊髄神経は**後枝**、**前枝**、**交通枝**と**硬膜枝**に分かれる。

1　後枝　前枝よりも細く、椎骨の横突起の間にある間隙を通って後方に走り、頚部と体幹の背面に至り深部の背筋と付近の皮膚に分布する。第2頚神経の後枝は太く**大後頭神経** greater occipital nerve といい、後頚部と後頭部の皮膚に分布する。

2　前枝　横突起間を通って前方に走り、頚部と体幹の腹側及び外側部と四肢の筋と皮膚に分布し、後枝より発育が良い。胸神経は段節的に分布するが、他の部位の前枝は複雑な交通を行って、**脊髄神経叢**を作り、さらにそこの神経

(二) 脊髄神経　147

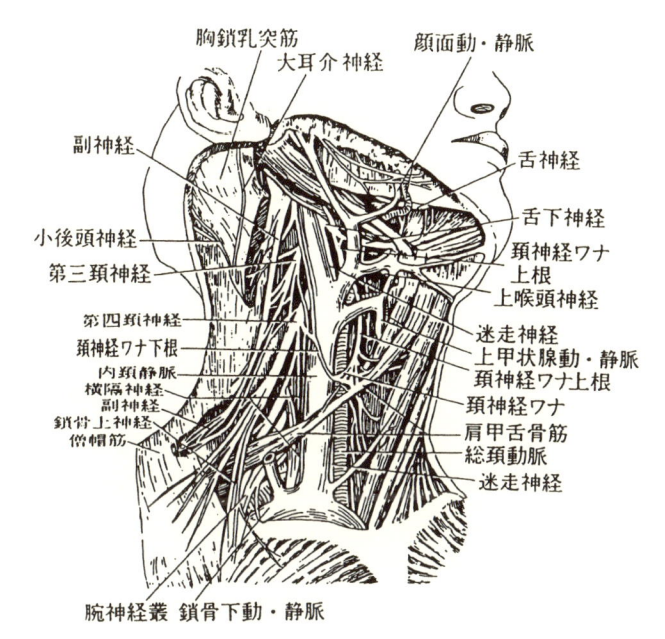

A　頚神経叢とその分枝

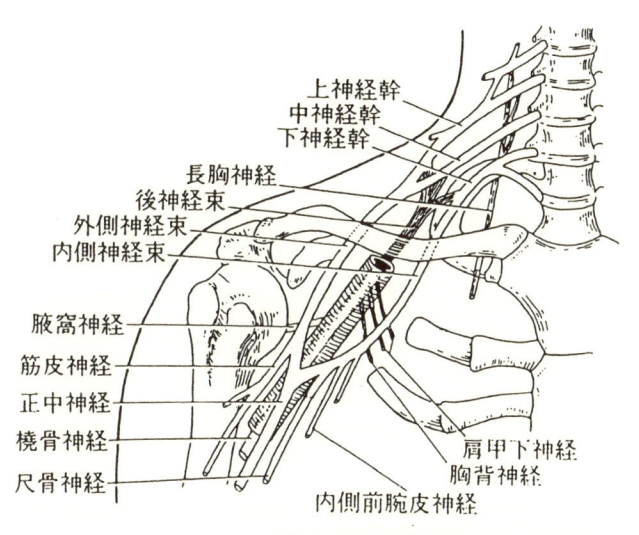

B　腕神経叢とその枝

図59　頚・腕神経叢

3　交通枝　脊髄神経と交感神経幹とを結ぶ細い枝であり、脊髄から交感神経幹に至る枝を**白交通枝**、交感神経幹から脊髄神経に至る枝を**灰白交通枝**という。

4　硬膜枝　椎間孔から脊柱管に戻って脊髄の被膜に分布する。

前枝の神経叢には以下のものがある。

　　A　頚神経叢（cervical plexus, C_{1-4}）

第1～4頚神経の前枝が吻合して出来る**頚神経叢**は、胸鎖乳突筋に覆われ、中斜角筋と肩甲挙筋の前方にある。皮枝と筋枝に分かれる（図59-A）。

皮枝
　　a　小後頭神経 lesser occipital nerve　胸鎖乳突筋の後縁に沿って上がり、後頭部と後耳介の上部に分布する。
　　b　大耳介神経 greater auricular nerve　胸鎖乳突筋に沿って上がり、耳介の下半分とその付近の皮膚に分布する。
　　c　頚横神経 transverse cervical nerve　胸鎖乳突筋を横切って前頚部に分布する。
　　d　鎖骨上神経 supraclavicular nerve　数枝からなり、鎖骨の前面を下がって肩部、側頚部、胸の上部に分布する。

筋枝　これは深頚筋、肩甲挙筋、舌骨下筋群、横隔膜に分布する。
　　主な枝は、
　　a　横隔神経 phrenic nerve（$C_{3～5}$）前斜角筋の前面を内側下方に横切る**横隔神経**は、鎖骨下動脈の間を通って胸腔に入り、肺根の前方で縦隔胸膜と心膜との間を通って横隔膜上面に達し、多くの枝に分かれて、横隔膜に終わりその運動を支配する。感覚性線維は胸膜、心膜、横隔膜下の腹膜と肝臓、胆嚢に分布する。
　　b　頚神経ワナ ansa cervicalis（$C_{1～3}$）ここから出た上根の線維は舌下神経と吻合し、またこれと分かれ、C_2～C_3から出た下根の線維と内頚静脈の外側で吻合し、ここから枝が分かれ、舌骨下筋群に分布する。

(二) 脊髄神経　149

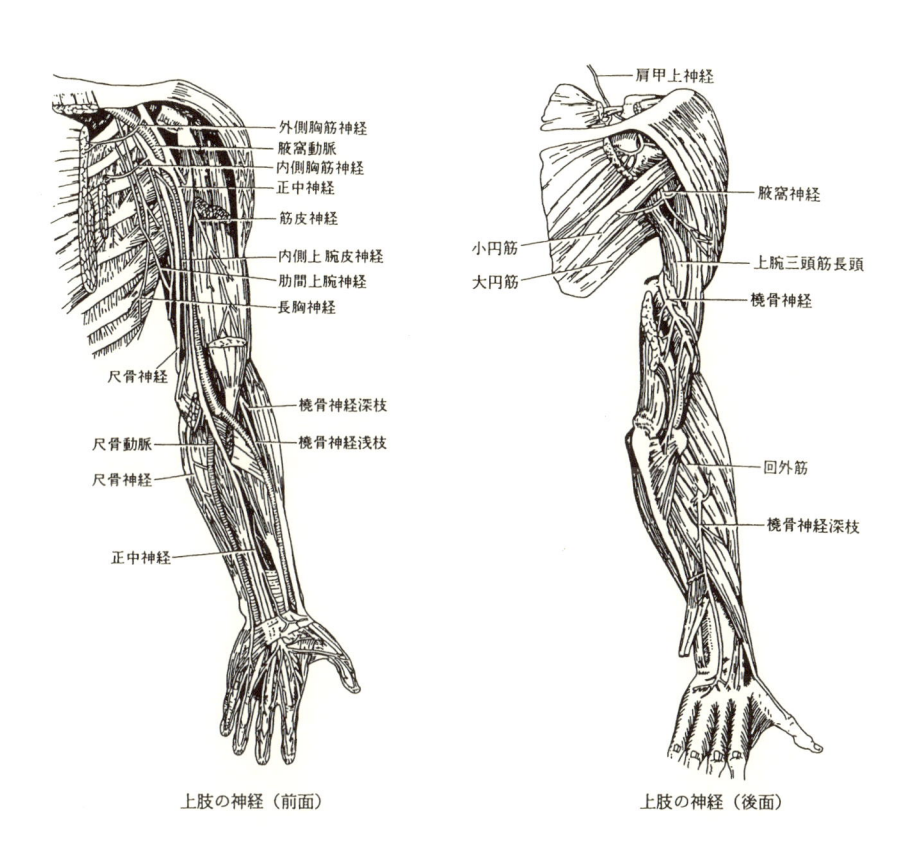

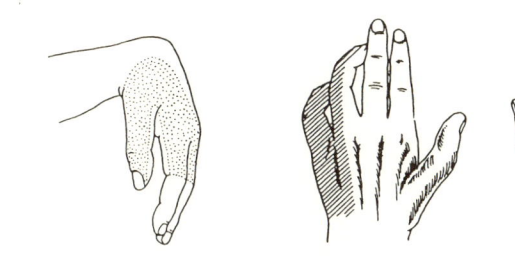

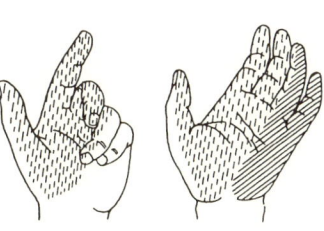

図60　橈・尺骨神経と正中神経の損傷と手の変形態

B　腕神経叢（brachial plexus, $C_{5\sim8}$, T_1）

$C_5 \sim C_8$ の前枝と T_1 の前枝の大部分からなる。**腕神経叢**は脊髄神経叢の中でも強大な神経叢で、前斜角筋と中斜角筋との間を通って下外側方に走り、鎖骨の後を通って腋窩に至り、上肢帯と自由上肢の筋及び皮膚に分布する。

C_5 と C_6 は吻合して**上神経幹**を作り、C_7 は**中神経幹**となり、C_8 と T_1 は吻合して**下神経幹**を作る。3つの神経幹はそれぞれ前と背側の2枝に分かれ、3本の背側枝は合して**後神経束**を作り、その延長は**橈骨神経**と**腋窩神経**になる。上、下神経幹は合して**外側神経束**となり、下神経幹は**内側神経束**となる。内、外側神経束から**正中神経**、**筋皮神経**、**尺骨神経**が出る（図59-B）。

腕神経叢を枝の出る部位により鎖骨上部と鎖骨下部に分ける。

a　鎖骨上部

1　肩甲背神経 dorsal scapular nerve（C_5）背側に向かって走り、菱形筋と肩甲挙筋へ分布する。

2　長胸神経 long thoracic nerve（$C_{5\sim7}$）外側胸動脈に沿って下り前鋸筋へ分布する。

3　肩甲上神経 suprascapular nerve（$C_{5\sim6}$）肩甲切痕を通り、棘上筋と棘下筋へ分布する。

4　鎖骨下筋神経 subclavian nerve（$C_{5\sim6}$）細い神経で鎖骨下筋へ分布する。

5　胸背神経 thoracodorsal nerve（$C_{6\sim8}$）肩甲骨の外側縁に沿って同名血管と共に下がり、広背筋へ分布する。

b　鎖骨下部

1　肩甲下神経 subscapular nerve（$C_{5\sim7}$）肩甲下筋の前面に沿って下がり、肩甲下筋と大円筋へ分布する。

2　内・外側胸筋神経 medial・lateral pectoral nerve（$C_{5\sim8}$, T_1）大、小胸筋へ分布する。

3　**腋窩神経** axillary nerve（$C_{5\sim6}$）後上腕回旋動脈と共に外側腋窩隙を通って肩の背側に出て小円筋と三角筋に筋枝を与え、**上外側上腕皮神経**として上腕の外側と背側の皮膚に分布する。

4　**筋皮神経** musculocutaneus nerve（C_{5-7}）外側神経束から起こり、烏口

(二) 脊髄神経　151

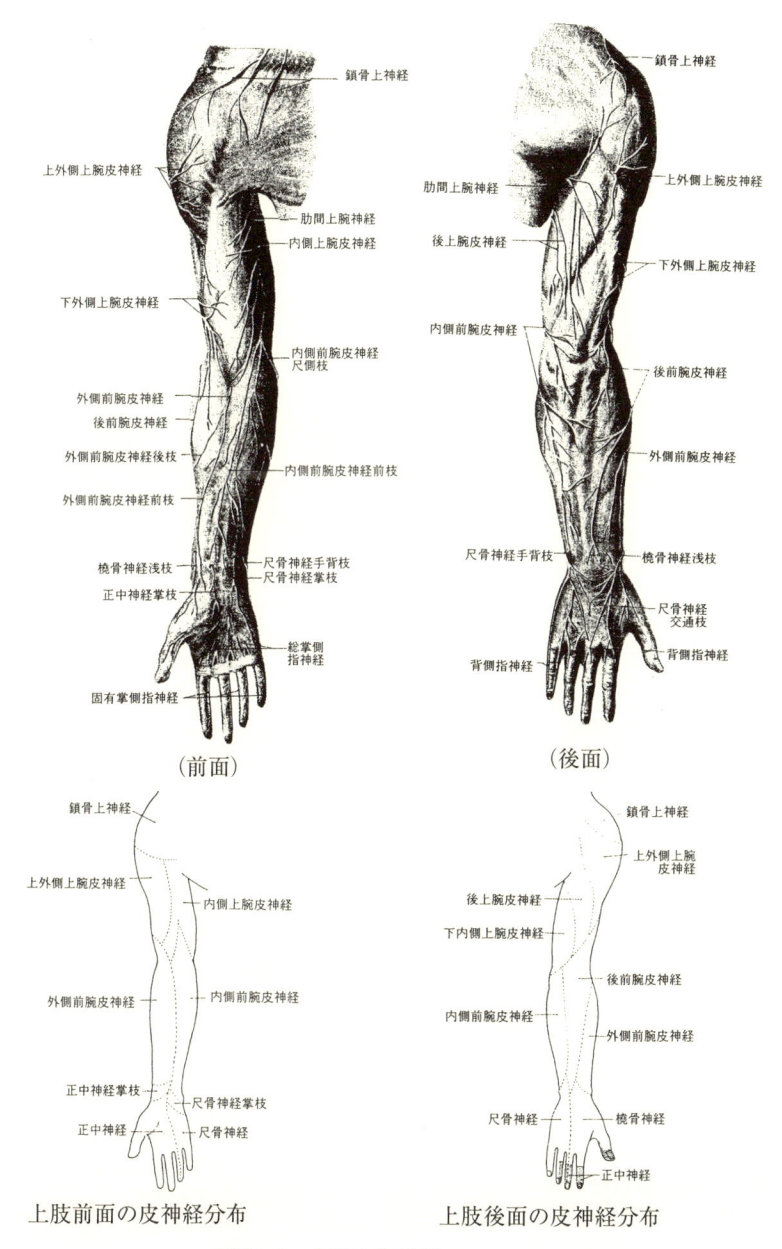

（前面）　（後面）

上肢前面の皮神経分布　　上肢後面の皮神経分布

図60-1　上肢の皮神経

腕筋を斜めに貫き、上腕二頭筋と上腕筋の間を通って、これらに筋枝を与えたのち、**外側前腕皮神経**として前腕橈側の皮膚に分布する。

　5　**正中神経** median nerve（$C_{5〜8}$、T_1）内・外側神経束からおこる内側根と外側根が合して正中神経となり、上腕動脈と共に内側上腕二頭筋溝を下がり、円回内筋の2頭の間を貫き、さらに前腕屈筋の浅深両筋群の間を通って手掌に入り、その終枝は放射状に分散して筋枝と皮枝に分かれる。

　　1）筋枝　尺側手根屈筋と深指屈筋の尺側部以外すべての前腕屈筋を支配する。短母指屈筋の深頭、母指内転筋以外の母指球筋、第一、第二虫様筋を支配する。

　　2）皮枝　手掌の橈側と橈側3指背面の皮膚に分布する。

　6　**尺骨神経** ulnar nerve（$C_{6〜8}$、T_1）正中神経の内側で腕神経叢の内側神経束から起こり、上腕動脈の内側に沿って下がり、内側上腕筋間中隔を貫き背側に出て、内側上顆の後側にある尺骨神経溝を通り、次いで尺側手根屈筋の起始部を貫き前腕屈筋に出る。

　　1）筋枝　前腕では尺側手根屈筋と深指屈筋の尺側部を支配する。手部では小指球筋、短母指屈筋の深頭、母指内転筋、掌側・背側骨間筋と第三、第四虫様筋を支配する。

　　2）皮枝　手掌と手背の尺側半に分布する。

　7　**橈骨神経** radial nerve（$C_{5〜8}$、T_1）腕神経叢の後神経束から起こり、上腕動脈の後側で上腕深動脈と共に上腕三頭筋の外側頭と内側頭の間と橈骨神経溝を通る。次いで外側筋間中隔を貫き、腕橈骨筋の起始の下を通り、肘関節の外側に現れ、肘窩で深浅の2枝に分かれる。

　　1）筋枝　上腕では上腕背側の筋、つまり上腕三頭筋と肘筋に分布する。前腕では終枝の一つである深枝により前腕の全伸筋に分布する。

　　2）皮枝　上腕と前腕の背面ならびに手背の橈側半分に分布する。

　C　胸神経（thoracic nerves、$T_{1〜12}$）

胸神経は神経叢を形成せず、左右それぞれ**12対**の**胸神経**が出る。第1〜第11番目の胸神経は同名の動、静脈に伴行して**肋間神経** intercostal nerveとなり各肋間隙を走る。第12番目の胸神経は第12肋骨の下方を走るので肋下神経 subcostal nerveという。肋間神経は肋間動・静脈を伴って肋骨の下縁にある

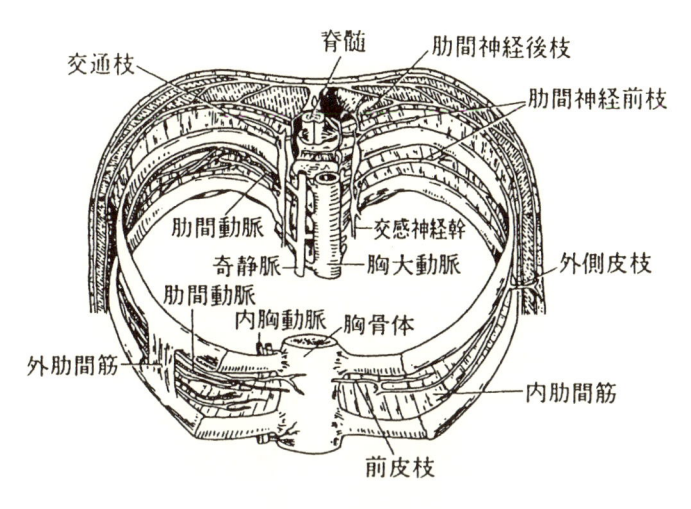

図60-2　肋間神経

　肋骨溝に沿い、内肋間筋と外肋間筋の間を走り、胸腹壁に外側皮枝を出し、第1～第6肋間神経は胸骨縁に至る。第7～第12肋間神経は後上方から前下方に走り、内腹斜筋と腹横筋の間を通って白線に達し前皮枝となる（図60-2）。
　a　筋枝　後鋸筋、内・外肋間筋、腹直筋、内・外腹斜筋、腹横筋に分布する。
　b　皮枝　外側皮枝と前皮枝は胸、腹壁の皮膚と胸、腹膜の壁側葉に分布する。第2～第4胸神経から内側乳腺皮枝を、第4～第6胸神経から外側乳腺皮枝を出し乳腺に分布する。肋間神経の胸、腹壁の皮膚に分布する領域には顕著な段節性があり、その分布する高さは次の通りである。

T_2　胸骨角の高さ
T_4　乳頭の高さ
T_6　剣状突起の高さ
T_8　肋骨弓の高さ
T_{10}　臍の高さ
T_{12}　恥骨結合と臍とを結ぶ線の中点の高さ

　臨床では上記の目印によって脊髄損傷の断面の高さを判断する。

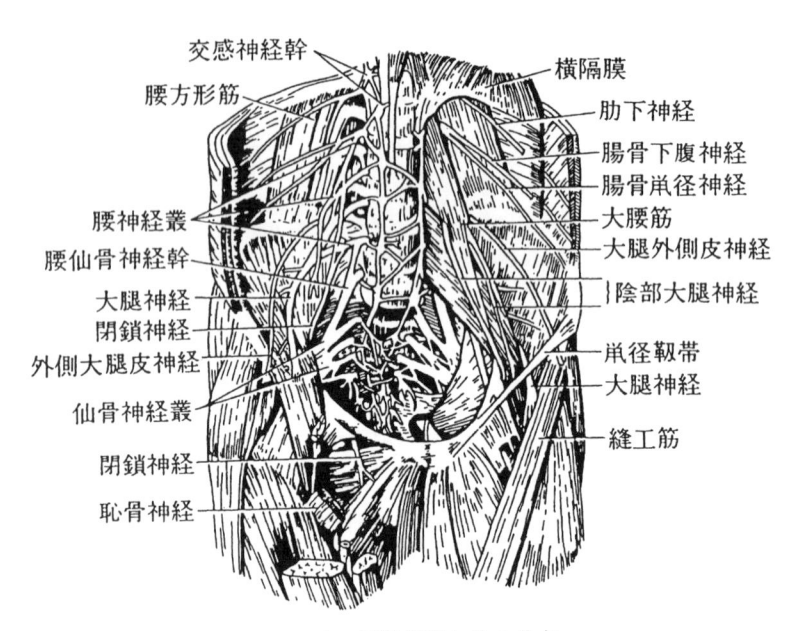

A 腰神経叢とその分布

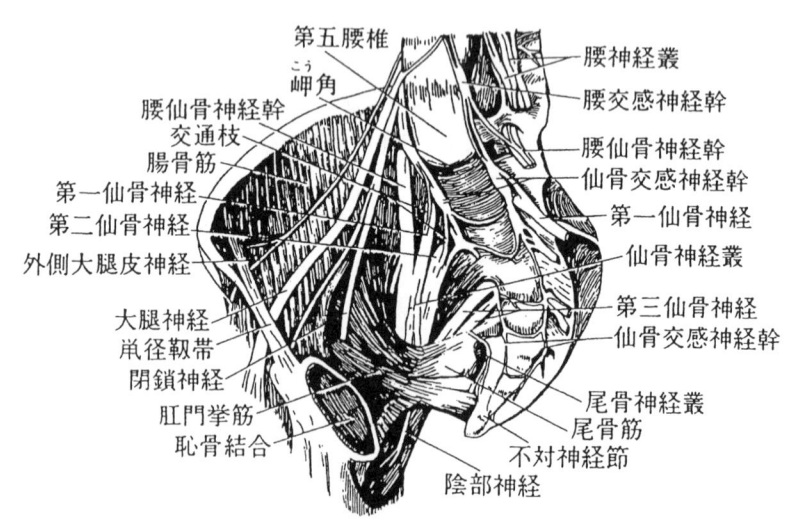

B 仙尾骨神経叢とその枝

図61 腰・仙骨神経叢

D　腰神経叢（lumbar plexus、T_{12}、$L_{1～3,4}$）

　第12胸神経前枝の一部、第1～3腰神経前枝の全域、第4腰神経前枝の一部から**腰神経叢**はなり、腰椎の両側で大腰筋の中に隠れている。腰方形筋と腸腰筋に分布する筋枝の他に、次の枝を出す。

　a　腸骨下腹神経 iliohypogastric nerve（$T_{12}～L_1$）大腰筋の外側縁を出て、腰方形筋の前を通り、腹横筋と内腹斜筋の間を前方に走る。筋枝は腹筋に、皮枝は下腹部、鼡径部、殿部の外側に分布する。

　b　腸骨鼡径神経 ilioinguinal nerve（L_1）腸骨下腹神経のすぐ下をこれと平行して走り、筋枝を腹壁筋に与えた後に精索（子宮円索）と共に鼡径管を通って浅鼡径輪から皮下に現れ、陰嚢（陰唇）に分布する。

　c　大腿神経 femoral nerve（$L_{2～4}$）腰神経叢の中でも最大の枝である**大腿神経**は大腰筋と腸骨筋の間を外下方に下がり、鼡径靭帯の中点の下を通り、大腿動脈の外側に沿って大腿の前面に出る。
　　1　筋枝　恥骨筋、縫工筋、大腿四頭筋に分布する。
　　2　前皮枝　大腿の前面と内側の皮膚に分布する。
　　3　伏在神経　大腿動脈に伴って内転筋管を通り、皮下に現れ、大伏在静脈と共に下腿の内側面に沿い下行し足の内側に至る。下腿と足の内側皮膚の感覚を伝える。

　d　閉鎖神経 obturator nerve（$L_{2～4}$）大腰筋の内側縁に現れる**閉鎖神経**は閉鎖動脈と共に小骨盤に沿って前行し、閉鎖孔の閉鎖管を通って大腿の内側に現れる。筋枝は外閉鎖筋と大腿の内転筋群に、皮枝は大腿内側の皮膚に分布する。

　e　陰部大腿神経 genitofemoral nerve（$L_{1～2}$）大腰筋の前面に沿って下降する。皮枝は陰嚢（陰唇）とその付近の皮膚、大腿前面の上端中央部の皮膚に分布する。筋枝は精巣挙筋に分布する。

f　外側大腿皮神経 lateral femoral cutaneous nerve（$L_{2～3}$）上前腸骨棘の内側で鼡径靭帯の下を通り、大腿外側面の皮膚に分布する。

E　仙骨神経叢（sacral plexus、$L_{4～5}$、$S_{1～3}$）

　第4腰神経の前枝の一部は、第5腰神経前枝と吻合して腰仙骨神経幹となり、腰仙骨神経幹と仙骨神経及び尾骨神経の全部から**仙骨神経叢**はなる。この神経叢は骨盤内で梨状筋の前面と内腸骨動脈の後面に存在する強大な神経叢であ

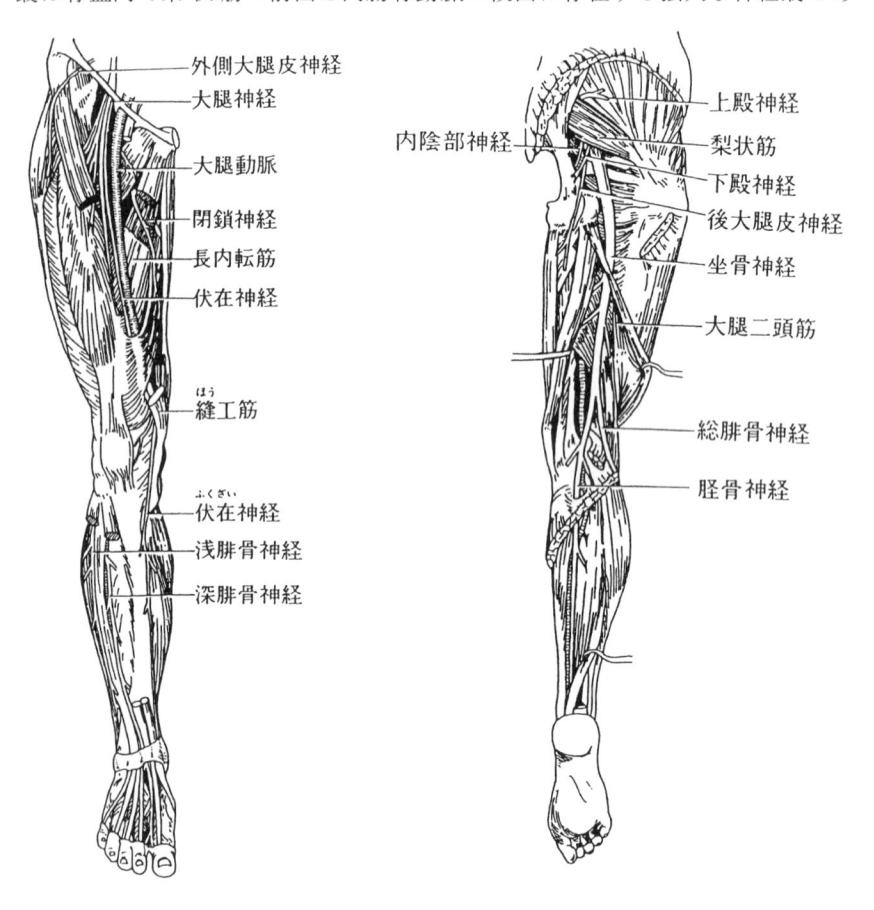

下肢の神経（前面）　　　　　下肢の神経（後面）

図62-1　腰・仙骨神経叢

(二) 脊髄神経　157

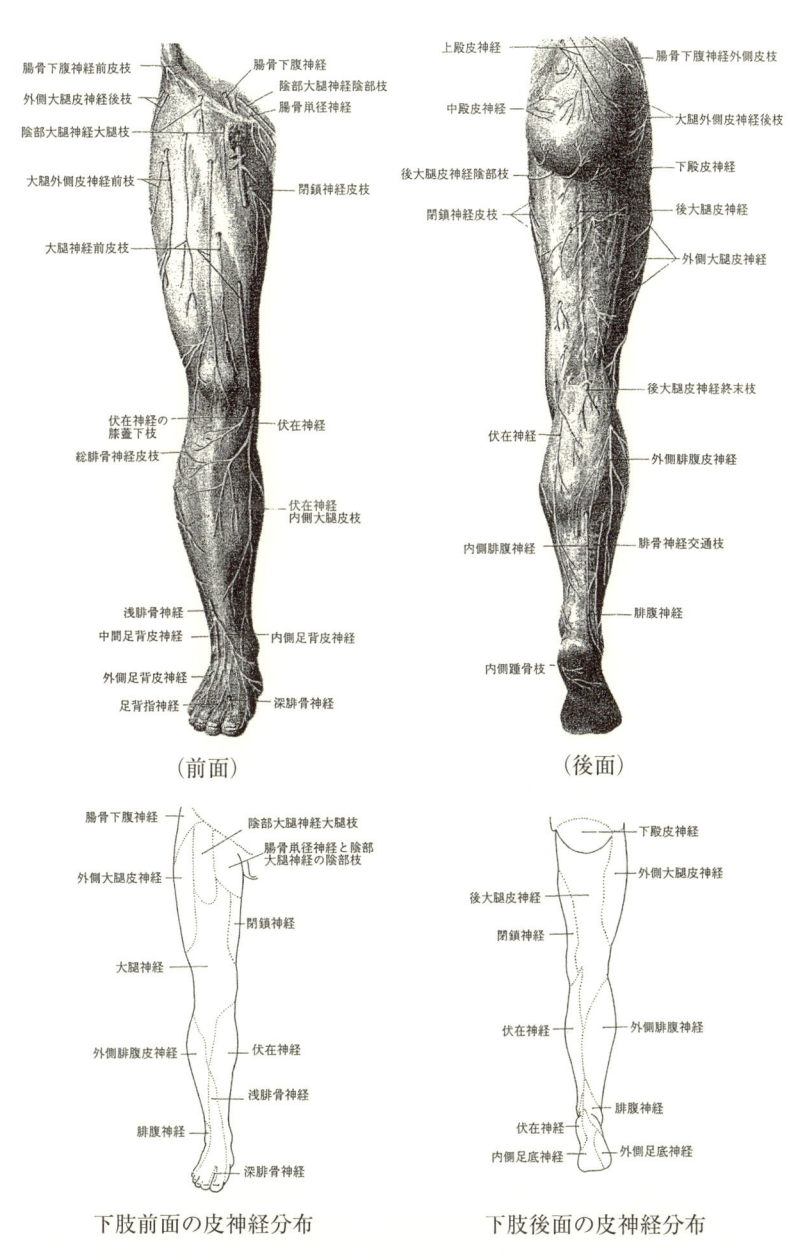

（前面）　　　　　　　　　　　　（後面）

下肢前面の皮神経分布　　　　　下肢後面の皮神経分布

図63　下肢の皮神経

る。この神経叢から梨状筋、内閉鎖筋、大腿方形筋に短い枝を送る他に、次の枝を出す。

　a　**上殿神経** superior gluteal nerve（$L_{4～5}$、S_1）同名血管と共に梨状筋上孔を通って中殿筋、小殿筋、大腿筋膜張筋に分布する。

　b　**下殿神経** inferior gluteal nerve（L_5、$S_{1～2}$）同名血管、坐骨神経と共に梨状筋下孔を通って大殿筋に分布する。

　c　**会陰神経** perineal nerve（$S_{2～4}$）同名血管と共に梨状筋下孔を出て、小坐骨孔を経て会陰部に現れ、皮枝は肛門、会陰、陰嚢、陰茎、陰唇の皮膚に分布する。筋枝は外肛門括約筋に分布する。

　d　**後大腿皮神経** posterior femoral cutaneous nerve（$S_{1～3}$）梨状筋下孔から出て大殿筋の下縁で皮下に現れ、大腿と膝関節後面の皮膚に分布する。

　e　**坐骨神経** sciatic nerve（$L_{4～5}$、$S_{1～3}$）人体中で最大の神経束である**坐骨神経**は親指大の太さで、その長さは末端まで1m以上もある。下殿神経と共に梨状筋下孔を出て骨盤を離れ、坐骨結節と大転子との中間を経て、大殿筋と大腿二頭筋に被われながら垂直に下降し、大腿の後面で筋枝を大腿屈筋群に与え、膝窩の上方で**脛骨神経** tibial neveと**総腓骨神経** common peroneal nerveに分かれる（図62-1）。

　総腓骨神経　大腿二頭筋長頭の内側縁に沿って下がり、腓骨頭の外下方に回って、長腓骨筋を貫いて下腿の前面に現れ、**浅・深腓骨神経** superficial・deep peroneal nerveに分かれる。

　　1）外側腓腹皮神経　膝窩で分かれて下腿を下がり、下腿外側面の皮膚に分布する。また脛骨神経からの内側腓腹皮神経と交通して**腓腹神経**となる。

　　2）浅腓骨神経　長腓骨筋の起始部を貫いて、これは短腓骨筋と長腓骨筋の間を下がり、筋枝を両腓骨筋に与え、下腿の下半で皮下に出て、下腿の外面と足背と第2～5指背の皮膚に分布する。

　　3）深腓骨神経　長腓骨筋と長指伸筋の起始部を貫き、前脛骨動脈に伴行し、前脛骨筋、長指伸筋、長母指伸筋の間を下がり、筋枝を下腿の伸筋群と足背に与え、皮枝を母指の外側と第2指の内側に送る。

　　4）脛骨神経（$L_{4～5}$、$S_{1～3}$）総腓骨神経から分かれて、膝動脈の後側に

沿って下がり、後脛骨動脈に伴行して下腿後側のヒラメ筋の下を通り、内果の後方で**内側足底神経**と**外側足底神経**に分かれ足底に至る。その経過中に、筋枝を下腿の屈筋群と足底の諸筋に、皮枝を下腿の後面と足底の皮膚に送る（図63）。

F　尾骨神経（coccygeal nerve、Co₁）

尾骨神経は一対だけで、S₄・S₅の前枝の一部と共に尾骨神経叢を作るが、ヒトでは非常に退化している。

臨床上参考になる事項：

2. 脊髄神経の障害

A　脊髄神経根の損傷

脊髄から出て椎間孔に至るまでの神経根は圧迫、刺激などにより損傷を受けることがある。頚椎においては椎間円板が萎縮して起きる椎間孔の狭窄や、椎体の後縁の増殖などは通常に見られる原因である。主な症状は疼痛であり、持続痛が一般的で、発作痛がない。損傷する部位によって疼痛の位置は多少違うが、頚部、肩、上腕あるいは全上肢、手などに疼痛が発生する。

腰部では椎間板脱出症（ヘルニア）が主要な病因であり、脊柱管の腫瘍はまれである。背の下部疼痛、腰痛、下肢への放散痛などの症状がある。ひどくなると、圧迫された神経根が分布する領域の感覚麻痺と運動障害を招く。

B　横隔神経

縦隔の腫瘍、胸膜炎などにより圧迫、刺激されることがある。この神経が麻痺すると病側の横隔膜の呼吸運動が影響され、腹式呼吸（75％）が減少し、胸式呼吸（25％）によってのみ呼吸が維持され、両者が障害されるとチアノーゼあるいは呼吸が停止することがある。また、横隔神経から肝臓と胆嚢に枝が出ているので、肩に関連痛が発生することもある。横隔神経が刺激されるとしゃっくりをすることがある。

C　正中神経

脊髄と腕神経叢の病変、神経炎、上肢の外傷、骨折などにより、この神経を損傷することがある。この神経は上腕の筋に筋枝を出さず筋の深部を走行するため傷害されにくいが、前腕に至ると手首の浅い部位を通るので怪我による損傷が多い。

正中神経は近位側で侵されると円回内筋が麻痺するので、前腕の回内が不能となり、腕橈骨筋の作用で前腕は半回内を呈し、手首の屈曲と外転は難しくなり、手首は尺側に傾く。母指球が萎縮し手掌が扁平となり、中指と人差し指の彎曲不能、母指対立筋の麻痺による母指の対立不能、いわゆる**猿手** ape handになる（図60）。正中神経の損傷では分布する区域の感覚も麻痺し、母指と人差し指の麻痺は顕著である。また、正中神経の麻痺では血管収縮、筋の栄養不良、皮膚乾燥、チアノーゼ、筋の萎縮などの症状が現れる。

　　D　尺骨神経

病因は上述と同じである。肘関節以上の部位で侵されると手首の屈曲は弱くなり、尺側への彎曲不能、第4、5指の屈曲不能、小指球の萎縮、母指の内転不能、5本の指の内転と外転が不能となり、手は**鷲手** claw handとなる（図60）。手掌と手背の尺側半分の感覚が障害される。

　　E　橈骨神経

橈骨神経は上肢の神経の中でもよく損傷される神経である。脊髄と腕神経叢の病変、上腕骨の骨折、肩関節の脱臼などが通常に見られる病因である。

腋窩部の損傷では肘関節、手首、指関節、母指の伸展が出来ず、手は**下垂手** wrist dropとなり、前腕の回外も出来なくなる（図60）。上腕三頭筋の反射が消失する。

上腕骨の骨折では上腕三頭筋への筋枝は通常に保たれているため上腕三頭筋反射は正常であるが、下垂手となって指を伸ばすことが不能となる（図60）。前腕の損傷では下垂手とならず、指を伸展することが出来なくなる。手背の橈側半分の感覚が軽く障害される。

　　F　腋窩神経

脊髄あるいは腕神経叢の病変、上腕骨頭の骨折、肩関節の脱臼などの原因で

損傷される。三角筋と小円筋の麻痺により上腕の外転が障害され、三角筋が萎縮し、丸い外観を失い、肩の外側部の皮膚感覚が麻痺する。

　　　G　肋間神経
　この神経は肋骨の下縁に沿って走り、胸膜の直下にあるので胸膜の疾患では肋間神経痛 intercostal neuralgy になり易い。

　　　H　閉鎖神経
　脊髄、腰神経叢の病変、骨盤内の腫瘍による圧迫などが原因である。大腿の内転筋が麻痺し、大腿の内転不能、両下肢の交叉が難しくなる。

　　　I　坐骨神経
　骨盤骨折、股関節脱臼、刀傷、銃創などの原因による。坐骨結節の附近を損傷すると大腿後側の筋、下腿の後側、前及び外側の筋、足の筋などが麻痺し、下腿の屈曲、足と指の運動などが出来なくなり、下腿の外側部と足の感覚は消失し、**アキレス腱反射**がなくなる。膝窩以下の部位で侵されると、大腿後筋群の神経支配は正常であるが、下腿を屈することが出来なくなる。

　　　J　脛骨神経
　膝窩は膝関節の脱臼や刀傷、銃創によって傷害され易い。下腿の屈筋と足底筋が麻痺すると、足と指を掌側に屈することや、内反と外反する運動が出来なくなり、足は背側に屈する状態を保持する。アキレス腱反射は消失する。

　　　K　総腓骨神経
　腓骨頚の骨折による損傷は通常見られる原因である。下腿の伸筋、下腿の外側筋、足背の筋は麻痺し、足は**下垂足**になり、背側に屈したり、外転が不能となり、内反状態になる。足指を伸ばすことは出来ず、麻痺性尖足または内反尖足となる。下腿の外側部と足背に感覚障害が生ずる。

　以上が脊髄神経の障害と参考になる臨床的症状であるが、脊髄神経の走行、特に上肢、下肢に分布する腕神経叢と腰・仙骨神経叢の走行と支配領域を学ぶ

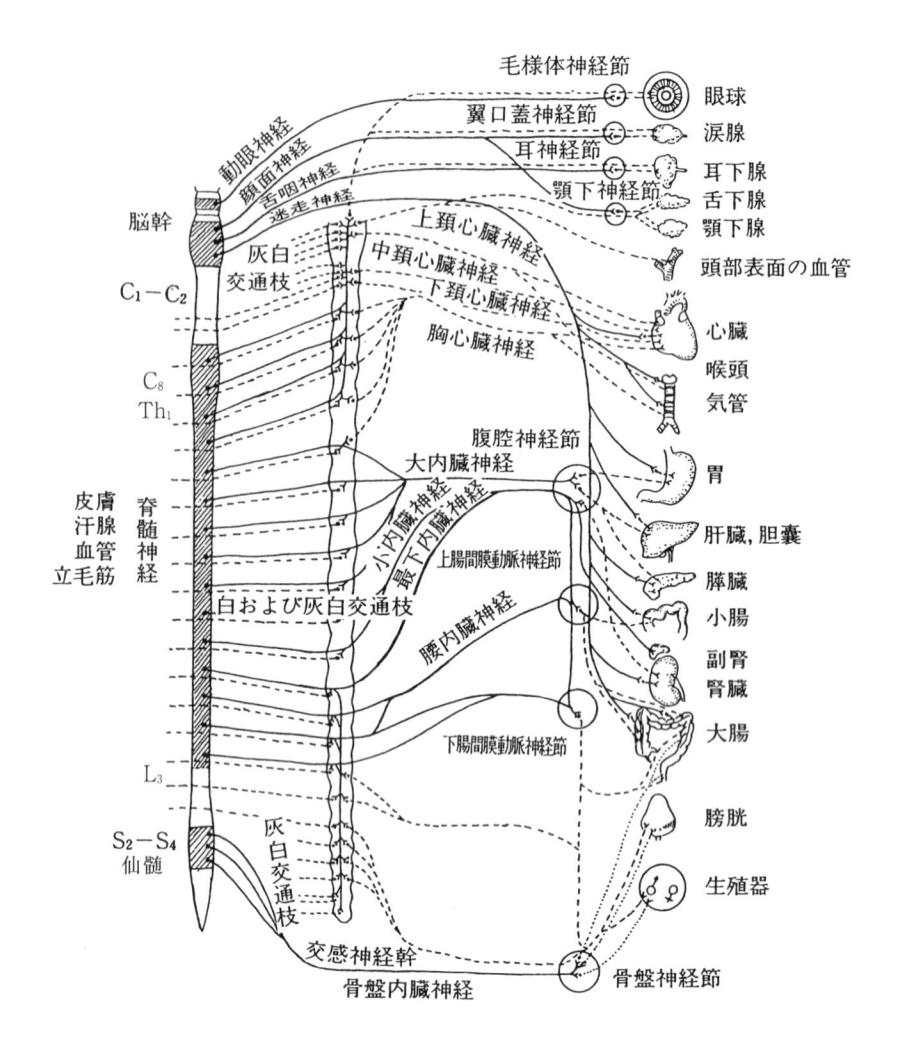

交感神経は点線で、副交感神経は実線で示す

図64　自律神経系の模式図

ことは、それらが損傷した場合の臨床症状を理解する上で役立つ。

　一般的には、末梢神経系の疾患の総称をニューロパチー（neuropathy）というが、厳密には変性による軸索の疾患であり、脊髄神経根や脳神経根から先の末梢神経線維の髄鞘が変性に陥ることがその主たる原因となる。症状は感覚

（三）自律神経

自律神経　autonomic nervous system

　自律神経は脳脊髄神経と異なり、内臓、血管、腺などに分布し、生命が直接必要とする作用を無意識的に調節し、意識にのぼらないということから自律という名称がある。自律神経は、意志によって運動のできる横紋筋を支配する体性神経系ではなく、平滑筋や心筋を支配し、動・植物神経に共通する代謝活動を調節するので、またの名を**植物神経系**と呼ぶ。自律神経は内臓に分布する神経系であって**内臓神経**ともいう。内臓神経系は内臓運動神経と内臓感覚神経に分けられる。

　内臓運動神経は体性運動神経とはっきりした区別がある。内臓運動神経は**平滑筋、心筋、腺**を支配し、体性運動神経は骨格筋を支配する。体性運動神経線維は1種類だけであるが、内臓運動神経線維は交感と副交感神経線維があり、同一器官に分布し拮抗的に働く。体性運動神経は下位中枢内から支配を受ける器官まで1つの神経元であるが、内臓運動神経は下位中枢内から支配する器官まで**2つ**の**神経元**で、1つは**下位中枢内**にあり、1つは**自律神経節**にある。前者を**節前神経元**といい、後者を**節後神経元**という（図6）。

　また、各々の神経元から出る線維を**節前線維、節後線維**という。体性運動神経は中枢から枝が分かれ支配する器官に直接分布するが、内臓運動神経は臓器と血管の付近で神経叢を作り、そこで節後神経元とシナプスして、ここで神経元を換えて、その節後神経線維からの枝が各器官に分布する。体性運動神経線維は太くて有髄神経であるが、内臓運動神経線維は細い無髄線維である。

　自律神経は**交感神経系**と**副交感神経系**に区別される。この両系は同じ内臓を支配する内臓運動神経であるが、一般に同一の効果器官に分布し、その作用は拮抗的である。

　交感神経と副交感神経とは形態学的にも異なる点がある。交感神経の下位中枢は**胸髄**と**腰髄**の**側角**にあり、副交感神経の下位中枢は**脳幹**と**脊髄の仙髄部**に

ある。交感神経の神経節は脊柱の両側と脊柱の前方にあり、副交感神経の神経節は支配する器官の近傍あるいは壁内にある。交感神経の一個の節前神経元は多くの節後神経元とシナプスを作る。一方、副交感神経の一個の節前神経元は比較的少数の節後神経元とシナプスを作るので、副交感神経の分布する範囲は交感神経のそれより狭い。全身の血管、汗腺、立毛筋の大部分は交感神経の支配であり、副交感神経の支配はない（神経系の基本的構成とモデル図6参照）。

A 交感神経系　sympathetic nervous system

a 交感神経幹

交感神経の下位中枢は**第1胸髄～第3腰髄**の側角の**中間外側核**にあり、**胸腰交感系**ともいわれている。交感神経系の周囲には交感神経幹、交感神経節、交感神経、交感神経叢がある。交感神経節は**幹神経節**（椎傍神経節）と**椎前神経節**とがある。

交感神経の主部は交感神経幹であり、交感神経幹は幹神経節と**上・中・下頚神経節**を連結する節間枝とからなる。**交感神経幹**は脊柱の両側にあり、上方は頭蓋底から下は尾骨まで数珠状を呈し、尾骨の前で左右の両交感神経幹は合流する。交感神経幹は頚、胸、腰、仙、尾の5部に分けられ、頚部の幹神経節は3～4個があり、尾部は1個、他の部位では椎骨の数と大体同じである。幹神経節の総数は19～24個ある。

椎前神経節は脊柱の前方の自律神経叢の中にあるので、自律神経叢神経節ともいう。**腹腔神経節、上腸間膜動脈神経節、下腸間膜動脈神経節**などがある。

脊髄側角にある交感神経系の起始細胞は節前線維を出し、前根を通って脊髄神経に入り、交通枝である**白交通枝**を介して幹神経節に入る。白交通枝は有髄性の節前線維で、白色に見えるためその名がある。白交通枝は胸髄1～腰髄3の脊髄神経前枝と対応する幹神経節の間にある。幹神経節からの節後線維は**灰白交通枝**を通して脊髄神経に入る。灰白交通枝は31対の脊髄神経の前枝と交感神経幹の間に存在し、無髄あるいは極めて薄い髄鞘を有するのみで、灰白色に見えるためその名がある（図64）。

b 節前線維と節後線維の走る方向

(三) 自律神経　165

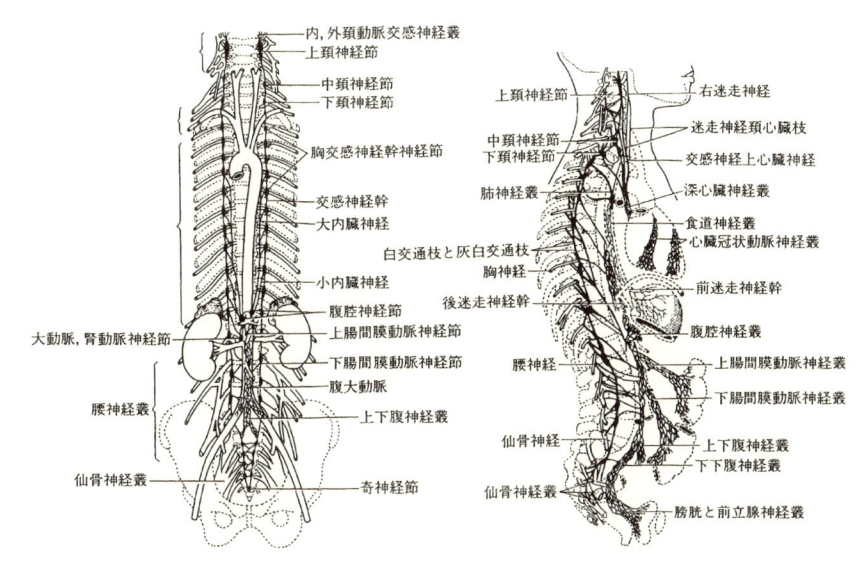

図65　交感神経幹と腹部及び骨盤部の自律神経叢

1　節前線維　脊髄側角の**中間外側核** intermedio lateral nucleus にある下位中枢の交感神経細胞は節前線維を出し、前根、脊髄神経、白交通枝を経て交感神経幹に入る。次の走行がある。
1) 椎傍(ついぼう)神経節に終わり、ここで神経元を換える。
2) 交感神経幹に入り交感神経の中で上行あるいは下行して、上方または下方の**椎傍神経節**に終わり、ここで神経元を換える。一般に上位胸髄からの節前線維は上行して頚部の椎傍神経節に至り、中位胸髄からの節前線維は上行あるいは下行して他の胸部の椎傍節に至る。下位胸髄と腰髄のものは下行して腰仙骨部の椎傍節に至り、それぞれの場所で神経元を換える。
3) 椎傍神経節を通過して、**椎前神経節**に終わり、ここで神経元を換える。

2　節後線維　幹神経節、椎前神経節からの節後線維の走向は次の通り。
1) **灰白交通枝**を経て脊髄神経に入り、それに伴行して頭部、頚部、体幹、四肢の血管、汗腺、立毛筋に分布する。節後線維は31対の脊髄神経にすべて含まれる。
2) 動脈の周囲で神経叢を作り動脈に伴行し、その節後線維は直接支配する

臓器に到達する。

c 交感神経の分布

交感神経はその支配する部位によって頭頸部、胸部、腰部、骨盤の4部に区分する。

1 頭頸部　頭頸部の交感神経幹の幹神経節は**上頸神経節、中頸神経節、下頸神経節**（星状神経節）の**3つ**がある。上頸神経節は大きな神経節で第2・3頸椎の横突起の前にあり、扁平な紡錘状をなす。この神経節へは**第8頸髄、第1〜2胸髄の側角**からの節前線維が交感神経幹の中を上行する。この上頸神経節が神経元を換える場所であり、その節後線維は頭頸部と心臓へ行く。中頸神経節は第4頸椎の高さにあり最も小さい。下頸神経節は第7頸椎の高さにあり、しばしば第1胸神経節と、稀に第2胸神経節と合して1つの頸胸神経節または**星状神経節**を作る。

幹神経節から頭頸部への節後線維の分布は次の通りである。

1）灰白交通枝を通じて頸神経に入り、頸神経に従って頭部、頸部、上肢の血管、汗腺、立毛筋に分布する。

2）幹神経節からの線維は内頸動脈、外頸動脈、鎖骨下動脈、椎骨動脈の周囲で神経叢を作り、神経叢から血管、分泌腺（唾液腺、涙腺、耳下腺、鼻腔と口腔の粘膜腺など）立毛筋、瞳孔散大筋などに分布する。

3）幹神経節から咽頭枝を出し、迷走神経と舌咽神経の枝と交通して咽頭神経叢を作る。

4）上中下の3つの頸神経節からの枝は上・中・下頸心臓神経を出し、胸腔に入って、**心臓神経叢**に至る。

2 胸部　胸部の両神経幹には10〜12個の幹神経節があり、これを胸の**交感性胸神経節**といい、脊柱の両側沿いに肋骨頭の前方に存在している。胸交感神経幹からの枝は以下のように分布する。

1）灰白交通枝を通して胸神経に入り、胸神経の枝分かれに従って胸壁、腹壁の血管、汗腺、立毛筋に分布する。

2）大動脈神経叢、食道神経叢、肺神経叢、心臓神経叢に加わる。

3）大内臓神経 great splanchnic nerve　第5〜第9胸神経節を通る節前線

維が合流してできたもので、胸椎体の側面を下がり、横隔膜の左右両脚の間を通って腹腔に入り、**腹腔神経節**に終わる。

　4）小内臓神経 lesser splanchnic nerve　第10～12胸神経節を通る**節前線維**が合流して小内臓神経となり、大内臓神経と共に横隔膜の両脚間を通って腹腔に入り、主に**腎動脈神経節**に終わる。腹腔神経節と腎動脈神経節からの節後神経線維は肝臓、膵臓、脾臓などの臓器と左結腸曲以上の消化管に分布する。

　3　腰部　腰交感神経幹は脊柱の前外側と大腰筋の内側縁に沿って下がり、胸部のそれより正中線に接し、一般に4個の神経節がある。
腰神経節からの枝は以下の通りである。
　1）灰白交通枝を介して腰神経に入り、腰神経に伴行して分布する。
　2）腰神経節を通る節前線維は合流して**腰内臓神経** lumbar splanchnic nerveとなって椎前神経節で神経元を換え、節後線維は左結腸曲以下の消化管と骨盤内の臓器に分布する。また血管に伴行して下肢の血管、汗腺、立毛筋に分布する。

　4　骨盤部　骨盤神経幹は仙骨前面の前仙骨孔の内側にあり、**仙骨神経節**は左右の交感神経幹と尾骨前で合して不対性の**不対神経節**になる。仙骨神経節からの枝は白交通枝を介して仙、尾骨神経に入り、会陰部と下肢の血管、汗腺、立毛筋に分布すると**骨盤神経叢**に入り、これらの節後線維は直腸、膀胱、生殖器などの骨盤内臓に**仙骨内臓神経** sacral splanchnic nerveとなって分布する。

B　副交感神経系 parasympathetic nervous system

　副交感神経の節前神経元が存在する下位中枢は脳幹の副交感神経核（中枢参照）と**第2～第4の仙髄内**にあり、ここから出る神経線維が交感神経と同じように、節前線維である。長い節前線維は節後神経元のある神経節に入り、ここでシナプスを作り神経元を換える。その節後線維は短く、付近の支配する器官に分布する（図6）。ここの神経節が副交感神経節であり、**器官傍神経節**と**器官内神経節**がある。
　頭部の副交感神経節は**毛様体神経節、顎下神経節、翼口蓋神経節、耳神経節**

の4つがあり、これらの神経節は比較的大きく肉眼でもよく見える。他の神経節は神経叢あるいは消化管と気道の壁内にあり、ごく小さく肉眼では見えない。

頭部の副交感神経線維は主に動眼神経（Ⅲ）、顔面神経（Ⅶ）、舌咽神経（Ⅸ）と迷走神経（Ⅹ）に混在しているが、脊髄の副交感神経では第2～第4の仙骨神経に混在している。副交感神経の下位中枢は頭部脳幹と仙髄にあるので**頭仙髄副交感系**ともいわれている。

  a 動眼神経（Ⅲ）に伴う副交感神経

動眼神経副核（Edinger-Westphal核）から起こる節前線維は、動眼神経の中を走り眼窩内に入り、分かれて**毛様体神経節**で神経元を換える。その節後線維は**毛様体筋**と**瞳孔括約筋**に分布し、瞳孔の対光反射とその調節を司る。

  b 顔面神経（Ⅶ）に伴う副交感神経

上唾液核から起こる副交感神経線維は2方向に分かれる。
1　節前線維は顔面神経と共に走り、顔面神経膝でこれと分かれて**大錐体神経** great petrosus nerve に入り、**翼口蓋神経節**に終止して神経元を換える。節後線維は**涙腺**と鼻腔、口蓋、咽頭などの粘膜に分布し、これらの部位における各腺の分泌を支配する。
2　節前線維は顔面神経と共に走り、顔面神経管の終部近くで顔面神経と分かれ**鼓索神経** chorda tympani nerve となって舌神経に加わり、舌神経から分かれて**顎下神経節**に入り神経元を換える。節後線維は**顎下腺**と**舌下腺**に至り、これらの腺の分泌を支配する。

  c 舌咽神経（Ⅸ）に伴う副交感神経

節前線維は**下唾液核**から起こり舌咽神経に伴行して走り、鼓室神経、鼓室神経叢、**小錐体神経**を経て**耳神経節**に入り、ここで神経元を換えて節後線維となって**耳下腺**に達し、その分泌を支配する。

  d 迷走神経（Ⅹ）に伴う副交感神経

節前線維は**迷走神経背側核**から起こる。これは迷走神経の大部分を占め、迷走神経の他の成分と共に胸腔と腹腔の大部分の臓器に至り、これらの臓器の内

部あるいはその付近にある神経節に終わる。そこで神経元を換え、その節後線維はこれらの臓器を支配する。

　e　仙骨神経に伴う副交感神経
　節前線維は**第2～4仙髄**から起こり、この起始細胞は仙髄の**中間内側核**にある。この節前神経細胞のある部分は、胸・腰髄の側角に相当するが、副交感性の運動神経核は仙髄にのみある。前根を通って第2～4仙骨神経に入り、前仙骨孔から出てから仙骨神経と分かれ、**骨盤内臓神経** pelvic splanchnic nerve（勃起神経）となり、骨盤神経叢の枝と共に骨盤内臓に至り内臓に分布する。
　なお、第一仙髄の尾側半から第三仙髄の吻側の前角にかけて存在するオヌフ核のおよそ650個の神経細胞から出る運動性神経線維は会陰部の骨格筋に分布する。それらは体性運動神経細胞であるが、筋委縮性側索硬化症や急性灰白髄炎では障害されず、自律神経の変性疾患（シャイードレーガー症候群）で変性し脱落するが、そのものとは異なる。

　C　内臓感覚神経

　内臓神経には異論があるかもしれないが、体性神経と同じように運動と感覚を司る2種類の成分がある。**内臓運動**は内臓と心臓、血管の運動と腺の分泌を支配する。**内臓感覚**は体性感覚と同じように感覚神経元の細胞体は、脳神経節と脊髄神経節の中に含まれている。感覚神経元の末梢枝は内臓と心臓、血管の感覚器に分布し、内臓からの感覚を各レベルの中枢や大脳へ伝え、中枢はそれを統合し、内臓運動神経を通して内臓の活動を調節する。これによって身体は内外の環境のバランスを保ち、正常の生命活動を維持できる（ホメオスタシス）。
　脳神経節からの感覚線維は顔面神経、舌咽神経、迷走神経に合流して頭、頚、胸、腹部の臓器に分布し、その感覚を脳幹の**孤束核** nucleus of solitary tract に伝える。脊髄神経節からの感覚線維は交感神経と副交感神経である骨盤内臓神経と共に内臓と血管に分布し、その感覚を脊髄の**後角**に伝える。孤束核と脊髄の後角からの線維は、脊髄と脳幹を上行してその感覚を大脳皮質に伝える。
　内臓感覚神経と体性感覚神経は形態から見て大体同じであるが、機能から見て内臓感覚神経はそれ自体に特微がある。
　内臓は一般の刺激ではあまり疼痛を感じないことがよく知られているが、こ

れはおそらく内臓には感覚線維が少ないことによるものであろう。例えば、内臓の切る、焼く、押すなどの刺激による疼痛は軽い感覚である。これと反対に病的な刺激（引っ張る、捻じる、平滑筋の痙攣、血液欠乏）では激烈な疼痛を惹起する。

内臓感覚の線維はその支配領域が広く、かつ比較的多くの脊髄段節を経て中枢に入り、一本の内臓感覚線維はいくつかの臓器の感覚を伝える。すなわち内臓感覚の伝導はわりあい散在的で放散的なものなので、その原発部位を特定することは難しい。

D 内臓神経叢

交感神経、副交感神経、内臓感覚神経は常に臓器の付近と動脈の周囲に神経叢を作り、そこからの枝は内臓に分布する。内頚動脈神経叢、外頚動脈神経叢、鎖骨下動脈神経叢、椎骨動脈神経叢などは副交感神経がなく、他の神経叢は交感神経叢、副交感神経叢、内臓感覚神経からなっている。

a 心臓神経叢

これは交感神経幹の上・中・下の3つの頚神経節、胸1～5幹神経節からの心臓神経と迷走神経からの心臓神経からなる。**心臓神経叢**はさらに深浅2層の神経叢に分かれる。浅神経叢は大動脈弓と肺動脈の間にあり、深神経叢は大動脈弓と気管下端の間にある。神経叢に小さな副交感神経節があり、節前線維はここで神経元を換え、心臓神経叢の枝は冠状動脈の分枝に伴行して心筋に入る。

b 肺神経叢

迷走神経の肺枝と胸髄2～5幹神経節からの交感神経の節後線維からなり、肺根の附近に存在し、気管支や肺血管の分枝と共に肺に分布する。

c 腹腔神経叢

この神経叢は腹大動脈の上部で、腹腔動脈、上腸間膜動脈、腎動脈の起始部に分布し、大・小内臓神経、迷走神経（右迷走神経の腹腔枝）と腹腔神経節、上腸間膜動脈神経節、腎動脈神経節などから構成される。**大・小内臓神経**の交感神経の節前線維は神経叢中の交感神経節で神経元を換える。迷走神経の副交

感神経の節前線維は、分布する器官の付近、あるいは器官内の神経節で神経元を換える。腹腔神経叢と連絡する神経叢は肝神経叢、脾神経叢、胃神経叢、腎神経叢、腸間膜動脈神経叢などがあり、それぞれの動脈に沿って各臓器に至る。

  d 腹大動脈神経叢

　腹大動脈を包み総腸骨動脈の分岐部に達し、上部では腹腔神経叢、下部では下腸間膜動脈神経叢と連絡し、この動脈と共に下行結腸とS状結腸に分布する。この神経叢は内・外腸骨動脈と共に一部は骨盤に、一部は下肢に分布する。

  e 下腹神経叢

　上・下腹神経叢は腹大動脈神経叢の続きで仙骨の前方にある。この神経叢に下位腰幹神経節からの腰内臓神経が加わる。

　下・下腹神経叢は上・下腹神経叢の続きで**骨盤神経叢**ともいわれ、仙骨幹神経節からの交感神経節後線維と第2～4仙髄の副交感神経節後線維とからなり、骨盤の内臓、すなわち直腸、膀胱、子宮、前立腺などの周囲に神経叢を作り、これらの臓器を支配する。

  f 大腿動脈神経叢

　腸骨動脈神経叢の続きで、大腿動脈に伴行する神経叢で大腿動脈の枝分かれに従って、下肢や足などの動脈に分布する。

（四）脳と脊髄の被膜、脈管及び脳室

  A 脳と脊髄の被膜

　脊髄と脳は半膠様質の柔らかいどろどろした組織なので、堅牢な脊柱と頭蓋腔内に納められている。その上、**髄膜**meningesという保護と支持作用がある3層の被膜によって包まれ、被膜の血管から栄養を得る。脳と脊髄を包む3枚の被膜を**硬膜**dura mater、**クモ膜**arachnoid、**軟膜**pia materという。クモ膜と軟膜は広義の軟膜で、3枚の膜を総称して髄膜という。

a 脊髄の被膜

1 硬膜 大後頭孔の周辺から始まり、第2仙骨レベルで細くなって**終糸**を包み、尾骨に付着する。硬膜と脊柱管の骨膜間は脂肪組織と静脈で充たされ、硬膜上腔となる。硬膜上腔は陰圧を呈し、神経根はここを通る。ちなみに硬膜上腔麻酔はここで行う。

2 クモ膜 血管のない結合組織からなる薄い一層の膜からなり、その中に膠質線維、弾性線維、網状線維を含んでいる。脊髄硬膜との間は狭い**硬膜下腔**で、軟膜との間は広い**クモ膜下腔** subarachnoidal space が存在している。クモ膜から細い結合組織性線維束の突起が出ており、外面では硬膜と、内面では軟膜と疎に結合する。結合組織性線維束の突起間の腔所は互いに交通し、クモ膜下腔となり、その中は**脳脊髄液**に充たされている。尾部のクモ膜下腔には脊髄がなく、終槽となり、この中に脊髄の**馬尾** cauda equina がある。脊髄のクモ膜下腔は大後頭孔を経て脳のクモ膜下腔と交通している。

3 軟膜 ごく薄い膜で、血管に富み、脊髄表面に密着し、各溝の中にも進入する。脊髄の両側で軟膜は一列の三角形を呈する歯状靱帯と成り、脊髄神経の前後2根間を通って硬膜に付着する。**歯状靱帯**は弾力性があり、脊髄の彎曲運動に影響されることなく、脊髄を固定させる作用がある。

脊髄は上端の延髄、下方の馬尾、周囲の神経根、歯状靱帯、クモ膜からの結合組織性線維束などでよく固定されており、その上、脊柱管、脊髄の3層の被膜、硬膜上腔の脂肪組織と静脈叢、脳脊髄液などにより良く保護されているので一般の振動では損傷しない。

b 脳の被膜
1 硬膜 強い結合組織からなる内外2葉の膜で、脳の被膜をなすと同時に脊髄のものとは異なり、頭蓋内面の骨膜を伴っている。硬膜は頭蓋骨と緩く結合し、特に後頭部と側頭部は顕著で、脳の手術時には良くこの2ヵ所を選び切れ目を入れる。頭蓋底内面と縫線部では硬く固着している。頭蓋底の骨折ではよく硬膜が裂け、脳脊髄液が流れ出る。脳硬膜の外面と頭蓋骨の内面の間を**硬膜外腔**、脳硬膜の内面とクモ膜の間を**硬膜下腔**と称せられる。脳の硬膜は脳を

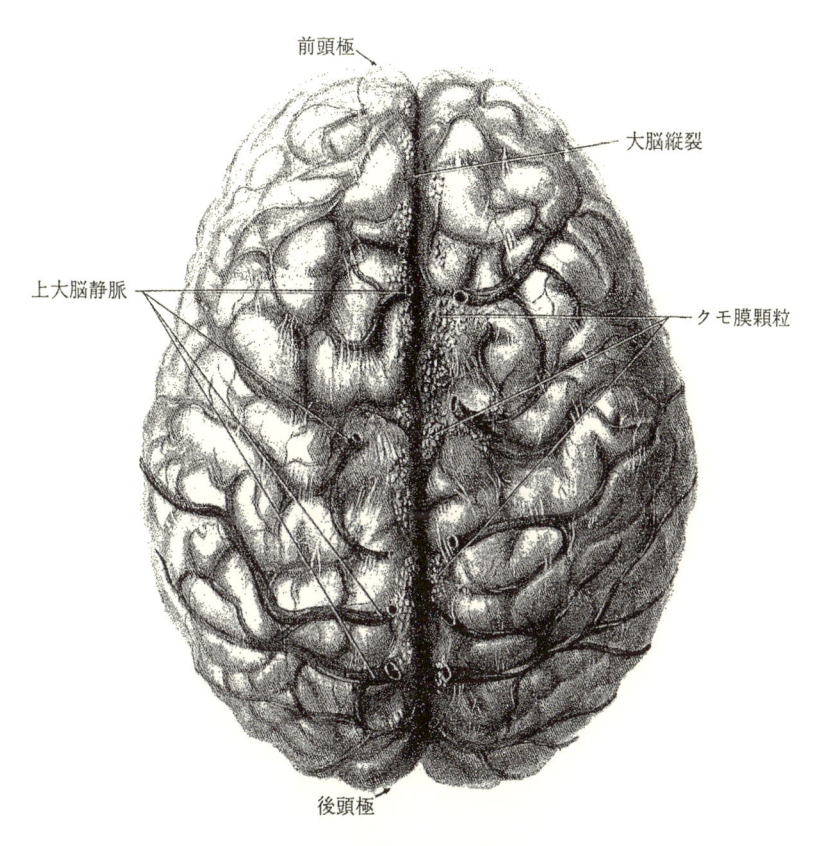

(四) 脳と脊髄の被膜、脈管及び脳室　173

A　クモ膜とクモ膜顆粒

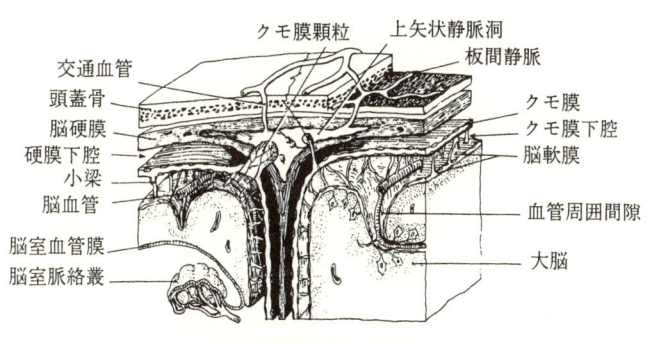

B　クモ膜下腔の模式図

図66　脳の髄膜とクモ膜顆粒

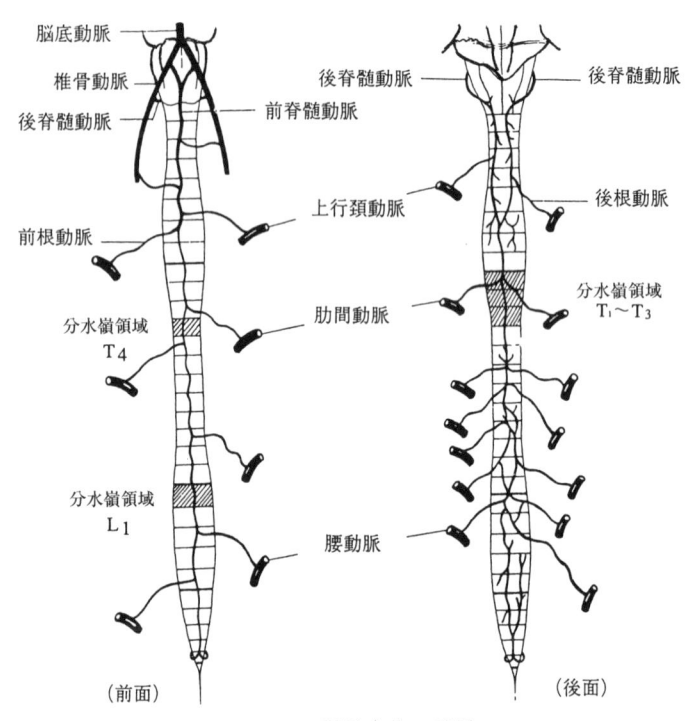

A 脊髄全体の動脈

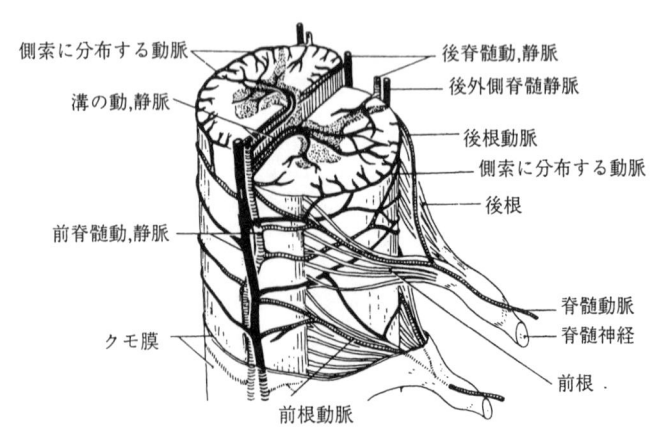

B 脊髄動・静脈の拡大図

図67 脊髄の動脈

包むと同時に矢状面に張った硬膜板を形成し、頭蓋腔に伸び、脳を保護し固定する作用がある。次の3種類の硬膜板がある。
 1）大脳鎌　鎌形をしており、頭蓋正中線に沿って前後に走り、左右大脳半球の縦裂に入って下縁は脳梁の上方に終わり、両大脳半球を隔てている。前方は鶏冠から始まり、上方は矢状溝に付着し、後方は小脳テント上面の正中線と癒着する。
 大脳鎌の上縁と下縁は2葉に分かれて、それぞれ**上・下矢状静脈洞**となり、上矢状静脈洞は**静脈洞交会**に、下矢状静脈洞は**直静脈洞**に開口する。
 2）小脳鎌　大脳鎌の下に続くごく小さい三角形をした隔膜で、小脳の両半球間に入る。内後頭隆起から大後頭孔まで走行し、上縁は小脳テントと癒着し、後縁は内後頭稜に付着して後頭静脈洞を伴い、静脈洞交会に開口する。
 3）小脳テント　大脳の後頭葉の下面と小脳の上面を隔てて横に走る膜である。後縁は後頭骨の横溝に付着して横静脈洞となりS状静脈洞に続く。外縁は側頭骨の錐体の上縁に付着し、内縁は遊離しており、両側の遊離縁は彎曲してテント切痕を作り中脳に通じる。小脳テントは上面の中線で大脳鎌と直交し、直静脈洞を作り静脈洞交会に開口する。
 小脳テントの内外縁の前方はトルコ鞍上方の小さい鞍隔膜に移行し、鞍隔膜に小孔があり、その中を下垂体の漏斗が通っている。
 脳硬膜静脈洞は脳の静脈血を導出する血管で、2葉の硬膜の内面は薄い内皮細胞が覆い、平滑筋がなく、損傷すると出血は止めがたくなり、頭蓋内の血腫となる。

 2　クモ膜　硬膜の下方にある薄い膜で、脊髄のクモ膜と同じ構造をもつ。脳硬膜との間を**硬膜下腔**といい、軟膜との間を**クモ膜下腔** subarachnoidal-space といって**脳脊髄液** cerebrospinal fluid がその中を流れている。大脳縦裂は例外であるが、他のすべてのクモ膜は脳溝に入らないので、脳溝にまで進入している軟膜とは容易に区別できる。
 クモ膜下腔は所々で広くなって、**クモ膜下槽**となる。小脳延髄槽は小脳と延髄の背面にあり、一番大きくて、下方では脊髄のクモ膜下腔と交通する。脚間槽は両側の大脳脚の間に、交叉槽は視神経交叉の附近にある。また、橋の周りに橋槽、中脳の周りに迂回槽、大大脳静脈の周りに大大脳静脈槽がある。

クモ膜は所により外方に大小不定の突起を出し、これは上矢状静脈洞の周りに一番多く、この突起は硬膜の中に侵入して脳硬膜洞に達している。これを**クモ膜顆粒** arachnoid granulation といい、脳脊髄液はここから硬膜静脈洞へ流れ出る（図66）

3　軟膜　血管に富む薄い柔らかな膜で、脳の表面に密着している。クモ膜とは異なり、すべての脳溝に入り込み、脳を栄養する作用がある。

脳室のある部位で、軟膜と血管は脳室表面の上衣細胞と連絡して**脈絡組織**を形成し、この脈絡組織から脳室内に向かって**脈絡叢** choroid plexus を出し、**脳脊髄液**を分泌する。

B　脈管と脳室

a　脳組織は新陳代謝の盛んな場所で、酸素の消費量も多く、血液の供給は豊かである。脳血管は体の血管と比べて、その特徴がある。まず、血管の壁は薄く、弾性線維と平滑筋に乏しい。また静脈と静脈洞に弁膜はなく、心臓の吸い込みにより容易に血液は心臓に戻る。動脈と静脈は伴行せず、動脈は脳の表面で豊富な吻合枝を作り、ここから脳組織に入る脳動脈が**終動脈**である。

1　脊髄の血管

脊髄は主に**椎骨動脈** vertebral artery から血液を受ける。これは**前脊髄動脈**と**後脊髄動脈**に分かれる。前脊髄動脈は椎骨動脈の上端から出て延髄の腹側に沿って下降し、大後頭孔の上方で一本となり、大後頭孔を通って脊柱管に入り、脊髄前正中裂に沿って脊髄の下端に至る。後脊髄動脈は椎骨動脈から分かれ、延髄の両側で後方に向き、大後頭孔を通って2本のまま後外側溝に沿って下降する（図67-A）。

前・後脊髄動脈は交通枝により吻合され、交通枝から脊髄の内部に枝を与える。前脊髄動脈の枝は前索、側索、前角、側角、後角の基底部を栄養し、後脊髄動脈は後索と後角を養う。

椎骨動脈の他に、脊髄はまた肋間動脈、腰動脈、腸腰動脈、外側仙骨動脈の脊髄枝から血液を受ける。

一方、脊髄の静脈は脊髄を出ると前・後脊髄静脈を経て脊柱管の内外にある静脈叢に流れ込み、椎骨静脈、肋間静脈、腰静脈などに注ぐ（図67-B）。

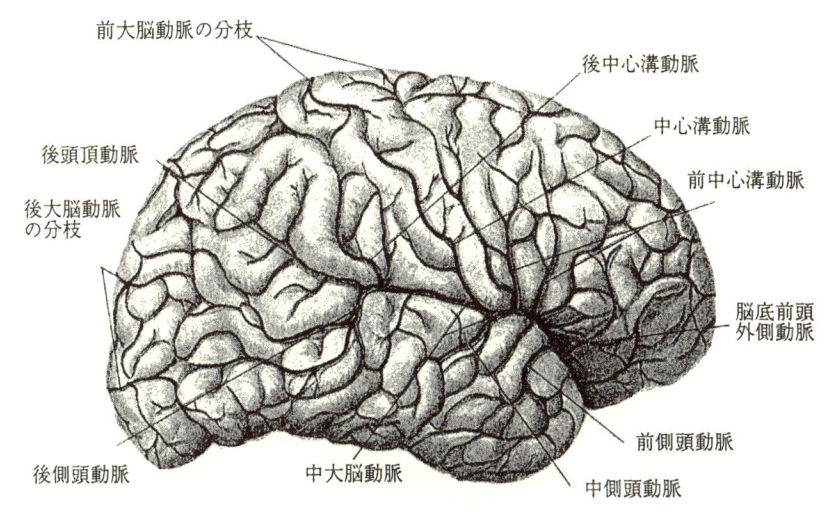

(四) 脳と脊髄の被膜、脈管及び脳室　177

A　大脳外側面の動脈

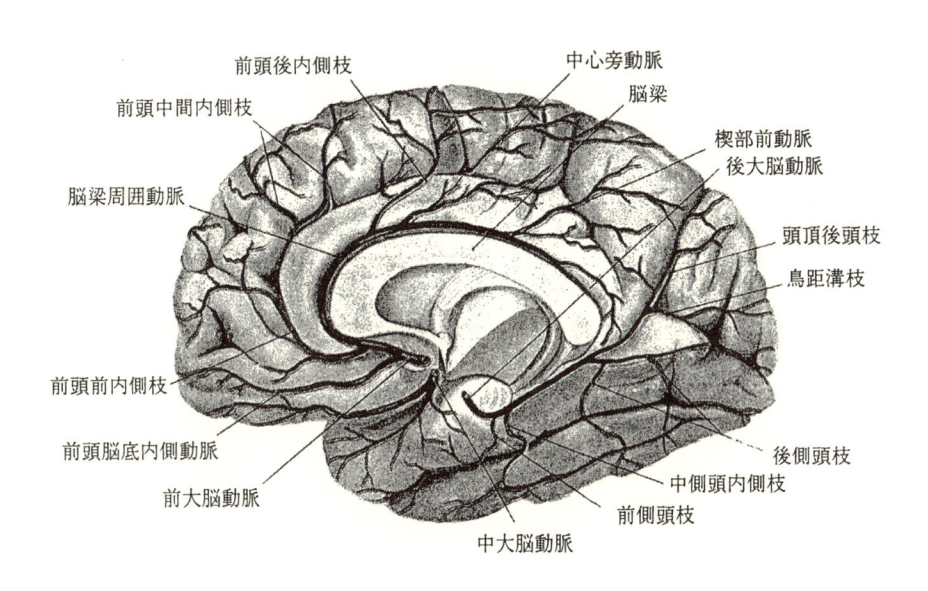

B　大脳内側面の動脈

図68　大脳の動脈分布

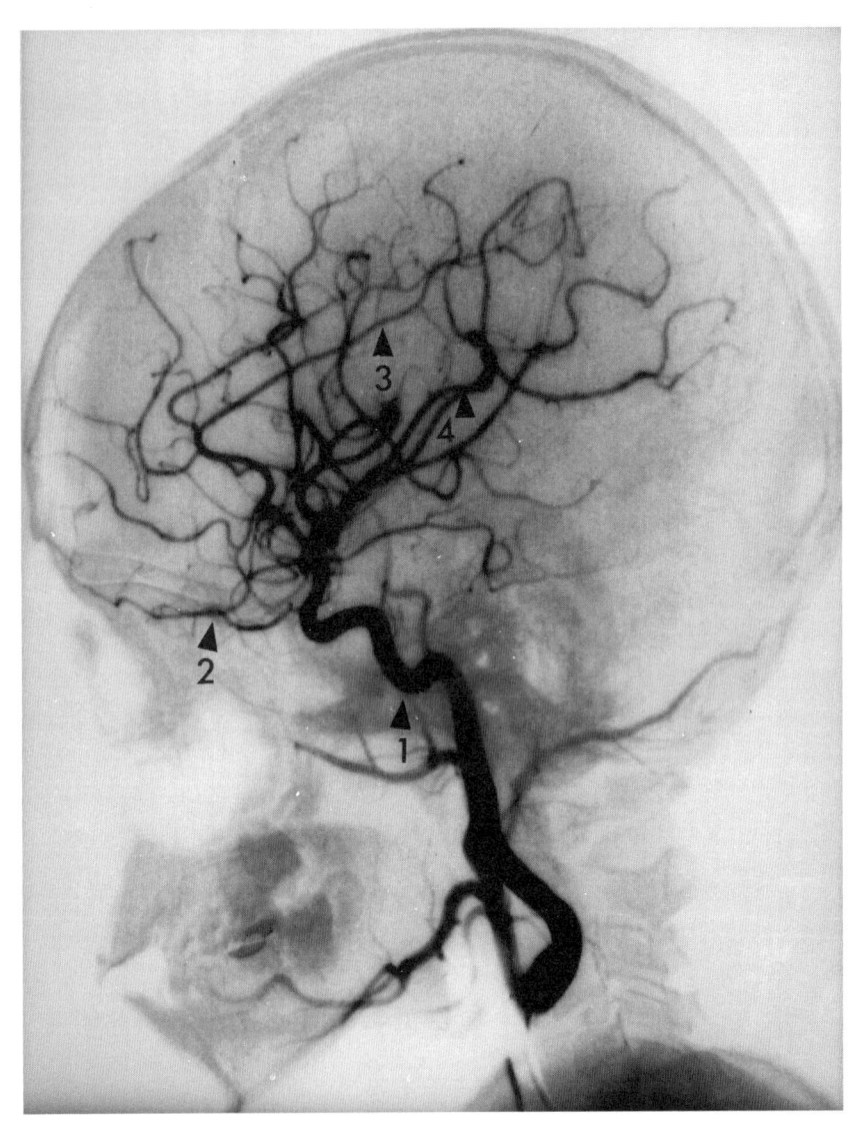

図69 内頚動脈の血管造影法によるその走行
1 内頚動脈、2 眼動脈、3 前大脳動脈、4 中大脳動脈（門間博士提供）

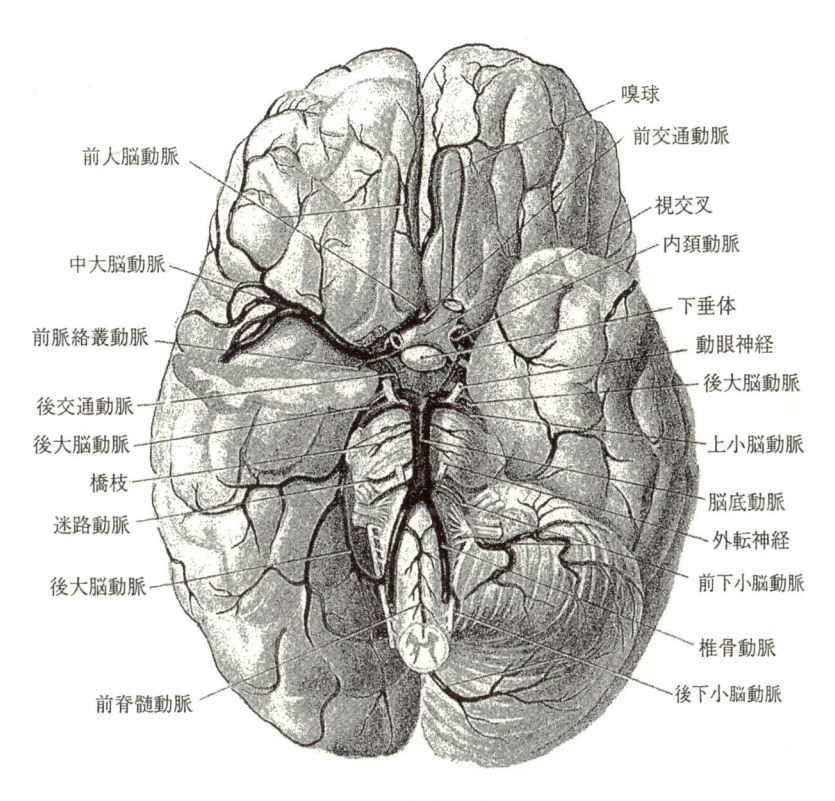

（四）脳と脊髄の被膜、脈管及び脳室　179

A　脳底の動脈

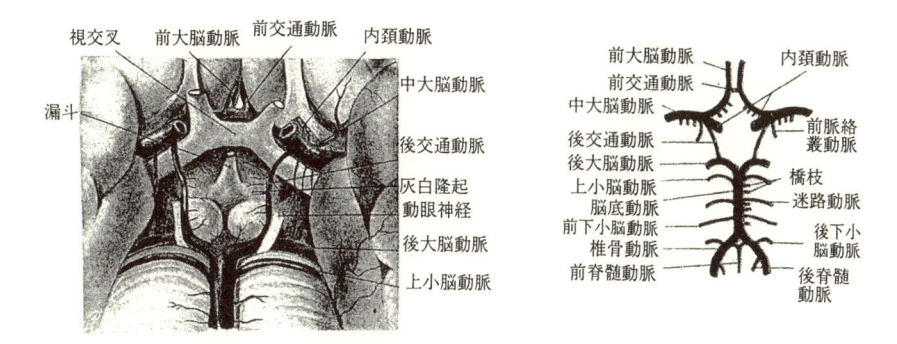

B　大脳動脈輪（Willis動脈輪）

図70　脳の血管

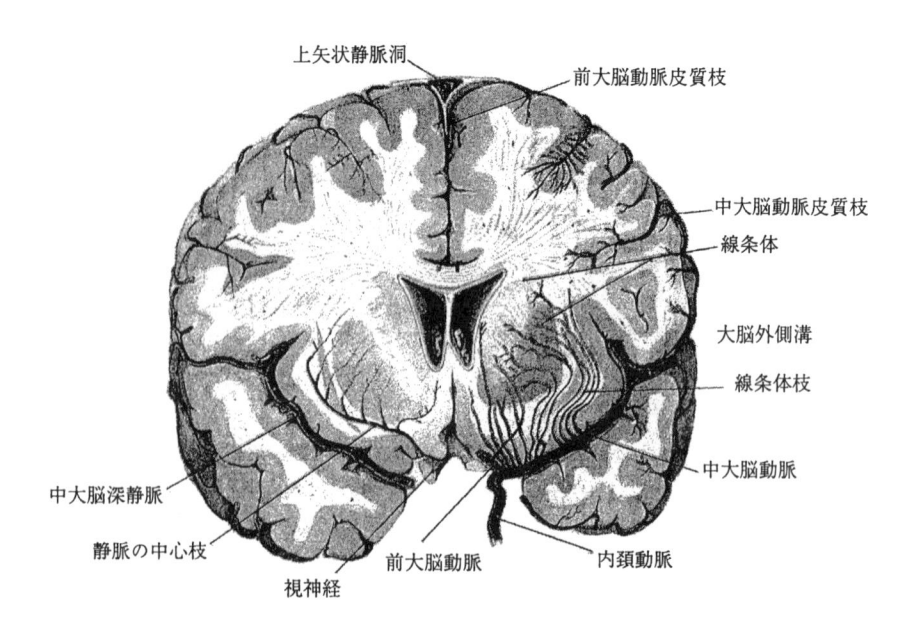

A 大脳皮質と髄質の脈管

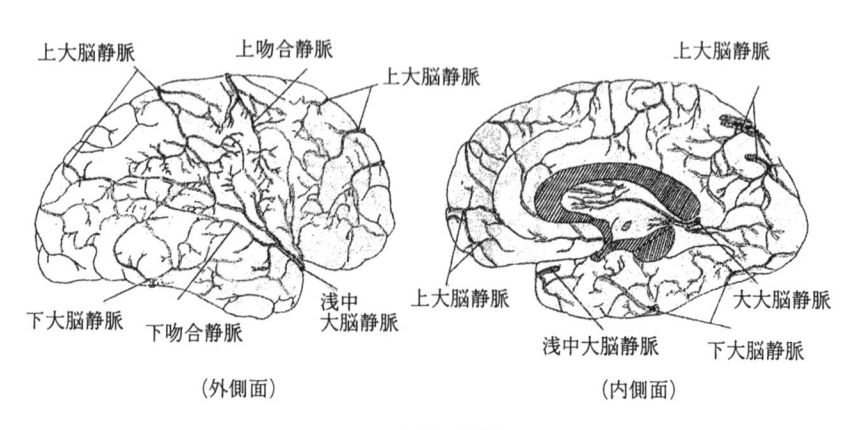

B 大脳の静脈

図71 大脳の脈管

2　脳の血管

脳は両側の**椎骨動脈** vertebral artery が合流してできた**脳底動脈** basilar artery と**内頚動脈** internal carotid artery から血液を受ける（図70-A、B）。

1）椎骨動脈

椎骨動脈は**鎖骨下動脈** subclavian artery から起こり、頚椎の横突孔と大後頭孔を通って頭蓋腔に入る。脊髄への枝は前述した通りである（図67-B）。小脳へは後下小脳動脈を出し、後外側方に走って小脳後下面に分布する。

2）脳底動脈

左右の椎骨動脈が橋の前面で合流して一本の脳底動脈となり、橋の腹側にある脳底溝を前進して、橋の前縁に至って左右の後大脳動脈に分かれる。主な枝には次のようなものがある。

（1）前下小脳動脈　小脳の前下面に分布する。

（2）迷路動脈　内耳孔を通じて内耳の迷路に分布する。

（3）橋枝　橋の基底部に分布する多数の小さい枝である。

（4）上小脳動脈　小脳テントの下を通り、中脳の大脳脚で後外側に向き小脳の上面に分布する。

（5）後大脳動脈　脳底動脈の終枝で、大脳脚を回って後外側方に走り、後頭葉と側頭葉の内面に現れる。

皮質枝は頭頂葉、側頭葉、後頭葉の下面、内面、外面の一部に、中心枝は視床に分布する。

3）内頚動脈

この動脈は**総頚動脈** common carotid artery から起こり、**外頚動脈**の内側に接し、咽頭の外側に沿って上行し、頭蓋底に達し、**頚動脈管**を通って頭蓋腔に入り、蝶形骨体の外側にある海綿静脈洞に入り、眼動脈を出して脳動脈となる。

脳に分布する主な枝には、つぎのようなものがある（図69、70）。

（1）前脈絡叢動脈　内頚動脈の末端から起こり、視索の腹側に沿って後走し、側脳室下角に入り、側脳室脈絡叢に分布する。この動脈は後大脳動脈と吻合し、内頚動脈と椎骨動脈の吻合枝となる。

（2）前大脳動脈　視索を越えて前内側方に走行し、大脳縦裂に入り、左右の前大脳動脈と交通する**前交通動脈**を出し、脳梁の背側面に沿って後方へ走

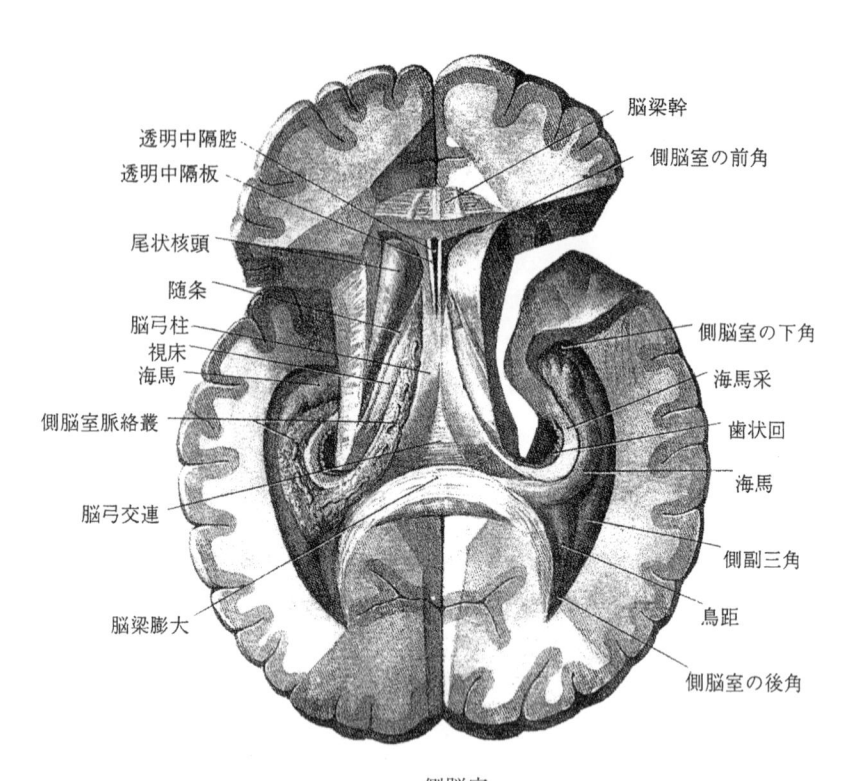

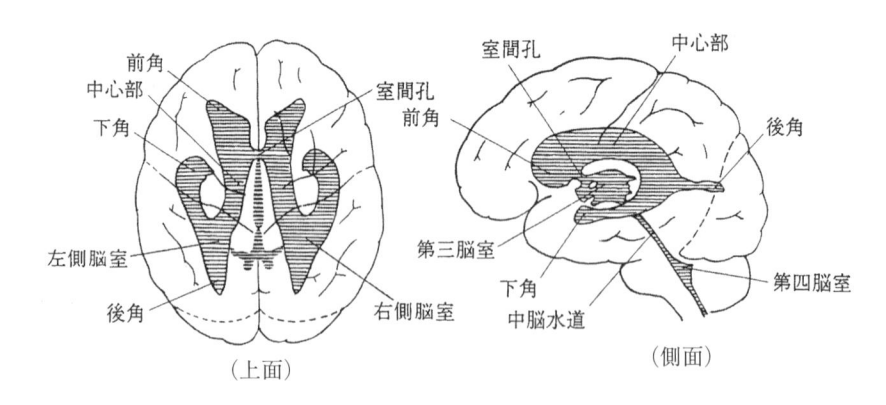

図72 脳室投影の模型図

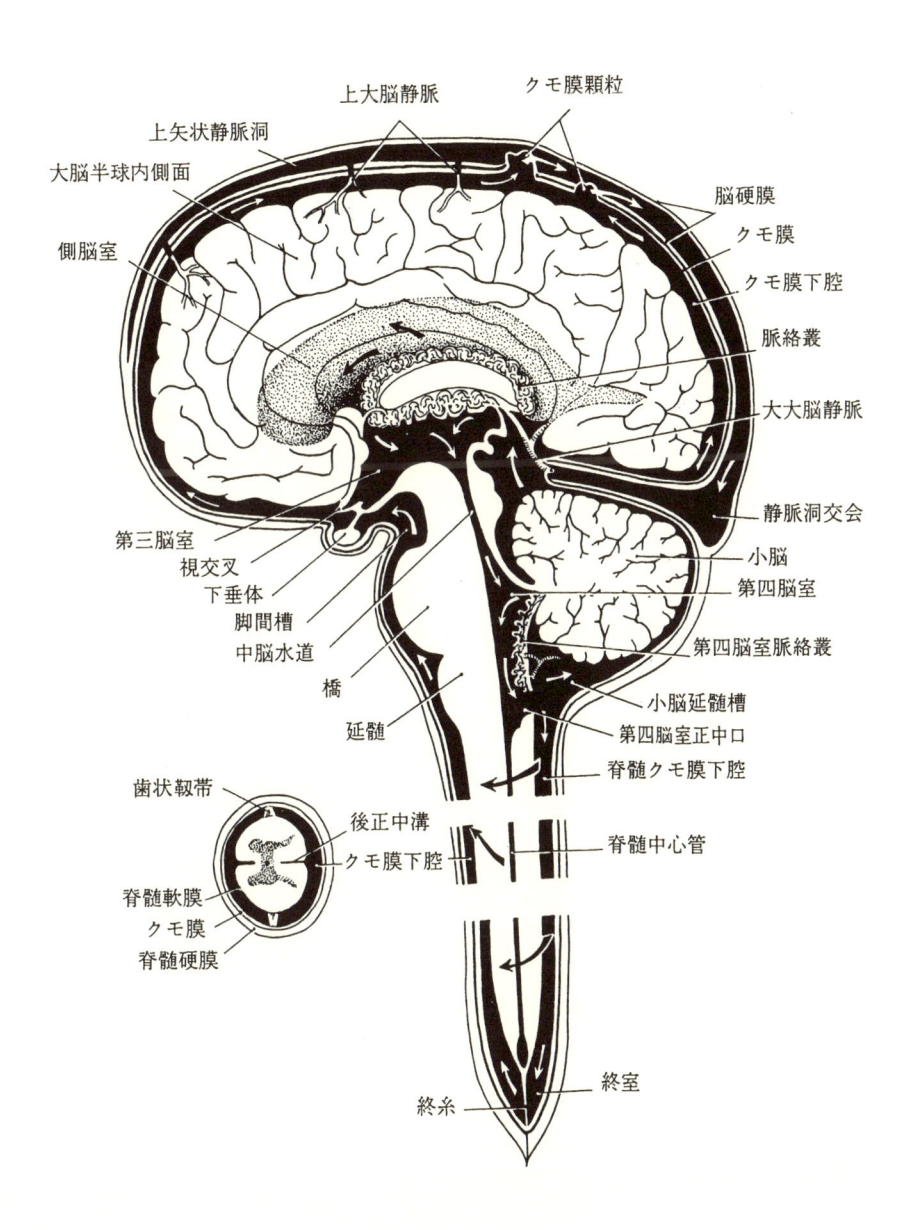

(四) 脳と脊髄の被膜、脈管及び脳室　*183*

図73　脳脊髄液の循環模式図

途中で多数の皮質枝を出し、主に前頭葉と頭頂葉の内側面に分布する。一部は半球上縁を越えて、半球外側面の上部にも達する。前大脳動脈からいくつかの中心枝が出て、前有孔質を通って脳の内部に入り、尾状核、レンズ核前部、視床下部と内包の前脚に分布する（図68-B）。

（3）中大脳動脈　内頚動脈の終枝である。外側部から外側溝に入り、この中を走行しながら皮質枝を出し、前頭葉、頭頂葉、側頭葉の大脳半球外側面の大部分と島に分布している。脳底部では数本の細い枝が出て、垂直に上行し**内包**に分布する。高血圧と動脈硬化症による脳血管の破裂出血はよくここで発生する。内包の伝導路が侵されると半身不随を起こすので**卒中動脈**とも呼ばれ、臨床上極めて重要である（図71-A）。

（4）後大脳動脈　脳底動脈の終枝で、大脳脚の外側を廻って大脳横裂の中に進入し、主として後頭葉と側頭葉の一部に分布する。左右の前交通動脈、中大脳動脈と後大脳動脈との間には対性の**後交通動脈**があって、そのために脳底に七角形の**大脳動脈輪**が形成されている（図70-A）。

4）**大脳動脈輪（Willis動脈輪）**　トルコ鞍の周囲で、視神経交叉、漏斗、乳頭体、後有孔質などを取り囲む七角形の動脈輪の名称である。前方では前交通動脈と両側の前大脳動脈、両側では外側の内頚動脈の末端部と両側の後交通動脈、後方では脳底動脈から出る2本の後大脳動脈などの交通からなる（図70-B）。この動脈輪は内頚動脈と椎骨動脈との間の吻合をなすものであって、脳の血液循環を均等に調節する作用がある。大脳動脈輪は極めて変異に富み、人によって色々な型があって、完全な輪を形成しない人もいる。

　脳の静脈は動脈に伴行することなく、独自の経過をとり、それらは**浅大脳静脈**と**深大脳静脈**に分けられる。浅大脳静脈は脳の浅部にあり、脳の皮質の血液を集め近隣の**硬膜静脈洞**に流れ込む。半球外側面の上半部の静脈血は**上矢状静脈洞**と**横静脈洞**に、半球外側面の下半部と前頭葉のものは**下矢状静脈洞**に、側頭葉と後頭葉のものは**海綿静脈洞**に、島のものは**横静脈洞**に流入する（図71-B）。

　深大脳静脈は大脳深部の髄質、大脳基底核、視床、線条体、脳室の脈絡叢などからの静脈血を集め、最後に**大大脳静脈**となり**直静脈洞**に注ぐ。

　硬膜静脈洞に流れる静脈血の大部分は、**S状静脈洞**から頚静脈孔を通り最終

的には**内頚静脈**に送られる。

C　脳室と脳脊髄液の循環

a　脳室系 ventricular system　脳の内部にある脳室系は本来、脊髄中心管の続きであり、脳の発達に伴って所々に膨大部を形成し脳室となる。

側脳室 lateral ventricle は大脳半球の内部にあり、左右1対で、それぞれ**室間孔（モンロー孔）** interventricular foramen によって第三脳室と交通している（図72）。

第三脳室は両側の視床の間にあり、ごく狭く前後に扁平な長方形をした腔所である。これは**中脳水道** cerebral aqueduct により**第四脳室**と交通している（図72）。

第四脳室は脳幹の背側と小脳の間に存在し、下方で脊髄の**中心管**に続く。**第四脳室**には3つの口があり、これによって脳室系はクモ膜下腔と交通している（図72）。**第四脳室正中口**（マジャンディ孔）は菱形窩の下角の上方にあり、**第四脳室外側口**（ルシュカ孔）は左右1対をなし、菱形窩の外側陥凹の尖端にある。第三脳室、第四脳室の背側面、側脳室の内側面の脳室壁は極めて薄くなって脈絡組織を作り、脳室内に**脈絡叢** choroid plexus を出し、ここが**脳脊髄液**を分泌する場所となる。

b　脳脊髄液の循環

脳脊髄液は各脳室の脈絡叢から分泌される無色透明な液体で、成人では約150mlあり、各脳室、脊髄の中心管、クモ膜下腔を満している。脳脊髄液は絶えず**脈絡叢**から分泌され、**クモ膜顆粒** arachnoid granulation を通して静脈に還流され、脳室とクモ膜下腔の中で常に一定の量を保っている。これは脳と脊髄を保護し栄養する働きがあり、脳組織と髄膜に病変があれば、脳脊髄液の成分に変化が生じるので、臨床上、脳脊髄液の化学的分析が診断の手助けとなる。

脳脊髄液の循環は、脳室の脈絡叢で分泌され、側脳室→室間孔→第三脳室→中脳水道→第四脳室→第四脳室正中口と外側口→クモ膜下腔→クモ膜顆粒→硬膜静脈洞→内頚静脈に入り、頭蓋腔を出る（図73）。

関連参考図書と索引

1 齋藤基一郎，佐々木薫：電子顕微鏡によるシナプス研究の歩み，その超微構造と働き，茨城県立医療大学紀要，2001：22-36.
2 齋藤基一郎，門間正彦，熊谷英夫，稲垣裕美：ヒト大脳皮質の形態計測学的研究，MRI画像の3次元解析，茨城県立医療大学紀要，2006：109-120.
3 福田哲夫（訳），カハール（原著）：ニューウロン説か網状説か，永井書店，大阪 1960：1-141.
4 万年甫：神経学の源流，東京大学出版会，東京，1969：1-288.
5 伊藤正男，祖父江逸郎，小松崎篤，廣瀬源三郎（編集）：小脳の神経学，医学書院，1986：1-325.
6 岩堀修明：神経解剖学，金芳堂，1998：1-568.
7 大谷克己，山田仁三：目で見る人脳の構造，クバプロ，1990：1-185.
8 小川鼎三：脳の解剖学，東京木村書店，1955：1-247.
9 小島徳造：中枢神経系の解剖学，医歯薬出版株式会社，1974：1-347.
10 後藤昇，柳下章，大浜栄作，宮田元：臨床のための神経形態学入門，三輪書店，2009：1-240.
11 後藤文男，天野隆弘：臨床のための神経機能解剖学，中外医学社，1992：1-187.
12 齋藤基一郎，王昌立（訳）：目でみる人体解剖，廣川書店，1990：1-418.
13 齋藤基一郎，王昌立，後藤保正：医療のための人体解剖学，廣川書店，1996：1-233.
14 佐野豊：神経解剖学，南山堂，1974：1-563.
15 佐野豊：神経科学，形態学的基礎，1　ニューロンとグリア，金芳堂，1995：1-1079.
16 佐野豊：神経科学，形態学的基礎，2　脊髄・脳幹，金芳堂，1999：1-1154.
17 時実利彦（編）：脳と神経系，岩波書店，1976：1-518.
18 新見嘉兵衛：神経解剖学，朝倉書店，1984：1-220.
19 野村嶬，末永義圓，高橋利幸，安井幸彦，小林邦彦：標準理学療法学・作業療法学専門基礎分野解剖学，医学書院，2007：1-443.
20 藤澤浩四郎：神経病理學研究断章，日本学会事務センター，1996：1-326.
21 万年甫　ほか：脳解剖学，南江堂，1994：1-332.

22 森於菟　ほか：解剖学（分担）2巻　脈管・神経学，金原出版株式会社，2006：1-533.
23 山田仁三，大谷克己：剖出による人脳の立体構造，クバプロ，1993：1-181.
24 Abrahams,P.H.,Hutchings,R.T.Marks,Tr.S.C.：McMinn's Colour Atlas of Human Anatomy 4th ed. 人体解剖カラーアトラス，佐藤達夫（訳）南江堂，1999：1-373.
25 Brodal,A.：The Cranial Nerves, Anatomy and anatomicoclinical correlations. 2nd.ed., Blackwell Scientific Publications, Oxford, London, Edinburgh, Melbourne,1972：1-124.
26 Brodal,A,：Neurological anatomy in relation to clinical medicine. 3rd. ed.,Oxford Univ.Press,London-New-York-Toronto,1981：1-1072.
27 Carpenter,M.B.：Core Text of Neuroanatomy. 2rd. ed., Williams and Wilkins Company,Baltimore,1978：1-354.
28 Carpenter,M.B.：Human neuroanatomy. 8th. ed.,Williams and Wilkins Company, Baltimore,1983：1-872.
29 Carpenter,M.B.and J.Sutin：カーペンター神経解剖学，第8巻，近藤尚武，千葉胤道（訳），西村書店，1995：1-787.
30 Chusid,J.G.and MCDonald,J.J.：Correlative neuroanatomy and functional neurology.16th. ed., Lange Medical Publications, Los Altos, 1976：1-448.
31 Clara,M.：Das Nerven system des Menschen, Johann Ambrosius, Barth,Leipzig, 1959.
32 Eccles, John C.: How the self controls its brain, Springer-Verlag Berlin, Heidelberg, 1994,自己はどのように脳をコントロールするか，大野忠雄，齋藤基一郎（訳），シュプリンガーフェアラーク東京，1998：1-223.
33 Elliot,H.C.:Textbook of neuroanatomy, 1971.
34 Fitz Gerald,M.J.T.：フイッツジェラルド神経解剖学，井出千束，杉本哲夫，車田正男（訳），西村書店，1999：1-311.
35 Gardner E.：Fundamental of neuroanatomy. 5th. ed., W.B.Saunders, Phialdelphia, London,1968.
36 Gosling,J.A., Jarris,P.F. Willan,P.L.T.：Human Anatomy, Color Atlas and Texts, アトラスとテキスト，山内昭雄，桜木晃彦（訳），2004：1-381.
37 Gunther von Hagens：Karperwelten,Die Faszination des Echten, 1999.
38 Hollmes,R.L.and Sharp,J.A.:The Human nervous system, Developmental approach. J.and A.Churchhill, London,1969.

39 House,E.L., Pansky,B.and Siegel A. : A systematic approach to neuroscience. 3rd.ed.,McGraw-Hill,New York, 1979 : 1-576.
40 Kappers Ariöns, C.U.,Huber Carl, G., and Crosby Caroline E. : The comparative anatomy of the nervous system of vertebrates including man. vol.1,2,3., Hafner Publishing Company,New York,1969 : vol. 1, 1-689, vol. 2, 96-1205. vol 3. 1240-1735.
41 Magoun,H.W. : The Waking Brain，脳のはたらき，時実利彦（訳），朝倉書店，1960 : 1-157.
42 Moore., Keith,K., Ague,M.R. : Essential Clinical Anatomy,1st. ed., ムーア・臨床解剖学，坂井建夫（訳）南江堂，1999 : 1-503.
43 Tortora,Gerard,T.,Sandra Reynolds Grabowski : Introduction to the Human Body, 6th. ed., The Essentials of Anatomy and Physiology,John Wiley and Sons,Inc., 2004, トートラ人体解剖生理　第6版，佐白由香，黒澤美枝子，細谷安彦，髙橋研一（訳），丸善株式会社，2004：1-626.
44 Nauta,W.J.H. and Michael Feirtag : ナウタ神経解剖―神経解剖入門―，川村祥介，伊藤博信（訳），廣川書店，1992：1-323.
45 Nieuwenhuys,R., Voogt,J., and van Huijzen : The human central nervous system. Springer-verlag,Berlin,1978.
46 Nieuwenhuys,R.,J.voogd,Char.van Huijen: 図説中枢神経系　2版，水野昇，岩堀修明，中村泰尚（訳），医学書院，1991: 1-432.
47 Noback, C.R. : The human nervous system: Basic principles of neurobiology. 3rd. ed.,McGraw-Hill,NewYork,1980 : 1-591.
48 Peele,T.L. : The neuroanatomical basis for clinical neurology. 3rd.ed., McGraw-Hill, New York,1976.
49 Poritsky,R. : Neuroanatomy, A functional atlas of parts and pathways，カラースケッチ　脳の構造-機能解剖アトラス，嶋井和世（訳），廣川書店，1998：1-320.
50 Ranson,S.W. and Clarke, S.L. : The anatomy of the nervous system. Its development and function.10th. ed.,Saunders, Philadelphia, London, 1963.
51 Rasmussen,A.T. : The principle nervous pathways. 4th ed., Macmillan, 1973.
52 Rohen,J.W.,横地千仭, E.Lütigen-Drecoll : Color Atlas of Anatomy 4th. ed., Igaku-Shoin Ltd.,Tokyo, 1999 : 1-506.
53 Shade, J.P.A. and Ford, D.H.: Basic neurology. 2nd. ed., Elsevier, Amsterdam, 1973 : 1-269.

54 Wilson-Pauwels,L.：脳神経の機能解剖学，高倉公明（訳），医学書院，1999：1-506.

日欧文索引表

	漢字	ひらがな
		あ
あ	アキレス腱反射	あきれすけんはんしゃ
	アストロサイト	あすとろさいと
	圧覚	あつかく（あっかく）
	アドレナリン	あどれなりん
	アブミ骨筋	あぶみこつきん
	α運動細胞	あるふぁうんどうさいぼう
	α運動神経元	あるふぁうんどうしんけいげん
		い
い	意識障害	いしきしょうがい
	胃神経叢	いしんけいそう
	一般体性感覚	いっぱんたいせいかんかく
	一般体性感覚核	いっぱんたいせいかんかくかく
	一般体性感覚神経細胞	いっぱんたいせいかんかくしんけいさいぼう
	一般体性感覚柱	いっぱんたいせいかんかくちゅう
	一般内臓運動核	いっぱんないぞううんどうかく
	一般内臓運動線維	いっぱんないぞううんどうせんい
	一般内臓運動柱	いっぱんないぞううんどうちゅう
	一般内臓感覚	いっぱんないぞうかんかく
	一般内臓感覚神経細胞	いっぱんないぞうかんかくしんけいさいぼう
	咽頭	いんとう
	咽頭筋	いんとうきん
	咽頭神経叢	いんとうしんけいそう
	陰部大腿神経	いんぶだいたいしんけい
		う
う	ヴィクダジール束	ゔぃくだじーるそく
	ウェーバー症候群	うぇーばーしょうこうぐん
	ウェルニッケの言語中枢	うぇるにっけのげんごちゅうすう
	運動終板	うんどうしゅうばん

英語	ページ
Achilles tendon reflex	161
astrocyte	16, 27
pressure sensation	108, 146
adrenaline, AD	81
stapes muscle	50
a motor cell	40
a motoneuron	36, 41
disturbance of consciousness	59
gastric plexus	171
general somatic sense	128
general somatic sensory nucleus	48
general somatic sensory neuron	136
general somatic sensory column	52
general visceral motor nucleus	48
general visceral motor fiber	**131**, **133**, 136
general visceral motor column	52
general visceral sense, general visceral sensation	136
general visceral sensory neuron	136
pharynx	50
pharyngeal muscle	117
pharyngeal plexus	**138**, 166
genitofemoral nerve	155
Vicq d'Azyr fasiculus, mamillo-thalamic fasciculus	80, 104
Weber syndrome	64
Wernicke's speach center	97
motor end plate	146

	運動細胞	うんどうさいぼう
	運動失調	うんどうしっちょう
	運動神経	うんどうしんけい
	運動神経元	うんどうしんけいげん
	運動神経細胞	うんどうしんけいさいぼう
	運動性言語失語症	うんどうせいげんごしつごしょう
	運動性言語中枢	うんどうせいげんごちゅうすう
	運動性神経元	うんどうせいしんけいげん
	運動性線維	うんどうせいせんい
	運動性脳神経核	うんどうせいのうしんけいかく
	運動線維	うんどうせんい
	運動調節	うんどうちょうせつ
	運動柱	うんどうちゅう
	運動皮質	うんどうひしつ
	運動麻痺	うんどうまひ
	運動領	うんどうりょう

え

え	会陰神経	えいんしんけい
	腋窩神経	えきかしんけい
	S状静脈洞	えすじょうじょうみゃくどう
	Edinger-Westphal核	えでぃんがーうぇすとふぁるかく
	F type	えふたいぷ
	嚥下	えんげ
	遠心性	えんしんせい
	遠心性伝導路	えんしんせいでんどうろ
	延髄	えんずい
	延髄オリーブ核	えんずいおりーぶかく
	延髄根	えんずいこん
	延髄内側症候群	えんずいないそくしょうこうぐん
	延髄の被蓋	えんずいのひがい

お

お	横隔神経	おうかくしんけい
	横静脈洞	おうじょうみゃくどう

motoneuron	42, 115
locomotor ataxia	38, 72
motor nerve	**13**, 17, 19, 126
motor neuron, motoneuron, anterior horn neuron	**16**, 19, 28, 36, 42, 49, 105, 117
motor neuron, motoneuron	115
motor aphasia, expressive aphasia	97
motor speech center	97
motor neuron, motoneuron	36
motor nerve fiber, motor fiber	130, 146
motor cranial nucleus	117
motor nerve, motor fiber	48
motor regulation	40
motor column	49
motor cortex	**115**, 117
motor paralysis	**43**, 72, 121
motor area	95, 115
perineal nerve	158
axillary nerve	**150**, 160
S venous sinuses	184
Edinger-Westphal nucleus, E-W nucleus	**52**, 113, 126
F type	22, 24
swallowing	122
efferent	19
efferent tract	105, 114
medulla oblongata	40, 45, **46**, 47, 52, 53, 56, 59, 64, 66, 71, 95, 108, 115, 120, 121, 131, 133, 140
olivary nucleus in medulla oblongata	52
medullary radix	140
Wallenberg syndrome	64
tectum of medulla oblongata	58
phrenic nerve	**148**, 159
transversal sinus	184

	横側頭回	おうそくとうかい
	大型運動神経元	おおがたうんどうしんけいげん
	大型錐体細胞	おおがたすいたいさいぼう
	オキシトシン	おきしとしん
	オリーブ	おりーぶ
	オリーブ核	おりーぶかく
	オリーブ後溝	おりーぶこうこう
	オリゴデンドログリア	おりごでんどろぐりあ
	温度覚	おんどかく

か

か	回	かい
	下位運動神経元	かいうんどうしんけいげん
	外顆粒層	がいかりゅうそう
	外眼筋	がいがんきん
	外頸動脈神経叢	がいけいどうみゃくしんけいそう
	介在神経元	かいざいしんけいげん
	介在神経細胞	かいざいしんけいさいぼう
	下位神経元	かいしんけいげん
	外錐体層	がいすいたいそう
	外側胸筋神経	がいそくきょうきんしんけい
	外側口	がいそくこう
	外側溝	がいそくこう
	外側膝状体	がいそくしつじょうたい
	外側膝状体核	がいそくしつじょうたいかく
	外側神経束	がいそくしんけいそく
	外側脊髄視床路	がいそくせきずいししょうろ
	外側脊髄半横断	がいそくせきずいはんおうだん
	外側仙骨動脈	がいそくせんこつどうみゃく
	外側前腕皮神経	がいそくぜんわんひしんけい
	外側大腿皮神経	がいそくだいたいひしんけい
	外側直筋	がいそくちょっくきん
	外側皮質脊髄路	がいそくひしつせきずいろ
	外側腓腹皮神経	がいそくひふくひしんけい
	外側毛帯	がいそくもうたい

temporal transversal gyrus	86, **97**, 111
large motoneuron	49
large pyramidal cell	**39**, 91
oxytocin	80
olive	**46**, 56, 60
olivary nucleus	46, **53**, 54, 55, 58, 60, 68, 106
olivary posterior sulcus	46
oligodendroglia	14, **16**, 23, 27
thermal sensation	110, .146
gyrus	85, 86
lower motor neuron	50, 115, 117
external granular layer	90
extrinsic eye muscle	49, 53, 115
external carotic plexus	170
interneuron	16, 42
internerve cell	40
lower motor nouron	121
external pyramidal layer	90, 91
lateral pectoral nerve	150
lateral aperture of fourth ventriculur, Foramen Luskae	185
lateral sulcus	85
lateral geniculate body	27, 48, 54, 78, 79, 113, 121, 126
nucleus of lateral geniculate body	78
lateral fasciculus	150
lateral spinothalamic tract	39, **108**
hemisection of lateral spinal cord	43
lateral sacral artery	176
lateral antebrachial cutaneus nerve	152
lateral femoral cutaneus nerve	156
lateral rectus muscle	49, 64, **131**
lateral corticospinal tract	39, **57**, 115
lateral sural cutaneus nerve	158
lateral lemniscus	54, **57**, 60, 63, 97, 111, 121

外転神経	がいてんしんけい
外転神経運動核	がいてんしんけいうんどうかく
外転神経核	がいてんしんけいかく
外胚葉	がいはいよう
灰白交通枝	かいはくこうつうし
灰白質	かいはくしつ
灰白質交連	かいはくしつこうれん
灰白隆起	かいはくりゅうき
外包	がいほう
海馬	かいば
海馬回	かいばかい
海馬鉤	かいばこう
海馬溝	かいばこう
海馬交連	かいばこうれん
海馬体	かいばたい
海馬傍回	かいばぼうかい
海綿静脈洞	かいめんじょうみゃくどう
下オリーブ核	かおりーぶかく
下角	かかく
下顎神経	かがくしんけい
下丘	かきゅう
下丘腕	かきゅうわん
蝸牛神経	かぎゅうしんけい
蝸牛神経核	かぎゅうしんけいかく
蝸牛神経後核群	かぎゅうしんけいこうかくぐん
蝸牛神経節	かぎゅうしんけいせつ
蝸牛神経前核	かぎゅうしんけいぜんかく
蝸牛神経背側核	かぎゅうしんけいはいそくかく
蝸牛神経麻痺	かぎゅうしんけいまひ
角回	かくかい
顎下神経節	がくかしんけいせつ
顎下腺	がくかせん
核小体	かくしょうたい
顎二腹筋の後腹	がくにふくきんのこうふく

abducent nerve	46, 49, 53, 123, **131**, 142
abducent motor nerve nucleus	48
abducent nerve nucleus	47, **49**, 50, 53, 60, 61, 64, 115, 131
ectoderm	45
gray communication ramus	**148**, 164
gray matter	27, 34, 36, 40, 48, 53, 58, 61, 71, 75, 90, 101, 102
gray matter of commissura	34
tuber cinereum	79
external capsule	103
hippocampal gyrus	80, **86**, 90, 95, 104
hippocampus	97
hippocampal uncus	97, **102**
hippocampal sulcus	86
hippocampal commissura	101, 102
hippocampal body	86
parahippocampal gyrus	86, 103, 114, 126
cavernosal sinus	184
inferior olivaris nucleus	108
inferior corn	104
mandibular nerve	50, 128, **130**
inferior colliculus	**47**, 54, 57, **61**, 121, 128
brachium of the inferior colliculus	78
cochlear nerve	53, 111, 121, **133**, 143
cochlear nerve nucleus	**52**, 53, 54, 57, 111, 121
posterior nucleus of cochlear nerve	47
cochlear nerve ganglion	133
anterior nucleus of cochlear nerve	111
dorsal nucleus of cochlear nerve	111
paralysis of cochlear nerve	143
angular gyrus	98, 99
submandibular nerve ganglion	**131**, 167, 168
submandibular gland	130
nucleolus	20
posterior venter of digastric muscle	50

核膜	かくまく
核膜孔	かくまくこう
下頚神経節	かけいしんけいせつ
下行	かこう
下行枝	かこうし
下行性運動線維	かこうせいうんどうせんい
下行性線維	かこうせいせんい
下行性伝導路	かこうせいでんどうろ
下行束	かこうそく
下喉頭神経	かこうとうしんけい
下歯槽神経	かしそうしんけい
下縦束	かじゅうそく
下小脳脚	かしょうのうきゃく
下神経幹	かしんけいかん
下神経節	かしんけいせつ
下垂手	かすいしゅ
下垂体	かすいたい
下垂体後葉	かすいたいこうよう
下垂体前葉	かすいたいぜんよう
下垂体門脈	かすいたいもんみゃく
下髄帆	かずいはん
下唾液核	かだえきかく
片麻痺	かたまひ
下腸間膜動脈神経節	かちょうかんまくどうみゃくしんけいせつ
下腸間膜動脈神経叢	かちょうかんまくどうみゃくしんけいそう
顎下腺	がくかせん
滑車神経	かっしゃしんけい
滑車神経運動核	かっしゃしんけいうんどうかく
滑車神経核	かっしゃしんけいかく
合併症	がっぺいしょう
滑面小胞体(s-ER)	かつめんしょうほうたい
下殿神経	かでんしんけい
下腹神経叢	かふくしんけいそう
下矢状静脈洞	かしじょうじょうみゃくどう

nuclear membrane	20
nuclear pore	20
inferior cervical ganglion	166
descending	19
descending branch, descending ramus	110
descending motor fiber	36
descending fiber	117
descending tract	59
descending bundle	36
inferior laryngeal nerve	138
inferior alveolar nerve	130
inferior longitudinal fasciculus	102
inferior cerebellar peduncle	38, 46, 54, 57, 60, **71**, 106, 108
inferior nerve trunk	150
inferior nerve ganglion	133, 136, 138
wrist drop	160
pituitary gland, hypophysis	79, 80
posterior lobe of hypophysis	80, 81
anterior lobe of hypophysis	80
hypophyseal portal vein	80
inferior medullar velum	47
inferior salivatory nucleus	50, **52**, 133, 168
hemiparalysis	121
inferior mesenteric ganglion	164
inferior mesenteric plexus	171
submandibular gland	52, 131
trochlear nerve	47, 53, 123, **128**, 141
trochlear nerve motor nucleus	48
trochlear nerve nucleus	**49**, 53, 63, 115, 128
complication	64
smooth surfaced endoplasmic reticulum	20
inferior gluteal nerve	158
plexuses of hypogastric nerve	171
inferior sagittal sinus	175, **184**

顆粒細胞	かりゅうさいぼう
顆粒層	かりゅうそう
眼窩下神経	がんかかしんけい
感覚核	かんかくかく
感覚細胞	かんかくさいぼう
感覚受容神経元	かんかくじゅようしんけいげん
感覚障害	かんかくしょうがい
感覚神経	かんかくしんけい
感覚神経元	かんかくしんけいげん
感覚神経節	かんかくしんけいせつ
感覚神経線維	かんかくしんけいせんい
感覚性神経元	かんかくせいしんけいげん
感覚性神経節	かんかくせいしんけいせつ
感覚性線維	かんかくせいせんい
感覚線維	かんかくせんい
感覚柱	かんかくちゅう
感覚伝導路	かんかくでんどうろ
眼球運動反射	がんきゅううんどうはんしゃ
眼瞼下垂	がんけんかすい
瞳孔括約筋	どうこうかつやくきん
瞳孔反射	どうこうはんしゃ
杆状体細胞	かんじょうたいさいぼう
眼振	がんしん
眼神経	がんしんけい
幹神経節	かんしんけいせつ
肝神経叢	かんしんけいそう
閂	かんぬき
間脳	かんのう
γ運動細胞	がんまぁうんどうさいぼう
γ運動神経元	がんまぁうんどうしんけいげん
顔面神経	がんめんしんけい
顔面神経丘	がんめんしんけいきゅう
顔面神経根	がんめんしんけいこん
顔面神経核	がんめんしんけいかく

granular cell	68, 90
granular layer	68
infraorbital nerve	130
sensory nucleus	52
sensory neuron	42, 146
sensory receiving neuron	41
sensory disorder	42, 63, 72
sensory nerve	13, 17, 19
sensory neuron	16, 19, 42, 57, 105
sensory ganglion	28
sensory nerve fiber	53
sensory neuron	28
sensory ganglion	128
sensory fiber	130, 146, 148
sensory fiber	34, 35.36, 52, 146, 169
sensory column	49
sensory tract	63, 105
eyeball motor reflex	54
ptosis	49, **141**
pupillary sphincter muscle	126, **168**
pupillary reflex	113
rod cell	111, **126**
nystagmus	143
optic nerve	**128**, 142
sympathetic trunk ganglia	164, 165, 166, 170
hepatic plexus	170
obex	46
diencephalon	45, 46, 48, **75**, 79, 80, 103
γ motoneuron, γ motor cell	41
γ motoneuron, γ motor neuron	36, 41
facial nerve	46, 50, 52, 53, 110, 123, 130, 131, 133, 142, 143, 168, 169
facial colliculus	47, 49, **60**
facial nerve radix	50
facial nerve nucleus	**50**, 60, 64, 117, 121, 122, 131

	顔面神経膝	がんめんしんけいしつ

き

き	疑核	ぎかく
	器官内神経節	きかんないしんけいせつ
	器官傍神経節	きかんぼうしんけいせつ
	起始核	きしかく
	起始細胞	きしさいぼう
	偽単極神経元	ぎたんきょくしんけいげん
	希突起膠細胞	きとっきこうさいぼう
	機能局在	きのうきょくざい
	脚間	きゃくかん
	脚間窩	きゃくかんか
	脚間核	きゃくかんかく
	脚間槽	きゃくかんそう
	嗅覚	きゅうかく
	嗅覚中枢	きゅうかくちゅうすう
	嗅覚伝道路	きゅうかくでんどうろ
	嗅覚反射	きゅうかくはんしゃ
	嗅覚領	きゅうかくりょう
	嗅球	きゅうきゅう
	球形シナプス小胞	きゅうけいしなぷすしょうほう
	球形嚢斑	きゅうけいのうはん
	嗅細胞	きゅうさいぼう
	嗅索	きゅうさく
	嗅三角	きゅうさんかく
	球状核	きゅうじょうかく
	嗅神経	きゅうしんけい
	求心性	きゅうしんせい
	求心性伝導路	きゅうしんせいでんどうろ
	急性灰白質炎（ポリオ）	きゅうせいかいはくしつえん
	急性脊髄前角炎	きゅうせいせきずいぜんかくえん
	嗅脳	きゅうのう
	嗅皮質	きゅうひしつ
	橋	きょう

genu of facial nerve	**47**, 50, 60, 168
ambiguous nucleus	50, **60**, 64, 117, 136, 138, 140
nerve ganglion within organ	167
organic para nerve ganglon	167
original nucleus	48
original cell	164
pseudo unipolar neuron	**14**, 16, 28, 128
oligodendroglia	16
functional localization	95
interpeduncula	47
interpeduncular fossa	47
interpeduncular nucleus	78
interpeduncular cistern	175
olfactory sense	78, 82, **113**, 123
olfactory center	126
olfactory tract	113
olfactory reflex	79
olfactory area	97, 114
olfactory bulb	86, 102, 114, **126**
spherical synaptic vesicle	29
saccule	133
olfactory cell	113, **126**
olfactory tract	86, **114**, 126
olfactory trigonum	86
globose nucleus	71, 72
olfactory nerve	86, **123**, 126, 141
afferent	19
afferent tract, centripetal conduction	105
poliomyelitis, acute anterior polimyelitis	42
acute anterior polimyelits	121
rhinencephalon	80, 103
olfactory cortex	82, 85
pons	45, **46**, 47, 52, 54, 57, 64, 106, 108, 110,

	橋延髄溝	きょうえんずいこう
	境界溝	きょうかいこう
	橋外側症候群	きょうがいそくしょうこうぐん
	橋核	きょうかく
	頬骨神経	きょうこつしんけい
	胸鎖乳突筋	きょうさにゅうとつきん
	橋小脳路	きょうしょうのうろ
	胸神経	きょうしんけい
	胸神経節	きょうしんけいせつ
	胸髄	きょうずい
	胸髄核	きょうずいかく
	胸髄核細胞	きょうずいかくさいぼう
	共同運動障害	きょうどううんどうしょうがい
	橋内側症候群	きょうないそくしょうこうぐん
	橋被蓋	きょうひがい
	胸背神経	きょうはいしんけい
	胸腰交感系	きょうようこうかんけい
	橋腕	きょうわん
	棘	きょく
	筋	きん
	筋萎縮症	きんいしゅくしょう
	筋緊張	きんきんちょう
	筋皮神経	きんぴしんけい
	筋紡錘	きんぼうすい
	く	
く	クモ膜	くもまく
	クモ膜下腔	くもまくかくう
	クモ膜下槽	くもまくかそう
	クモ膜顆粒	くもまくかりゅう
	Clalke柱	くらーくちゅう
	け	
け	頚神経	けいしんけい
	頚神経叢	けいしんけいそう

	115, 120, 128, 131
bulbopontinus sulcus	46
border sulcus	49
lateral pontomedullary syndrome	64
pontine nucleus	**54,** 72, 120
zygomatic nerve	130
sternocleidmastoid muscle	50, 117
pont cerebellar tract	71
thoracic nerve	**152**
thoracic nerve ganglion	166
thoracic segment	**31,** 115, 163, 164
thoracic nucleus, Clark's nucleus	**36,** 38, 57, 106
thoracic nucleus neuron	38
disorder of synergy, disorder of synkinesis	73
medial pontomedullary syndrom	64
tegment of pons	58, 106
thoracodorsal nerve	150
thoracolumbar sympathetic system	164
pontinus pedunculus, medial cerebellar peduncle	**46,** 54, 120
spine	23
muscle	73
musclar atrophy, amyotrophy	42
muscle tonus, muscle tone	71
musclocutaneus nerve	150
muscle spindle	41, 106, 146
arachnoid mater	**171,** 172, 175, 176
subarachnoid space	34, 47, 101, 120, 126, **172, 175,** 185
subarachnoid cistern	175
arachnoid granule	**176,** 185
Clarke's column	**36,** 57, 106
cervical nerve	145
cervical nerve plexus	148

	頚神経ワナ	けいしんけいわな
	頚横神経	けいおうしんけい
	脛骨神経	けいこつしんけい
	頚神経	けいしんけい
	頚神経節	けいしんけいせつ
	頚髄	けいずい
	頚髄側索	けいずいそくさく
	頚椎症	けいついしょう
	頚動脈管	けいどうみゃくかん
	頚動脈小体	けいどうみゃくしょうたい
	茎突舌骨筋	けいとつぜつこつきん
	頚膨大	けいぼうだい
	頚膨大部	けいぼうだいぶ
	結合腕（上小脳脚）	けつごうわん（じょうしょうのうきゃく）
	楔状束	けつじょうそく
	楔状束核	けつじょうそくかく
	楔状束結節	けつじょうそくけっせつ
	楔部	けつぶ
	Gerstmann症候群	げるすとまんしょうこうぐん
	減圧神経	げんあつしんけい
	肩甲下神経	けんこうかしんけい
	肩甲上神経	けんこうじょうしんけい
	肩甲背神経	けんこうはいしんけい
	言語中枢	げんごちゅうすう
	原始小脳	げんししょうのう
	原始脳	げんしのう
	原始皮質	げんしひしつ
	腱反射亢進	けんはんしゃこうしん
	腱反射消失	けんはんしゃしょうしつ
	腱紡錘	けんぼうすい

こ

こ	鈎	こう
	溝	こう
	口蓋腺	こうがいせん

cervical nerve loope	148
transversas coli nerve	148
tibial nerve	**158**, 161
cervical nerve	148, **166**
cervical nerve ganglion	170
cervical segment	31
lateral funiculus of cervical segment	39
cervical spondylosis cervical spondylitis	42
carotic canalis	181
carotic glomus	52, **136**
stylohyoidal muscle	50
cervical enlargment	**31**, 36, 39
cervical enlargment portion	36
superir cerebellar peduncule, superir cerebellar crus	47, 71
cuneat fasciculus, fasciculus cuneatus	**38, 53**, 54, 56, 59106
cuneat nucleus	**46,** 53, 54, 56, 59, 60, 106
cuneat tuberculum	46, 53
cuneus	86
Gerstmann syndrome	99
depressor nerve	138
subscapular nerve	150
suprascapular nerve	150
dorsal scapular nerve	150
speach center	97, 99
primary cerebellum	66
primary brain	86
archicortex	90
tendon hyperreflexia	43
tendon areflexia	42
tendon spindle	106, 146
uncus	86
sulcus	85, 86
paratina gland	131

口蓋縫線	こうがいほうせん
後外側腹側核	こうがいそくふくそくかく
効果器	こうかき
後角	こうかく
後角型脊髄空洞症	こうかくがたせきずいくうどうしょう
後角辺縁核	こうかくへんえんかく
交感神経	こうかんしんけい
交感神経幹	こうかんしんけいかん
交感神経系	こうかんしんけいけい
交感神経節	こうかんしんけいせつ
交感神経線維	こうかんしんけいせんい
交感神経叢	こうかんしんけいそう
後脚	こうきゃく
後交通動脈	こうこうつうどうみゃく
後交連	こうこうれん
後根	こうこん
後根線維	こうこんせんい
交叉	こうさ
後索	こうさく
後索核	こうさくかく
交叉性	こうさせい
交叉性半身感覚障害	こうさせいはんしんかんかくしょうがい
交叉性麻痺	こうさせいまひ
後枝	こうし
後神経束	こうしんけいそく
後脊髄動脈	こうせきずいどうみゃく
鉤状束	こうじょうそく
交通枝	こうつうし
後頭橋路	こうとうきょうろ
喉頭の骨格筋	こうとうのこっかくきん
後頭葉	こうとうよう
後頭連合領	こうとうれんごうりょう
後内側腹側核	こうないそくふくそくかく
後脳	こうのう

paratina raphe	131
posterolateral ventral nucleus	108
effector	14, 17, 19, 115, 123
posterior corn, posterior horn	34, 42, 104, 169, 176
dorsal horn syringomyelia	42
posteromarginal nucleus	35
sympathetic nerve	13, 36, 138, **164,** 165, 166, 169, 170
sympathetic nerve trunk	36, 148, **164,** 165, 166, 167, 170
sympathetic nerve system	19, 81, 163, **164**
sympathetic nerve ganglion	164
sympathetic nerve fiber	64, 146
sympathetic nerve plexus	164
posterior crus	102, 110, 111, 113, 115
posterior communicant artery	184
posterior commissura	101
posterior radix, dorsal radix	19, **31,** 36, 108, 145, 146
posterior radix fiber	43, 106
chiasmatis	39, 42
dorsal fasciculus (fascicle)	**36, 38,** 43, 56, 69, 106, 108, 120
dorsal fascicular nucleus	**53,** 56, 106
chiasma	113
alternate hemisensory disorder	64
altenating plegia	63
dorsal ramus	146
posterior nerve fasciclus	150
posterior spinal artery	176
uncinate fasciculus (fascicle)	102
communicate ramus	146, 148, 164
occipitopontine tract	63, 102
skeletal muscle of larynx	50
occipital lobe	**85,** 86, 104, 175, 184
association area of occipital lobe	95
posteromedial ventral nucleus	110
metencephalon, hindbrain	45

硬膜静脈洞	こうまくじょうみゃくどう
興奮性シナプス	こうふんせいしなぷす
硬膜	こうまく
硬膜外腔	こうまくがいくう
硬膜下腔	こうまくかくう
硬膜枝	こうまくし
硬膜上腔	こうまくじょうくう
硬膜上腔麻酔	こうまくじょうくうますい
後有孔質	こうゆうこうしつ
後葉	こうよう
抗利尿ホルモン	こうりにょうほるもん
絞輪終末	こうりんしゅうまつ
交連神経線維	こうれんしんけいせんい
後外側溝	こうがいそくこう
後外側腹側核	こうがいそくふくそくかく
黒質	こくしつ
後交通動脈	こうこうつうどうみゃく
後索	こうさく
鼓索神経	こさくしんけい
鼓室神経叢	こしつしんけいそう
後耳介神経	こうじかいしんけい
後シナプス膜	こうしなぷすまく
古小脳	こしょうのう
後神経束	こうしんけいそく
後正中溝	こうせいちゅうこう
後脊髄小脳路	こうせきずいしょうのうろ
後脊髄動脈	こうせきずいどうみゃく
孤束	こそく
孤束核	こそくかく
後大腿皮神経	こうだいたいひしんけい
後大脳動脈	こうだいのうどうみゃく
膠様質	こうようしつ
骨盤神経叢	こつばんしんけいそう
骨盤神経幹	こつばんしんけいかん

sinus dura mater	184, 185
exciting syapse (EPSP)	27, 68
dura mater	**171**, 172, 175
extradural space (cavity)	172
subdural space	172, 175
meningeus ramus	146, 148
epidural space	172
epidural space anesthesia	172
interpedunclar substance	185
posterior lobe	79
antidiuretic hormon	81
nodal bouton	23
commissural neurofiber	101
posterolateral sulcus	**31**, 34, 145
posterolateral ventral nucleus	**56**, 78, 106, 108
substantia nigra	56, **63**, 78, 79, 104, 117
posterior communication artery	184
posterior fasciculus, posteior funiculus	34
chorda tympani	130, **131**, 168
tympanic nerve plexus	168
posterior auricular nerve	133
post synaptic membrane	28
paleocerebellum	66
posterior fascicular bundle	152
posterior median sulcus, dorsal median sulcus	31, 34
dorsal(posterior) spinocerebellar tract	**38**, 39, 54, 56, 57, 60, 71, 106
posterior spinal artery	176
soritary fasciculus	52
nucleus of soritary fasciculus	**52**, 53, 60, 131, 133, 136, 169
posterior femoral cutaneus nerve	158
posterior (dorsal) cerebral artery,	**181**, 184
substantia gelatinosa	35
pelvic nerve plexes	169, **171**
pelvic nerve trunk	167

	骨盤内臓神経	こつばんないぞうしんけい
	固有線維	こゆうせんい
	固有束	こゆうそく
	コラム形成	こらむけいせい
	ゴルジⅠ型細胞	ごるじいちがたさいぼう
	ゴルジⅡ型細胞	ごるじにがたさいぼう
	ゴルジ複合体	ごるじふくごうたい
	混合性神経	こんごうせいしんけい
	混迷状態	こんめいじょうたい

さ

さ	最外包	さいがいほう
	鰓弓	さいきゅう
	最終共通路	さいしゅうきょうつうろ
	細胞構築	さいぼうこうちく
	細胞体	さいぼうたい
	索細胞	さくさいぼう
	索状体	さくじょうたい
	鎖骨下筋神経	さこつかきんしんけい
	鎖骨下動脈	さこつかどうみゃく
	鎖骨下動脈神経叢	さこつかどうみゃくしんけいそう
	鎖骨上神経	さこつじょうしんけい
	坐骨神経	ざこつしんけい
	左側半球	さそくはんきゅう
	猿手	さるて
	三叉神経	さんさしんけい
	三叉神経運動核	さんさしんけいうんどうかく
	三叉神経運動線維	さんさしんけいうんどうせんい
	三叉神経根	さんさしんけいこん
	三叉神経主感覚核	さんさしんけいしゅかんかくかく
	三叉神経脊髄路	さんさしんけいせきずいろ
	三叉神経脊髄路核	さんさしんけいせきずいろかく
	三叉神経脊髄路束	さんさしんけいせきずいろそく
	三叉神経節	さんさしんけいせつ
	三叉神経節細胞	さんさしんけいせつさいぼう

erector nerve, pervic splanchnic nerve	169
proprii fiber	38
proprius fasciculus, fasciculus proprius	38
column formation	91
Golgi type Ⅰ cell	16
Golgi type Ⅱ cell	16
Golgi complex	21, 22
mixed nerve fiber	**128**, 130, 131, 133, 136, 146
stupor	59
capsula extrema	103
brachial arch, gill arch	48
final common path	117
cytoarchitecture	34, 55, 90
cell body	20
funicular cell	36, 108
funicular body	71
subclavicular nerve	150
subclavicular artery	181
subclavicular arterial nerve plexus	170
supraclavicular nerve	148
sciatic nerve	**158**, 161
left hemispher	99
ape hand	160
trigeminal nerve	46, 50, 52, 110, 123, **128**, 130, 142
trigeminal nerve motor nucleus	**50**, 115, 128
trigeminal nerve motor fiber	50
trigeminal nerve radix	50
trigeminal main sensory nerve nucleus	**52**, 57, 110, 128
trigeminal nerve spinal tract	59, 64
trigeminal nerve spinal tract nucleus	35, 52, 57, **59**, 60, 110, 128, 133, 136
trigeminal nerve spinal tract faciculus	60, 61
trigeminal nerve ganglion	**110**, 128, 142
trigeminal nerve ganglion cell	14

	三叉神経中脳路核	さんさしんけいちゅうのうろかく
	三叉神経痛	さんさしんけいつう
	三叉神経毛帯	さんさしんけいもうたい
	三叉毛帯	さんさもうたい

し

し	視蓋脊髄路	しがいせきずいろ
	視蓋脊髄路交叉	しがいせきずいろこうさ
	視蓋前野	しがいぜんや
	耳介側頭神経	じかいそくとうしんけい
	視覚性言語中枢	しかくせいげんごちゅうすう
	視覚線維	しかくせんい
	視覚中枢	しかくちゅうすう
	視覚伝導路	しかくでんどうろ
	視覚麻痺	しかくまひ
	視覚領	しかくりょう
	耳下腺	じかせん
	耳下腺神経叢	じかせんしんけいそう
	弛緩性麻痺	しかんせいまひ
	識別性伝導路	しきべつせいでんどうろ
	子宮収縮ホルモン	しきゅうしゅうしゅくほるもん
	四丘体	しきゅうたい
	軸索	じくさく
	軸索小丘	じくさくしょうきゅう
	軸索初節部	じくさくしょせつぶ
	軸索突起	じくさくとっき
	視交叉	しこうさ
	視索	しさく
	視索上核	しさくじょうかく
	視索上核下垂体路	しさくじょうかくかすいたいろ
	四肢麻痺	ししまひ
	視床	ししょう
	歯状回	しじょうかい
	視床下核	ししょうかかく
	歯状核	しじょうかく

trigeminal nerve mesentric nucleus	52
trigeminal neuralgia	142, 143
trigeminal nerve lemniscus	110
trigeminal lemniscus	**57**, 63
tecto spinal tract	**40**, 58, 60, 61, 120
tecto spinal tract decussetion	63
pretectal area	54
auriculo temporal nerve	**130**, 136
visual speach center	98
visual fiber	54
visual center	113
visual tract, visual pathway	54, **111**, 120
distarbance of vision	102
visual area, optic area	78, 97, 121
parotid gland	130, **131**, 133, 136, 143, 168
parotid plexus	131, 133
flaccid paralysis (palsy)	43, 121
pathway of discriminative sensation	120
uterine contraction hormone	80
lamina quadrigemina	47
axon	23, 145
axon hillock	21, 22
initial segment of axon	21, 23
axon process, axon	**13**, 20, 21, 22, 39, 68, 91
chiasma decussation	79, 101, **113**, 120
chiasma opticum, optic chiasma	78, 79, **113**, 121, 126
suprachiasmatic nucleus	**79**, 80, 81
supraopticohypophysial tract	80
tetraplegia (paresis), quadriplegia	64
thalamus	53, 72, 75, 79, 80, 102, 106, 110, 111, 117, 120
dentate gyrus	**86**, 90
subthalamic nucleus	104
dentate nucleus	**71**, 72, 120

視床下溝	ししょうかこう
視床下部	ししょうかぶ
視床後部	ししょうこうぶ
視床上部	ししょうじょうぶ
視床髄条	ししょうずいじょう
視床枕	ししょうちん
視床皮質路	ししょうひしつろ
視床腹側核	ししょうふくそくかく
視床網様核	ししょうもうようかく
視神経	ししんけい
視神経萎縮	ししんけいいしゅく
視神経炎	ししんけいえん
視神経円板	ししんけいえんばん
視神経管	ししんけいかん
視神経交叉	ししんけいこうさ
視神経鞘	ししんけいしょう
視神経節	ししんけいせつ
視神経乳頭	ししんけいにゅうとう
視神経乳頭腫	ししんけいにゅうとうしゅ
歯状靱帯	しじょうじんたい
姿勢制御	しせいせいぎょ
視中枢	しちゅうすう
膝	しつ
膝蓋腱	しつがいけん
室間孔（モンロー孔）	しつかんこう（ろんろーこう）
失書症	しつしょしょう
膝神経節	しつしんけいせつ
室頂核	しつちょうかく
失読症	しつどくしょう
室傍核	しつぼうかく
室傍核下垂体路	しつぼうかくかすいたいろ
シナプス	しなぷす
シナプス間隙	しなぷすかんげき
シナプス溝	しなぷすこう

subthalamic sulcus	75, 79
hypothalamus	59, 75, **79**, 80, 81, 102, 104, 184
metathalamus	75, **78**
epithalamus	75, **78**, 104
thalamic medullaris stria	**78**, 104
thalamic pulvinar	**75**, 78
thalamoccortical tract	102, 106, 110
ventral thalamic nucleus	80
thalamic reticular nucleus	75
optic nerve	111, 113, 123, **126**, 128, 141
optic nerve atrophy	120
optic neuritis	141
optic nerve discus	111, 120, **126**
optic canal	113
optic chiasma	113, **126**, 184
optic nerve sheath	126
optic ganglion	52
optic disc, optic papilla	**126**, 141
optic disc tumor	120
denticulate ligament	172
posture control	40
visual center	113
knee	102
knee tendon	41
interventriclar foramen	79, 104, **185**
agraphia	99
geniculate ganglion	110, **131**
fastigiate nucleus	71, 72
alexia, word blindness	98
paraventricular nucleus	79, 80, 81
paraventriculohypophysial tract	80
synapse	**14**, 23, 26, 28, 39, 163, 164, 167
synaptic gap	**14**, 26
synaptic cleft	28

シナプス終末	しなぷすしゅうまつ
シナプス小頭部	しなぷすしょうとうぶ
シナプス小胞	しなぷすしょうほう
自発痛	じはつつう
視放線	しほうせん
尺骨神経	しゃくこつしんけい
終糸	しゅうし
終糸核	しゅうしかく
自由終末	じゆうしゅうまつ
終槽	しゅうそう
終動脈	しゅうどうみゃく
終脳	しゅうのう
終板	しゅうばん
終板傍回	しゅうばんぼうかい
樹状突起	じゅじょうとっき
受容器	じゅようき
シュワン細胞	しゅわんさいぼう
純運動性	じゅんうんどうせい
上位運動神経元	じょういうんどうしんけいげん
上位神経元	じょういしんけいげん
上位脳	じょういのう
上オリーブ核	じょうおりーぶかく
上外側上腕皮神経	じょうがいそくじょうわんひしんけい
上顎神経	じょうがくしんけい
松果体	しょうかたい
上眼窩裂	じょうがんかれつ
上眼瞼挙筋	じょうがんけんきょきん
上丘	じょうきゅう
上丘核	じょうきゅうかく
上丘腕	じょうきゅうわん
上頚神経節	じょうけいしんけいせつ
上行	じょうこう
上行枝	じょうこうし
上行性伝導路	じょうこうせいでんどうろ

synaptic terminal	20
synaptic nob, synaptic knob	**26**, 27
synaptic vesicle	26
spontaneous pain	81
optic radiation	102, **113**, 121
ulnar nerve	150, **152**, 160
terminal filament	172
terminal filament nucleus	**48**, 52, 53
free ending	146
terminal ventriculus	172
terminal artery	176
telencephalon	45
endoplate	79
paraterminal gyrus	86
dendrite	**13**, 20, 21, 22, 27, 91
recepter	17, 105
Schwann's cell	**14**, 16, 23
pure motor	140
upper motor neuron, upper motoneuron	**50**, 115, 117
upper neuron	117, 121, 122
upper brain	53
superior olive nucleus	**54**, 57, 61
superior lateral brachal cutaneus nerve	150
maxillar nerve	**128**, 130
pineal body	78
superior orbital fissura	128
superior palpebral levator muscle	49
superior colliculus	40, **47**, 54, 63, 79, 113, 126
superior colliculus nulceus	63
superior colliculus brachium	47, 54
superior cervical ganglion	166
ascending	19
ascending ramus	110
ascending tract	105

上行性網様体賦活系	じょうこうせいもうようたいふかつけい
上行線維	じょうこうせんい
上行線維束	じょうこうせんいそく
上行束	じょうこうそく
小後頭神経	しょうこうとうしんけい
上喉頭神経	じょうこうとうしんけい
小細胞部	しょうさいぼうぶ
小細胞網様体核	しょうさいぼうもうようたいかく
上歯槽神経	じょうしそうしんけい
上歯槽神経叢	じょうしそうしんけいそう
上斜筋	じょうしゃきん
上縦束	じょうじゅうそく
上小脳脚	じょうしょうのうきゃく
上小脳脚交叉	じょうしょうのうきゃくこうさ
上小脳動脈	じょうしょうのうどうみゃく
上神経幹	じょうしんけいかん
小神経膠細胞	しょうしんけいこうさいぼう
上神経節	じょうしんけいせつ
小錐体神経	しょうすいたいしんけい
上髄帆	じょうずいはん
上側頭回	じょうそくとうかい
上唾液核	じょうだえきかく
上腸間膜動脈神経節	じょうちょうかんまくどうみゃくしんけいせつ
上殿神経	じょうでんしんけい
小内臓神経	しょうないぞうしんけい
小脳	しょうのう
小脳回	しょうのうかい
小脳核	しょうのうかく
小脳鎌	しょうのうかま
小脳脚	しょうのうきゃく
小脳溝	しょうのうこう
小脳疾患	しょうのうしっかん
小脳赤核路	しょうのうせきかくろ

ascending reticular activating system	58
ascending fiber	59
ascending fiber bundle	**36**, 38, 56, 58
ascending bundle	36
minor occipital nerve	148
superior laryngeus nerve	138
parvocellular portion	55
parvocellular reticular nucleus	58
superior alveolar nerve	130
superior alveolar nerve plexus	130
superior obliqus muscle	49
superior longitudinal fasciculs	102
superior cerebellar peduncle	47, 57, **71**, 106
superior cerebellar peduncle dicussation	63
superior cerebellar artery	181
superior nerve truncs	150
microglia cell	16
superior ganglion	110, **133**, 136, 138
small pyramidal nerve	**136**, 168
superior medullar vellum	47
superior temporal gyrus	86, 98
superior salivatory nucleus	**52**, 131, 168
superior mesenteric arterial ganglion	**164**, 170
superior gluteal nerve	158
minor splanchnic nerve	**167**, 170
cerebellum	39, 45, 46, 47, 54, 55, 56, 57, **66**, 71, 72, 78, 85, 102, 106, 117, 120, 133, 175
cerebellar gyrus	66
cerebellar nucleus	66, 68, 71, 72
cerebellar falx	175
cerebellar crus, cerebellar peduncle	71
cerebellar sulcus	66
cerebellar disease	72
cerebellorubral tract	55, **71**

小脳テント	しょうのうてんと
小脳歯状核	しょうのうしじょうかく
小脳半球	しょうのうはんきゅう
小脳皮質	しょうのうひしつ
小脳扁桃	しょうのうへんとう
小脳扁桃ヘルニア	しょうのうへんとうへるにあ
小脳裂	しょうのうれつ
上下腹神経叢	じょうかふくしんけいそう
上矢状静脈洞	じょうしじょうじょうみゃくどう
植物神経系	しょくぶつしんけいけい
書中枢	しょちゅうすう
触覚	しょくかく
自律神経	じりつしんけい
自律神経運動核	じりつしんけいうんどうかく
自律神経系	じりつしんけいけい
自律神経節	じりつしんけいせつ
自律神経叢神経節	じりつしんけいそうしんけいせつ
自律神経中枢	じりつしんけいちゅうすう
自律神経麻痺	じりつしんけいまひ
糸粒体	しりゅうたい
シルビウス水道	しるびうすすいどう
シルビウス溝	しるびうすこう
伸筋群	しんきんぐん
神経	しんけい
神経炎	しんけいえん
神経回路	しんけいかいろ
神経回路網	しんけいかいろもう
神経核	しんけいかく
神経管	しんけいかん
神経元	しんけいげん
神経細線維	しんけいさいせんい
神経細胞	しんけいさいぼう
神経細胞体	しんけいさいぼうたい

cerebellar tentorium	175
cerebellar dentate nucleus	80
cerebellar hemispher	66
cerebellar cortex	38, **66,** 72, 120
cerebellar tonsilla	66
cerebellar ataxia	66
cerebellar fisurra	66
superior hypogastric plexus	171
superior sagittal sinus	175, **184**
visceral nervous system	163
writing center	99
tactile	108, 110, 146
autonomic nerve	13, 123, **163**
autonomic motor nerve nucleus	59
autonomic nervous system	19, 28, 79, 80, 104, **163**
autonomic nerve ganglion	19, **163**
autonomic nerve plexus ganglion	164
autonomic nerve center	**59,** 63
paralysis of autonomic nerve	43
mitochondoria	21
Sylvius aqueduct	48
sulcus Sylvius, lateral sulcus	85
extensor muscle group	40
nerve	28
neuritis	43
neuron circut	28
neuron circut net	17
nucleus	28
neuronal tube	45
neuron	**13,** 14, 20, 23, 27, 28, 31, 40, 55, 57, 72, 106, 136, 165, 166, 167, 168, 170
neurofilament	21, 22
neuron, nerve cell	**13,** 20, 26, 28, 66, 91, 126, 165
nerve cell body	**20,** 27, 28, 133

神経終末	しんけいしゅうまつ
神経膠細胞	しんけいこうさいぼう
神経節	しんけいせつ
神経線維	しんけいせんい
神経線維束	しんけいせんいそく
神経叢	しんけいそう
神経組織	しんけいそしき
神経組織細線維網	しんけいそしきさいせんいもう
神経調節	しんけいちょうせつ
神経伝達物質	しんけいでんたつぶっしつ
神経突起	しんけいとっき
神経内分泌	しんけいないぶんぴつ
神経内分泌物質	しんけいないぶんぴつぶっしつ
神経分泌	しんけいぶんぴつ
神経分泌細胞	しんけいぶんぴつさいぼう
神経分泌物質	しんけいぶんぴつぶっしつ
新小脳	しんしょうのう
腎神経叢	じんしんけいそう
深錐体神経	しんすいたいしんけい
新線条体	しんせんじょうたい
心臓神経	しんぞうしんけい
心臓神経叢	しんぞうしんけいそう
深大脳静脈	しんだいのうじょうみゃく
伸張反射	しんちょうはんしゃ
腎動脈神経節	じんどうみゃくしんけいせつ
深腓骨神経	しんひこつしんけい
新皮質	しんひしつ
深部感覚	しんぶかんかく
深部感覚障害	しんぶかんかくしょうがい
深部感覚伝導路	しんぶかんかくでんどうろ

す

随意運動	ずいいうんどう
錐外筋線維	すいがいきんせんい
髄質	ずいしつ

terminal bouton	**14,** 20, 21, 23, 26, 27, 123
neuroglia cell	**13,** 14, 16, 90
ganglion	**19,** 28, 123, 164, 167, 168, 170
nerve fiber	**14,** 123
nerve fiber bandle, nerve fiber fasciculus	**28,** 48, 56
nerve plexus	**28,** 123, 156, 163
nerve tissue	13
nerve tissue fillaments net, neuropil	**29,** 91
nerve regulation	80
neuro transmitter	29
neural process	106, 145
neuro endocrine	80
neuro endocrine substance	80
neuro secration	79
neuro secration cell	79
neuro secration substance	80
neocerebellum	66, 72
renal plexus	171
profund petrosus nerve	131
neostriatum	56
cardiac nerve	170
cardiac plexus	166, **170**
profund cerebral vena	184
extensor reflex, extension reflex	40
renal artery ganglion	167, 170
profund peroneus (fibularis) nerve	158
neocortex	85, **90,** 101, 103
deep sense, deep sensation	**38,** 39, 42, 43, 53, 54, 56, 64, 80, 97, 108
disorder of deep sense	**63,** 64
deep sense tract, deep sensation pathway	**105,** 106, 120
voluntary movement	91, 115
extrafusal muscle fiber, extrafusal fiber	36, 41
medulla	28, 66, 71, 85, 91

	推尺障害（測定障害）	すいしゃくしょうがい（そくていしょうがい）
	髄鞘	ずいしょう
	髄条	ずいじょう
	錐状体細胞	すいじょうたいさいぼう
	錐体	すいたい
	錐体外路	すいたいがいろ
	錐体外路系	すいたいがいろけい
	錐体交叉	すいたいこうさ
	錐体細胞	すいたいさいぼう
	錐体路	すいたいろ
	錐体路線維	すいたいろせんい
	錘内筋線維	すいないきんせんい
	髄膜	ずいまく
	推量障害	すいりょうしょうがい

せ

せ	正円孔	せいえんこう
	星状細胞	せいじょうさいぼう
	星状神経節	せいじょうしんけいせつ
	星状膠細胞	せいじょうこうさいぼう
	精神	せいしん
	正中溝	せいちゅうこう
	正中神経	せいちゅうしんけい
	正中線網様体核	せいちゅうせんもうようたいかく
	青斑核	せいはんかく
	赤核	せきかく
	赤核脊髄路	せきかくせきずいろ
	脊髄	せきずい
	脊髄液	せきずいえき
	脊髄円錐	せきずいえんすい
	脊髄横断	せきずいおうだん
	脊髄空洞症	せきずいくうどうしょう
	脊髄後角	せきずいこうかく
	脊髄後根	せきずいこうこん

dysmetria sheath	73
myelin	**14**, 162
medullar stria	47
cone cell	111, **126**
pyramis	39, **46**, 57, 60, 64, **115**, 140
extrapyramidal tract	63, **117**
extrapyramidal tract system	56, 72, 78, 79, 80, 103, **117**, 122
pyramidal decussation	46, 57, 59, **115**, 121
pyramidal cell	90, 91, **115**
pyramidal tract	39, 43, 46, **57**, 58, 60, 63, 64, 91, 95, **115**, 117, 121
pyramidal tract fiber	46
intrafusal muscle fiber, intrafusal fiber	36, 41
meninges	171
dysmetria	73
rotund foramen	130
astrocyte	71
stellatum ganglion, cervicothoracic ganglion	166
astroglia cell, astrocyte	16
spirit	99
median sulcus	47
median nerve	150, **152**, 159, 160
medial line reticular nucleus	59
ceruleus locus nucleus	47
ruber nucleus, nucleus locus ceruleus	40, 53, **55**, 58, 63, 79, 117
rubrospinal tract	**40**, 55, 58, 60, 61, 63, 72
spinal cord	11, **31**, 34, 35, 38, 40, 43, 45, 46, 49, 52, 54, 56, 71, 72, 80, 102, 120, 123, 159, 160, 161, 163, 169, 171, 172, 175
spinal liquid	34
medullar conus	31
cross section of spinal cord	43
syringomyelia, syringomyelus	42
posterior horn of spinal cord	34, 38, 39, 40, 57, 59
posterior radix of spinal cord	41

脊髄硬膜	せきずいこうまく
脊髄固有核	せきずいこゆうかく
脊髄根	せきずいこん
脊髄視床路	せきずいししょうろ
脊髄小脳	せきずいしょうのう
脊髄小脳路	せきずいしょうのうろ
脊髄神経	せきずいしんけい
脊髄神経根	せきずいしんけいこん
脊髄神経節	せきずいしんけいせつ
脊髄神経節細胞	せきずいしんけいせつさいぼう
脊髄神経節細胞突起	せきずいしんけいせつさいぼうとっき
脊髄神経叢	せきずいしんけいそう
脊髄前角	せきずいぜんかく
脊髄前角運動細胞	せきずいぜんかくうんどうさいぼう
脊髄前交叉	せきずいぜんこうさ
脊髄前索	せきずいぜんさく
脊髄側角	せきずいそくかく
脊髄側索	せきずいそくさく
脊髄側索後部	せきずいそくさくこうぶ
脊髄中心管	せきずいちゅうしんかん
脊髄反射	せきずいはんしゃ
脊髄反射弓	せきずいはんしゃきゅう
脊髄辺縁細胞	せきずいへんえんさいぼう
脊髄路	せきずいろ
脊髄癆（梅毒）	せきずいろう（ばいどく）
脊柱	せきちゅう
節	せつ
舌咽神経	ぜついんしんけい
舌状回	ぜつじょうかい
舌下神経	ぜっかしんけい
舌下神経運動核	ぜっかしんけいうんどうかく
舌下神経核	ぜっかしんけいかく
舌下神経核細胞	ぜっかしんけいかくさいぼう
舌下神経溝	ぜっかしんけいこう

dura mater of spinal cord	31, 172
proprius nucleus of spinal cord	35
spinal radix	140
spinothalamic tract	36, 39, 43, 56, 60, 61, 63, 64, 108, 110, 120
spinocerebellaris	66
spinocerebellar tract	**56,** 64, 72, 106
spinal nerve	11, 31, 34, 36, 115, 123, **145,** 146, 148, 159, 161, 165
spinal nerve radix	159, 162
spinal nerve ganglion	41, 42, 106, 108, **146,** 169
spinal nerve ganglion cell	**14,** 106
spinal nerve ganglion cell procceses	38
spinal nerve plexus	**146,** 150
spinal anterior horn	**34,** 42, 115
spinal anterior horn motoneuron	16, 19, 54, 55, 57, 72, 120
spinal anterior decussation	39
spinal anterior funiculus	57, 120
spinal lateral horn	**164,** 165
spinal lateral funiculus	115
posterior portion of spinal lateral funiculus	57
spinal central canal	**48,** 185
spinal reflex	**40,** 43
spinal reflex arc	40
spinal marginal cell	56
spinal tract	117
tabes dorsalis, syphilis	43
vertebral column	31
ganglion	19
glossophalangial nerve	46, 50, 52, 53, 110, 123, 130, **133,** 136, 138, 143, 166, 168, 169
lingual gyrus	86
hypoglossal nerve	46, 49, 123, **140,** 143, 148
motor nucleus of hypoglossal nerve	48
hypoglossal nerve nucleus	47, **49,** 50, 52, 60, 117, 121, 122, 140
hypoglossal nerve cell	16
hypoglossal nerve sulcus	46

舌下神経根	ぜっかしんけいこん
舌下神経三角	ぜっかしんけいさんかく
舌下腺	ぜっかせん
舌筋	ぜっきん
舌筋麻痺	ぜっきんまひ
節後神経	せつごしんけい
節後神経元	せつごしんけいげん
節後神経線維	せつごしんけいせんい
節後線維	せつごせんい
舌神経	ぜつしんけい
節前神経元	せつぜんしんけいげん
節前線維	せつぜんせんい
節前内臓運動核	せつぜんないぞううんどうかく
線維束	せんいそく
線維連絡	せんいれんらく
前外側溝	ぜんがいそくこう
前灰白質交連	ぜんかいはくしつこうれん
前角	ぜんかく
前角運動細胞	ぜんかくうんどうさいぼう
前角運動神経元	ぜんかくうんどうしんけいげん
前下小脳動脈	ぜんかしょうのうどうみゃく
前脚	ぜんきゃく
前結節	ぜんけっせつ
前交通動脈	ぜんこうつうどうみゃく
前交連	ぜんこうれん
仙骨神経	せんこつしんけい
仙骨神経節	せんこつしんけいせつ
仙骨神経叢	せんこつしんけいそう
前根	ぜんこん
前索	ぜんさく
前障	ぜんしょう
前視床放線	ぜんししょうほうせん
前シナプス膜	ぜんしなぷすまく
栓状核	せんじょうかく

hypoglossal nerve radix	64
hypoglossal nerve triangle	47, 49
sublingual gland	52, 130, **131**, 168
lingual muscle	49, 117, **143**
paralysis of tongue muscle	64
postganglionic nerve	166, 168
postganglionic neuron	163, 164
postganglionic nerve fiber	136
postganglionic fiber	**19**, 52, 113, 126, 163, 165, 167
lingual nerve	**130**, 131, 168
preganglionic neuron	163, 164, 167
preganglionic fiber	**19**, 113, 163, 164, 165, 166, 167, 168, 169
preganglionic visceral motor nucleus	48
nerve bundles	38, 60
fiber connection, fiber connexion	59
antero lateral sulcus, ventro lateral sulcus	**31**, 34, 145
anterior gray communication	42
anterior horn	**34**, 36, 42, 104, 176
anterior horn motoneuron	39, 40, 48, 58, 115, 117, 121, 145, 146
anterior horn motor neuron	49
anterior inferior cerebellar artery	181
anterior crus, anterior peduncle	102, 184
anterior tuberuculum	75
anterior communication cerebral artery	181, 184
anterior communication, ventral communication	34, **101**
sacral nerve	**145**, 156, 168, 169
sacral nerve ganglion	167
sacral nerve plexus	**156**, 161
anterior radix, ventral radix	**19**, 31, 115, 145, 146, 164, 165
anterior funiculus, anterior fasticlus	**34**, 36, 38, 40, 43, 115, 176
putamen	**103**
anterior thalamic radiation	102
presynaptic membrane	28
emboliform nucleus	71, 72

線条体	せんじょうたい
線条体路	せんじょうたいろ
染色質	せんしょくしつ
仙髄	せんずい
仙髄部	せんずいぶ
仙髄副交感核	せんずいふくこうかんかく
前正中裂	ぜんせいちゅうれつ
前脊髄視床路	ぜんせきずいししょうろ
前脊髄小脳路	ぜんせきずいしょうのうろ
前脊髄動脈	ぜんせきずいどうみゃく
前脊髄動脈栓塞	ぜんせきずいどうみゃくせんそく
浅大脳静脈	せんだいのうじょうみゃく
前大脳動脈	ぜんだいのうどうみゃく
前庭	ぜんてい
前庭小脳路	ぜんていしょうのうろ
前庭神経	ぜんていしんけい
前庭神経外側核	ぜんていしんけいがいそくかく
前庭神経核	ぜんていしんけいかく
前庭神経核群	ぜんていしんけいかくぐん
前庭神経節	ぜんていしんけいせつ
前庭脊髄路	ぜんていせきずいろ
前庭野	ぜんていや
前頭橋路	ぜんとうきょうろ
尖頭樹状突起	せんとうじゅじょうとっき
前頭神経	ぜんとうしんけい
前頭葉	ぜんとうよう
前頭連合領	ぜんとうれんごうりょう
前白質交連	ぜんはくしつこうれん
浅腓骨神経	せんひこつしんけい
前皮質脊髄路	ぜんひしつせきずいろ
浅部感覚	せんぶかんかく
浅部感覚伝導路	せんぶかんかくでんどうろ
前有孔質	ぜんゆうこうしつ
前葉	ぜんよう

corpus striatum	56, 75, 78, 79, **103**, 104, 117
striate tract	117
chromatin, chromosome	20
sacral cord	**31**, 146
sacral cord segment	163
sacral parasympathetic nucleus	36
anterior median fissure	**31**, 34, 39
anterior spinothalamic tract	**39**, 108
anterior spinocerebellar tract	**38**, 39, 56, 57, 60, 61, 71, 106, 108
anterior spinal artery	176
thrombus of anterior spinal artery	42
superficial cerebral vein	184
anterior cerebral artery	181
vestibula	71
vestibulocerebellar tract	66
vestibular nerve	53, 71, 111, **133**, 143
lateral nucleus of vestibular nerve	**40**, 58, 120
vestibular nucleus	40, 52, **53**, 57, 64, 71, 72, 117, 133
vestibular nuclei	47
vestibular nerve ganglion	133
vestibulospinal tract	40, 58, 60, **71**, 72, 120
vestibular area	47
frontpontini tract	63, 102
apical dendrite	90
frontal nerve	128
frontal lobe	40, 80, **85**, 102, 104, 181
association area of prefrontal cortex	95
anterior white communication	39
superficial peroneus nerve, superficial fibular nerve	158
anterior corticospinal tract	**39**, 57, 115
superficial sensation	81
superficial sensation tract	**110**
anterior perforanta substance	86
anterior lobe	66

そ

そ	双極神経元	そうきょくしんけいげん
	双極神経細胞	そうきょくしんけいさいぼう
	総頚動脈	そうけいどうみゃく
	相互作用説	そうごさようせつ
	層板小体	そうばんしょうたい
	総腓骨神経	そうひこつしんけい
	僧帽筋	そうぼうきん
	側角	そくかく
	側索	そくさく
	側頭橋路	そくとうきょうろ
	側頭葉	そくとうよう
	側頭連合領	そくとうれんごうりょう
	側脳室	そくのうしつ
	咀嚼運動	そしゃくうんどう
	咀嚼筋	そしゃくきん
	咀嚼筋神経	そしゃくきんしんけい
	卒中動脈	そっちゅうどうみゃく
	粗面小胞体（rER）	そめんしょうほうたい

た

た	第一次感覚神経元	だいいちじかんかくしんけいげん
	第一神経元	だいいちじしんけいげん
	体液調節	たいえきちょうせつ
	台形体	だいけいたい
	台形体核	だいけいたいかく
	大後頭神経	だいこうとうしんけい
	対光反射	たいこうはんしゃ
	大細胞部	だいさいぼうぶ
	第三神経元	だいさんしんけいげん
	第三脳室	だいさんのうしつ
	帯状回	たいじょうかい
	帯状溝	たいじょうこう
	対称性	たいしょうせい
	苔状線維	たいじょうせんい

bipolar neuron	**14**, 16, 28, 111
bipolar nerve cell	111, 113, 126, 133
common carotid artery	181
interaction theory	99
corpuscula lamellosa, Vater Pacini body	146
common peroneus nerve, common fibular nerve	**158**, 161
trapezius muscle	50, 117
lateral horn	**34**, 48, 146, 166, 176
lateral funiculus	**34**, 36, 38, 40, 43, 58, 60, 106, 176
lateral corticopontal tract	63
lateral lobe	57, **85**, 86, 102, 104, 111, 126, 184
association area of lateral lobe	95
lateral ventricle	101, 104, **185**
masticatory movement, chewing motion	122
masticatory muscle	50, 52, 117, **130**, 142
nerve of masticatory muscle	130
apoplexy artery	184
rough surfaced endoplasmic reticulum	20, 22
primary sensory neuron	14
primary neuron	**43**, 106, 108, 110, 111, 113, 115, 117
regulation of body fluid	80
trapezoid body, corpus trapezoideum	111
nucleus of trapezoid body	57
greater occipital nerve	146
light reflex	54, 141, 168
magno cellular portion	55, 58
third neuron	106, 108, 111, 113, 114
third ventricle	48, 75, 79, 104, **185**
cingulate gyrus	**86**, 104
cingulate sulcus	86
symmetry	27
mossy fiber	38, **68**

帯状麻痺	たいじょうまひ
大錐体神経	だいすいたいしんけい
体性運動	たいせいうんどう
体性運動核	たいせいうんどうかく
体性運動神経	たいせいうんどうしんけい
体性運動線維	たいせいうんどうせんい
体性運動柱	たいせいうんどうちゅう
体性運動領	たいせいうんどうりょう
体性感覚	たいせいかんかく
体性感覚柱	たいせいかんかくちゅう
体性純運動神経	たいせいじゅんうんどうしんけい
体性神経	たいせいしんけい
体性知覚	たいせいちかく
体性知覚領	たいせいちかくりょう
大腿神経	だいたいしんけい
大腿動脈神経叢	だいたいどうみゃくしんけいそう
体知覚核	たいちかくかく
体知覚領	たいちかくりょう
大内臓神経	だいないぞうしんけい
第二神経元	だいにしんけいげん
大脳	だいのう
大脳鎌	だいのうかま
大脳基底核	だいのうきていかく
大脳脚	だいのうきゃく
大脳縦裂	だいのうじゅうれつ
大脳髄質	だいのうずいしつ
大脳前頭葉	だいのうぜんとうよう
大脳動脈輪	だいのうどうみゃくりん
大脳半球	だいのうはんきゅう
大脳皮質	だいのうひしつ
大脳辺縁系	だいのうへんえんけい
大脳両半球	だいのうりょうはんきゅう
大耳介神経	だいじかいしんけい

zoster paralysis	43
great petrosus nerve, major petrosus nerve	**131**, 168
somatic motor	78, 104, 123
somatic motor nucleus	48, 49
somatic motor nerve	163
somatic motor nerve fiber	146
somatic motor column	49, 50
somatic motor area	91
somatic sensory	169
somatic sensory column	49
somatic pure motor nerve	128, 131, 140
somatic nerve	11, 169
somatic sensory	97
somatic sensory area	110
femoral nerve	155
femoral artery plexus	171
somatic sensory nucleus	106
somatic sensory area	108
great splanchnic nerve, major spanchnic nerve	**166**, 170
second neuron	42, 108, 111, 114, 115
cerebrum	**45**, 72, 81, 101, 108, 175
cerebral falx	174, 175
cerebral basal nucleus, basal ganglion	85, 101, **102**, 104
crus cerebri, cerebral peduncle	46, **47**, 56, 63, 75, 115, 128, 175
cerebral longitudinal fissura	85
cerebral medulla	101
cerebral frontal lobe	117
cerebral arterial circulus, Willis's arterial circulus	184
cerebral hemispher	**81**, 99, 101, 102
cerebral cortex	26, 52, 53, 57, 63, 72, 78, 80, **82**, 85, 91, 95, 97, 101, 102, 103, 106, 110, 111, 113, 115, 117, 120, 121, 122, 169
cerebral limbic system	59
cerebral bihemispher	75
greater auricular nerve	148

	第四脳室	だいよんのうしつ
	第四脳室外側口	だいよんのうしつがいそくこう（ルシュカ孔）
	第四脳室正中口	だいよんのうしつせいちゅうこう（マジャンディ孔）
	第四脳室底	だいよんのうしつてい
	第四脳室脈絡組織	だいよんのうしつみゃくらくそしき
	楕円形シナプス小胞	だえんけいしなぷすしょうほう
	多極神経元	たきょくしんけいげん
	多極神経細胞	たきょくしんけいさいぼう
	多形層	たけいそう
	脱髄性疾患	だつずいせいしっかん
	手綱	たづな
	手綱核	たづなかく
	手綱交連	たづなこうれん
	手綱三角	たづなさんかく
	多発性硬化症	たはつせいこうかしょう
	単シナプス性	たんしなぷすせい
	淡蒼球	たんそうきゅう
	短毛様体神経	たんもうようたいしんけい

ち

ち	知覚伝導路	ちかくでんどうろ
	緻密部	ちみつぶ
	中間外側核	ちゅうかんがいそくかく
	中間神経元	ちゅうかんしんけいげん
	中間帯	ちゅうかんたい
	中間内側核	ちゅうかんないそくかく
	中継核	ちゅうけいかく
	中継所	ちゅうけいじょ
	中頚神経節	ちゅうけいしんけいせつ
	中小脳脚	ちゅうしょうのうきゃく
	中心灰白質	ちゅうしんかいはくしつ
	中心管	ちゅうしんかん
	中神経幹	ちゅうしんけいかん
	中心溝	ちゅうしんこう
	中心後回	ちゅうしんこうかい

fourth ventricle	46, 47, 48, 49, 60, **185**
lateral aperture of fourth ventricle	47, **185**
medial aperture of fourth ventricle	47, **185**
basement of fourth ventricle	47, 57
tela chorioidea of fourth ventricle	47
ellipsoidal synaptic vesicle	22, 29
multipolar neuron	16, 34
multipolar nerve cell	126
multiform layer	91
demyelinating disease	43
habenula	78
habenular nucleus	78
habenular commissure	78
habenular triangle	78
multiple sclerosis, MS	43
monosynaptic	41
globus pallidus, pallidum	56, 80, **103**
short ciliary nerve	126
sensory pathway, sensory tract	38
compact part	56
intermediolateral nucleus	36, 146, 164, 165
interneuron	16, 105
intermediate zone, intermedial part	34
intermediomedial nucleus	36
relay nucleus	48, 53, 54, 58, 59, 78
relay station	78
medial cervical ganglion	166
medial cerebellar peduncle, middle cerebellar crus	46, 54, 60, **71**, 72, 120
central gray matter	60, **61**, 80
central canal	34, 46
medial nerve truncus	150
central sulcus	85
postcentral gyrus	**85**, 86, 97, 108, 110

中心前回	ちゅうしんぜんかい
中心傍小葉	ちゅうしんぼうしょうよう
中心傍小葉前部	ちゅうしんぼうしょうようぜんぶ
中心網様体核	ちゅうしんもうようたいかく
中枢枝	ちゅうすうし
中枢神経	ちゅうすうしんけい
中枢神経系	ちゅうすうしんけいけい
中大脳動脈	ちゅうだいのうどうみゃく
虫部	ちゅうぶ
中脳	ちゅうのう
中脳水道	ちゅうのうすいどう
中脳の症候群	ちゅうのうのしょうこうぐん
中脳の被蓋	ちゅうのうのひがい
中脳被蓋	ちゅうのうひがい
中脳被蓋腹側部	ちゅうのうひがいふくそくぶ
中脳蓋	ちゅうのうがい
聴覚	ちょうかく
聴覚性言語失語症	ちょうかくせいげんごしつごしょう
聴覚性言語中枢	ちょうかくせいげんごちゅうすう
聴覚線維	ちょうかくせんい
聴覚中枢	ちょうかくちゅうすう
聴覚伝導路	ちょうかくでんどうろ
聴覚の伝導路	ちょうかくのでんどうろ
聴覚領	ちょうかくりょう
腸間膜動脈神経叢	ちょうかんまくどうみゃくしんけいそう
長胸神経	ちょうきょうしんけい
鳥距溝	ちょうきょこう
聴結節	ちょうけっせつ
腸骨下腹神経	ちょうこつかふくしんけい
腸骨鼠径神経	ちょうこつそけいしんけい
聴放線	ちょうほうせん
腸腰動脈	ちょうようどうみゃく
直静脈洞	ちょくじょうみゃくどう
鎮痛作用	ちんつうさよう

precentral gyrus	**85,** 86, 95, 99, 115
paracentral lobe	**86,** 97, 108
anterior part of paracentral lobe	95
central retecular formation nucleus	58
central ramus	14, 19, 38, 108, 110, 111, 126, 128, 133, 136, 146
central nerve	17, 123
central nervous system	11, 46
medial cerebral artery	184
vermis, cerebellar vermis	66
mesencephalon, midbrain	40, 45, **46, 47,** 52, 71, 80, 82, 106, 108, 111, 115
cerebral aqueduct, mesencephalic aqueduct	46, 48, 49, 59, 61, 63, 79, 185
midbrain syndrome, mesencephalon syndrome	64
tegmentum mesencephalon	58
tegmentum mesencephalon	**54,** 56, 79, 80, 104, 113
ventral part of tegmentum mesencephalon	57
tectum of midbrain	128
audition, hearing, sence of hearing	54, 97
auditory language disturbance, auditory language aphasia	98
auditory language center	97
auditory fiber	78, **111**
auditory center	86
auditory pathway	54, **111,** 121
auditory tract, auditory pathway	48
auditory area	97, **111,** 121
intermesenteric arteral nerve plexus	171
long thoracic nerve	150
calcarinus sulcus	86, **97**
acustic tuberculum	47
iliohypogastric nerve	155
ilioinguinal nerve	155
auditory radiation	57, 102, **111**
iliolumbal artery	176
rectus sinus	175, **184**
analgesic effect	59

つ

つ	椎間孔	ついかんこう
	椎間円板	ついかんえんばん
	椎間板脱出症	ついかんばんだっしゅつしょう
	椎骨動脈	ついこつどうみゃく
	椎骨動脈神経叢	ついこつどうみゃくしんけいそう
	椎前神経節	ついぜんしんけいせつ
	椎傍神経節	ついぼうしんけいせつ
	痛覚	つうかく

て

| て | 伝導速度 | でんどうそくど |
| | 伝導路 | でんどうろ |

と

と	島	とう
	動眼神経	どうがんしんけい
	動眼神経運動核	どうがんしんけいうんどうかく
	動眼神経核	どうがんしんけいかく
	動眼神経副核	どうがんしんけいふくかく
	動眼神経麻痺	どうがんしんけいまひ
	瞳孔	どうこう
	瞳孔括約筋	どうこうかつやくきん
	橈骨神経	とうこつしんけい
	投射線維	とうしゃせんい
	頭仙髄副交感神経系	とうせんずいふくこうかんしんけいけい
	同側性視覚障害	どうそくせいしかくしょうがい
	頭頂橋路	とうちょうきょうろ
	頭頂後頭溝	とうちょうこうとうこう
	頭頂葉	とうちょうよう
	頭頂連合領	とうちょうれんごうりょう
	疼痛	とうつう
	等皮質	とうひしつ
	動脈輪	どうみゃくりん
	同名性半盲	どうめいせいはんもう
	透明中隔	とうめいちゅうかく

intervertebral foramen	34, **146**, 159
intervertebral disk	159
disk prolapse, subligamentous extrusion	159
vertebral artery	64, 176, **181**, 184
vertebral artery nerve plexus	170
prevertebral nerve ganglion	**164**, 165, 167
paravertebral nerve ganglion	**164**, 165
sense of pain	35, 78, 110, 146
conductive velocity	14
pathway, tract	28, 53, 105, 108, 115, 117
insula, insular lobus	**85**, 86, 102, 104, 184
oculomotor nerve	47, 52, 53, 63, 64, 113, 123, 126, 128, 141, 168
oculomotor nerve motor nucleus	48
oculomotor nucleus	**49**, 52, 53, 63, 115, 126
oculomotor nerve accesory nucleus (E-W nucleus)	**52**, 54, 63, 113, 126, 168
oculomotor paralysis	64
pupilla	113
pupilla sphincter muscle	52, **113**
radial nerve	150, **152**, 160
projection fiber	71, 91, 102
craniosacral parasympathetic nervous system	168
homonymous visual disorder	97
parietopontal tract	63
parietoccipital sulcus	**85**, 86
parietal lobe	40, **85**, 97, 98, 181, 184
parietal association area	95
pain	59, 142, 143, 169, 170
iso cortex	90
arterial circle	184
homonymous hemianopsia	121
septum pellucidum	104

	ドーパミン	どーぱみん
	ドーパミン作動性ニューロン	どーぱみんさどうせいにゅーろん
	特殊性中継核	とくしゅせいちゅうけいかく
	特殊体性感覚核	とくしゅたいせいかんかくかく
	特殊体性感覚神経	とくしゅたいせいかんかくしんけい
	特殊体性感覚柱	とくしゅたいせいかんかくちゅう
	特殊投射性神経核	とくしゅとうしゃせいしんけいかく
	特殊内臓運動	とくしゅないぞううんどう
	特殊内臓運動神経	とくしゅないぞううんどうしんけい
	特殊内臓運動線維	とくしゅないぞううんどうせんい
	特殊内臓運動柱	とくしゅないぞううんどうちゅう
	特殊内臓横紋筋	とくしゅないぞうおうもんきん
	特殊内臓感覚神経	とくしゅないぞうかんかくしんけい
	登上線維	とじょうせんい
	貪食作用	どんしょくさよう
	な	
な	内顆粒層	ないかりゅうそう
	内弓状線維	ないきゅうじょうせんい
	内頚動脈	ないけいどうみゃく
	内頚動脈神経叢	ないけいどうみゃくしんけいそう
	内耳神経	ないじしんけい
	内斜視	ないしゃし
	内耳ラセン器	ないじらせんき
	内錐体層	ないすいたいそう
	内臓運動	ないぞううんどう
	内臓運動神経	ないぞううんどうしんけい
	内臓感覚	ないぞうかんかく
	内臓感覚核	ないぞうかんかくかく
	内臓感覚神経	ないぞうかんかくしんけい
	内臓感覚線維	ないぞうかんかくせんい
	内臓感覚柱	ないぞうかんかくちゅう
	内臓神経	ないぞうしんけい
	内臓神経節	ないぞうしんけいせつ
	内臓神経叢	ないぞうしんけいそう

dopamin	117
dopaminergic neuron	104
special relay nucleus	78
special somatic sensory nucleus	48
special somatic sensory nerve	126, 133
special somatic sensory column	52
special projection nerve nucleus	78
special viseral motor	128
special viseral motor nerve	140
special viseral motor fiber	131, 133, 136
special viseral motor column	50
special viseral striated muscle	48
special viseral sensory nerve	126
climbing fiber	68
phagocytosis	16
internal granular layer	91
internal arcuate plexus	**53**, 56, 60, 106
internal carotid artery	**181**, 184
internal carotid plexus	170
vestibular nerve	46, 111, 123, **133**, 143
esotropia, ET, convergent strabismus, internal strabismus	142
spiral organ in internal auris	14
internal pyramidal layer	91
visceral movement, viseral motor	123, 169
visceral motor nerve	163
visceral sensory	169, 170
visceral sensory nucleus	48
visceral sensory nerve	163, 169, 170
visceral sensory fiber	146, 170
visceral sensory column	52
visceral nerve	11, 163, 169
visceral nerve ganglion	28
visceral nerve plexus	170

	内臓反射	ないぞうはんしゃ
	内側胸筋神経	ないそくきょうきんしんけい
	内側膝状体	ないそくしつじょうたい
	内側膝状体核	ないそくしつじょうたいかく
	内側縦束	ないそくじゅうそく
	内側神経束	ないそくしんけいそく
	内側髄板	ないそくずいばん
	内側前脳束	ないそくぜんのうそく
	内側毛帯	ないそくもうたい
	内側毛帯交叉	ないそくもうたいこうさ
	内側毛帯路	ないそくもうたいろ
	内側隆起	ないそくりゅうき
	内分泌系	ないぶんぴつけい
	内分泌腺	ないぶんぴつせん
	内包	ないほう
	軟口蓋	なんこうがい
	難聴	なんちょう
	軟膜	なんまく
	難耳	なんじ
	に	
に	二元論	にげんろん
	Nissl小体	にっするしょうたい
	日内リズム	にちないりずむ
	乳頭視床路	にゅうとうししょうろ
	乳頭体	にゅうとうたい
	乳頭体核	にゅうとうたいかく
	乳頭被蓋束	にゅうとうひがいそく
	ニューロパチー	にゅーろぱちー
	ニューロピル	にゅーろぴる
	ニューロン	にゅーろん
	ニューロン説	にゅーろんせつ
	の	
の	脳	のう
	脳回	のうかい

visceral reflex	42
medial pectoral nerve	150
medial geniculate body	48, 54, 57, **78**, 111, 121
nucleus of medial geniculate body	78
medial longitudinal fasciculus	40, **57,** 60, 61, 63, 71, 72
medial nerve bundle	150, 152
medial medullar lamina	75
medial forebrain bundle	104
medial lemniscus	53, **56,** 60, 63, 64, 106, 108, 110, 111
medial lemniscus decusation	59
medial lemniscus tract (pathway)	38
medial eminentia	47
endocrine system	104
endocrine gland	78
internal capsula	91, 102, 110, 111, 113
palatum molle, velum palatinum	50
hearingloss, deafness, hearing disorder	97, 121
pia mater	**171,** 172
auditory disorder	121
dualism	99
Nissl's body	20
circadian rhythm, diurnal rhythm	78
mamillothalamic fasciculus, Vicqd'Azyr fasciculus	**80,** 104
mamillar body	**79,** 80, 102, 184
nucleus of mamillar body	79
mamillo tegmental fasciculus	80
neuropathy	162
neuropil	29, 91
neuron	13, 20, 26, 27
neuron doctrine, neuron theory	26
brain	11, 43, 45, 99, 123, 171, 176
cerebral gyrus	85

	脳幹	のうかん
	脳幹網様体	のうかんもうようたい
	脳弓	のうきゅう
	脳溝	のうこう
	脳硬膜	のうこうまく
	脳硬膜静脈洞	のうこうまくじょうみゃくどう
	脳室	のうしつ
	脳室系	のうしつけい
	脳神経	のうしんけい
	脳神経運動核	のうしんけいうんどうかく
	脳神経核	のうしんけいかく
	脳神経核柱	のうしんけいかくちゅう
	脳神経感覚核	のうしんけいかんかくかく
	脳神経根	のうしんけいこん
	脳神経節	のうしんけいせつ
	脳図	のうず
	脳脊髄液	のうせきずいえき
	脳脊髄神経	のうせきずいしんけい
	脳底動脈	のうていどうみゃく
	脳梁	のうりょう
	脳梁幹	のうりょうかん
	脳梁溝	のうりょうこう
	脳梁膝	のうりょうしつ
	脳梁放射	のうりょうほうしゃ
	脳梁膨大	のうりょうぼうだい
		は
は	パーキンソン病	ぱーきんそんびょう
	背核	はいかく
	肺神経叢	はいしんけいそう
	背側蝸牛神経核	はいそくかぎゅうしんけいかく
	背側視床	はいそくししょう
	白交通枝	はくこうつうし
	白質	はくしつ

日欧文索引表　*249*

brain stem	36, 45, 46, 47, 48, 52, 53, 58, 61, 63, 71, 75, 80, 81, 102, 103, 111, 115, 128, 131, 163, 169
brain stem reticular formation	58
fornix	**80,** 101, 104
cerebral sulcus	85, 175, 176
cerebral dura matar,	172, 175
cerebral dural venosi sinus	175
ventriculus	60, 176, **185**
ventricular system	45, **185**
cranial nerve	11, 46, **123,** 128
cranial nerve motor nucleus	**48,** 53, 54, 57, 58, 115, 117, 121, 122
cranial nerve nucleus	**48,** 49, 58, 59
cranial nerve nucleus column	49
cranial nerve sensory nucleus	**48,** 53
cranial nerve radix	164
cranial nerve ganglion	169
brain map	90
cerebrospinal liquid	47, 104, 141, 172, 175, 176, **185**
craniospinal nerve	163
cerebral basilar artery	181
corpus callosum	85, 86, **101,** 102
callosal corporis truncus	101
callosal corporis sulcus	86
callosal corporis genu	101
callosal corporis radiation	101
callosal corporis splenium	101
Parkinson disease	56, **104,** 117, 122
dorsal nucleus	36, 56
pulmonal nerve plexus	170
dorsal cochlear nerve nucleus	52, **133**
dorsal thalamus	104
white communication ramus	**36,** 164, 165
white matter	28, 34, 36, 43, 48, 58, 102

	薄束	はくそく
	薄束核	はくそくかく
	薄束結節	はくそくけっせつ
	バスケット細胞	ばすけっとさいぼう
	バゾプレッシン	ばぞぷれっしん
	馬尾	ばび
	Babinski 反射	ばびんすきぃはんしゃ
	反回喉頭神経	はんかいこうとうしんけい
	半球	はんきゅう
	反屈束	はんくつそく
	半月神経節	はんげつしんけいせつ
	半交叉	はんこうさ
	反射	はんしゃ
	反射弓	はんしゃきゅう
	半身麻痺	はんしんまひ
	ハンチントン舞踏病	はんちんとんぶとうびょう

ひ

ひ	被蓋	ひがい
	被蓋脊髄路	ひがいせきずいろ
	被蓋背側交叉	ひがいはいそくこうさ
	被蓋部	ひがいぶ
	被殻	ひかく
	非交叉性	ひこうさせい
	尾骨神経	びこつしんけい
	微細小管	びさいしょうかん
	皮質	ひしつ
	皮質核路	ひしつかくろ
	皮質橋路	ひしつきょうろ
	皮質脊髄路	ひしつせきずいろ
	皮質知覚中枢	ひしつちかくちゅうすう
	尾状核	びじょうかく
	脾神経叢	ひしんけいそう
	鼻腺	びせん
	非対称性	ひたいしょうせい

gracil fasciculus,	38, **53**, 56, 59, 106
gracil nucleus	46, **53,** 56, 59, 60, 106
gracil tuberculum	46, **53**
basket cell	71
vasopressin	80
cauda equina	34, **172**
Babinski reflex	121
recurrent laryngeus nerve	138
hemispher	85
retroflexus fasciculus	78
semilunar ganglion, trigeminal ganglion	128
hemidecussation, half decussation	113
reflex	17
reflex arc	17
hemiplegia	64
Huntington chorea, HC	104
tegmentum, tegmentum mesenchephalon	**60,** 61, 63, 80
tegmentospinal tract	54
tegmento dorsal decussation	54
tegmentum	55
putamen	**103,** 117
non decussation	113
coccygeal nerve	145, 156, **159**
microtubules	21, 22
cortex	28
corticonuclei tract	**50,** 57, 58, 60, 102, 115, 117, 121
corticopontini tract	**54,** 72, 120
corticospinal tract	**39,** 40, 43, 46, 57, 58, 72, 81, 102, 115, 121
cerebral cortico sensory center	97
caudal nucleus	80, **102,** 117, 184
lienal (splenic) plexus	171
nasal gland	131
asymmetry	27

	左側半球	ひだりがわはんきゅう
	左反回喉頭神経	ひだりはんかいこうとうしんけい
	非特殊投射性神経核	ひとくしゅとうしゃせいしんけいかく
	皮膚感覚受容器	ひふかんかくじゅようき
	被膜	ひまく
	表在感覚伝導路	ひょうざいかんかくでんどうろ
	表在層	ひょうさいそう
	表情筋	ひょうじょうきん
	表情筋麻痺	ひょうじょうきんまひ
	病的反射	びょうてきはんしゃ

ふ

ふ	ファーテル・パチニ小体	ふぁーてる・ぱちにしょうたい
	副楔状束核	ふくけつじょうそくかく
	副楔状束核小脳路	ふくけつじょうそくかくしょうのうろ
	副交感神経	ふくこうかんしんけい
	副交感神経系	ふくこうかんしんけいけい
	副交感神経節	ふくこうかんしんかいせつ
	副交感神経線維	ふくこうかんしんけいせんい
	副交感性	ふくこうかんせい
	副交感線維	ふくこうかんせんい
	腹腔神経節	ふくくうしんけいせつ
	腹腔神経叢	ふくくうしんけいそう
	伏在神経	ふくざいしんけい
	副神経	ふくしんけい
	副神経核	ふくしんけいかく
	副神経脊髄根	ふくしんけいせきずいこん
	腹側蝸牛神経核	ふくそくかぎゅうしんけいかく
	腹側視床	ふくそくししょう
	腹側視床核	ふくそくししょうかく
	腹大動脈神経叢	ふくだいどうみゃくしんけいそう
	不随意運動	ふずいうんどう
	不対神経節	ふついしんけいせつ
	ブラウンセカール症候群	ぶらうんせかーるしょうこうぐん
	プルキンエ細胞	ぷるきんえさいぼう

left hemispher	99
left recurrent laryngeus nerve	138
nonspecific projection nerve nucleus	75
receptors of cutaneous sensation	42
capsula	171
tract of superficial sensation	120
lamina zonalis, superficial layer	90, 91
muscle of facial expression, facial muscle	50, 117, **131**
facial paralysis (palsy)	64
pathologic reflex	42
Vater-Pacini corpuscles	146
accessory cutaneus nucleus	54, 108
accessory cutaneus nucleus cerebellar tract	54, 72, 108
parasympathetic nerve	13, 164, **167**, 168, 169, 170
parasympathetic nerve system	19, 145, 163, **167**
parasympathetic nerve ganglion	167
parasympathetic nerve fiber	126, 128, 146, **168**
parasympathetic	36, 128, 131
parasympathetic fiber	52
coeliac ganglion, celiac ganglion	164, 167, **170**
coeliac plexus, celiac plexus	**170**, 171
saphenus nerve	155
accessory nerve	46, 50, 123, 136, **140**, 143
accessory nerve nucleus	**50**, 59, 117, 140
spinal radix of accessory nerve	50
ventral cochlear nucleus	**52**, 133
ventral thalamus	**75**, 79
ventral thalamic nucleus	79
abdominal aortic plexus	171
involuntary movement	104
impar ganglion	167
Brown-Sequard syndrom	43
Purkinje cell	68

	プルキンエ細胞層	ぷるきんえさいぼうそう
	ブローカの言語中枢	ぶろーかのげんごちゅうすう
	分子層	ぶんしそう
	分節性	ぶんせつせい
	吻側脊髄小脳路	ふんそくせきずいしょうのうろ
	分泌神経線維	ぶんぴつしんけいせんい
	分泌線維	ぶんぴつせんい

へ

へ	平衡覚	へいこうかく
	平衡感覚	へいこうかんかく
	平行線維	へいこうせんい
	閉鎖神経	へいさしんけい
	Betz 細胞	べっつさいぼう
	Betz 錐体細胞	べっつすいたいさいぼう
	ペプタイド	ぺぷたいど
	ヘミバリスム	へみばりすむ
	ベル-マジャンディの法則	べる-まじゃんでぃのほうそく
	変性	へんせい
	片側鼻側半盲	へんそくびそくはんもう
	扁桃体	へんとうたい
	片葉小節葉	へんようしょうせつよう
	辺縁回	へんえんかい
	辺縁核	へんえんかく
	辺縁系	へんえんけい
	辺縁細胞	へんえんさいぼう
	辺縁葉	へんえんよう

ほ

ほ	防御反射	ぼうぎょはんしゃ
	放射線維	ほうしゃせんい
	胞体	ほうたい
	膨大部稜	ぼうだいぶりょう
	歩行姿勢障害	ほこうしせいしょうがい
	歩行障害	ほこうしょうがい
	補足運動領	ほそくうんどうりょう

Purkinje cell layer	68
Broca's motor language center	97
molecular layer	68, 90
segmentation, metamery	31
rostral spinocerebellar tract	39, 72
neurosecration fiber	131
secration fiber	131
equilibrum sensation	53
equilibrium sense	133
parallel fiber	68, 70
obturatory nerve	**155**, 161
Betz cell	39
Betz pyramidal cell	91
peptide	59
hemiballisum	104
low of Bell-Magandie	19
degeneration	162
heminasal hemianopsia	121
amigdaral body	**95**, 103, 104
flocclonodular lobus	66
limbic gyrus	86
marginal nucleus	35
limbic system	80, **104**
marginal cell	39, 106
limbic lobe	85
protective reflex	42
radial fiber	101
soma	20
ampuller crista	133
gait postual disturbance	73
gait disturbance	73
supplemental motor area	91, 95

	勃起神経	ぼっきしんけい
	ホメオスタシス	ほめおすたしす
	ホルネル症候群	ほるねるしょうこうぐん

ま

ま	マイスネル小体	まいすねるしょうたい
	マジャンディ孔	まじゃんでぃこう
	末梢枝	まっしょうし
	末梢神経	まっしょうしんけい
	末梢神経系	まっしょうしんけいけい
	末梢神経線維	まっしょうしんけいせんい
	麻痺	まひ

み

み	味覚	みかく
	味覚神経線維	みかくしんけいせんい
	味覚線維	みかくせんい
	味覚領	みかくりょう
	右反回喉頭神経	みぎはんかいこうとうしんけい
	ミクログリア	みくろぐりあ
	ミトコンドリア	みとこんどりあ
	脈絡叢	みゃくらくそう
	脈絡組織	みゃくらくそしき

む

む	無嗅症	むきゅうしょう
	無髄線維	むずいせんい

め

め	迷走神経	めいそうしんけい
	迷走神経幹	めいそうしんけいかん
	迷走神経背側核	めいそうしんけいはいそくかく
	迷路動脈	めいろどうみゃく
	メラトニン	めらとにん

も

も	網状説	もうじょうせつ
	網状部	もうじょうぶ
	毛帯交叉	もうたいこうさ

erigental nerve, pelvic splanchnic nerve 169
homeostasis 169
Horner syndrome 64

Meissner carpuscle 146
Magandie foramen 47, 185
peripheral ramus 14, 19, 108, 111, 126, 128, 133, 136, 146
peripheral nerve 28, 115, 123, 145
peripheral nerve system 11, 162
peripheral nerve fiber 162
paralysis, palsy 95

sense of taste **52,** 130, 131, 143
gastatory nerve fiber 131
gastatory fiber 131
gastatory area 97
right recurrent laryngeus nerve 138
microglia 16, 27
mitocondria 21, 22
choroid plexus 47, 104, 176, **185**
choroid tissue 176

arhinencephaly, arrhinencephaly 141
unmyelinated fibers 14

vagus nerve 46, 50, 52, 53, 110, 123, **136,** 138, 140, 143, 166, 170
vagus nerve trunk 138
nucleus of dorsal nerve vagus 47, 52, **60,** 80, 136, 168
labyrinthic artery 181
melatonin 78

reticular theory 26
reticular area 56
medial lemnicorum decussation, Dec.Lemisc 53, **56,** 60, 106

	網膜	もうまく
	網膜中心動脈	もうまくちゅうしんどうみゃく
	網膜内顆粒層	もうまくないかりゅうそう
	網様体	もうようたい
	網様体核	もうようたいかく
	毛様体筋	もうようたいきん
	網様体神経元	もうようたいしんけいげん
	毛様体神経節	もうようたいしんけいせつ
	網様体脊髄路	もうようたいせきずいろ
	モジュール構造	もじゅーるこうぞう
	モンロー孔	もんろーこう

ゆ

ゆ	唯物論	ゆいぶつろん
	優位脳	ゆいのう
	優位半球	ゆいはんきゅう
	有髄線維	ゆうずいせんい
	遊離リボソーム	ゆうりりぼそーむ

よ

よ	腰神経	ようしんけい
	腰神経節	ようしんけいせつ
	腰神経叢	ようしんけいそう
	腰髄	ようずい
	腰髄の側角	ようずいのそくかく
	腰仙骨神経幹	ようせんこつしんけいかん
	腰椎穿刺	ようついせんし
	腰動脈	ようどうみゃく
	腰内臓神経	ようないぞうしんけい
	腰膨大	ようぼうだい
	腰膨大部	ようぼうだいぶ
	翼口蓋神経	よくこうがいしんけい
	翼口蓋神経節	よくこうがいしんけいせつ
	抑制作用	よくせいさよう
	抑制性シナプス	よくせいせいしなぷす
	抑制物質	よくせいぶっしつ

retina	14, 97, **113**, 126
retinal central artery	126
retinal ganular layer	111
reticular formation	28, 34, 36, 40, 50, **58**, 59, 60, 61, 72, 75, 80 117
nucleus of reticular formation	58
ciliar muscle	52, 126, **168**
neuron of reticular formation	59
ciliary nerve ganglion	**52, 113**, 126, 128, 167, 168
reticulospinal tract	**40**, 59, 72
modular structure	91
Monro foramen, interventricular foramen	185
materialism	99
dominant brain	97, 99
dominant hemishere, hemispheric dominant	99
myelinated fibers	14, 22
free ribosome	20
lumbar nerve	145
lumbar nerve ganglion	167
lumbar plexus	**155**, 161
lumbar medulla, lumbar segment	31, **164**
lateral horn of lumbar segment	163
lumbosacral nerve trunk	156
lumbar centesis, lumbar puncture	34
lumbar artery	176
lumbar splanchnic nerve	167, 171
lumbar enlargement	**31**, 36, 39
lumbar enlargement portion	36
pterygopalatine nerve	130
pterygopalatine ganglion	52, 130, 131, **167**, 168
depressant action	68
inhibitory synapse (IPSP)	27
inhibitory substance	59

ら

ら	ラセン神経節	らせんしんけいせつ
	卵円孔	らんえんこう
	卵形嚢班	らんけいのうはん
	ランビエルの絞輪	らんびえるのこうりん
	ランビエルの絞輪部	らんびえるのこうりんぶ

り

り	リソソーム	りそそーむ
	リボソーム	りぼそーむ
	リポフスチン顆粒	りぽふすちんかりゅう
	隆起核	りゅうきかく
	隆起核下垂体路	りゅうきかくかすいたいろ
	菱形窩	りょうけいか
	菱形窩下部	りょうけいかかぶ
	梁下野	りょうかや
	菱脳	りょうのう

る

る	Luys体	るいすたい
	涙腺	るいせん
	ルシュカ孔	るしゅかこう

れ

	連合線維	れんごうせんい
れ	連合領	れんごうりょう
	レンズ核	れんずかく

ろ

ろ	漏斗	ろうと
	漏斗核	ろうとかく
	肋下神経	ろっかしんけい
	肋間神経	ろっかんしんけい
	肋間神経痛	ろっかんしんけいつう
	肋間動脈	ろっかんどうみゃく
	肋間神経溝	ろっかんしんけいこう

わ

わ	ワーレンベルグ症候群	わーれんべるぐしょうこうぐん

spiral ganglion, cochlear ganglion	111
oval foramen	130
utricul macula	133
Ranvier's node, node of Ranvier	**14**, 23
nodal potion of Ranvier	21
lysosome	21
ribosome	20, 22
lipophscin granule	21
tuberal nucleus	80
tuberonucleus hypophysial tract	80
rhomboidal fossa	46, **47**, 50, 52
lower portion of fossa rhomboidea	49
area subcalluosa	86
rhombenchephalon	45
Luys body	104
lacrimal gland	52, 131, **168**
foramen Lusckae	47, **185**
association fiber	102
association area, association cortex	95
lentiform nucleus, lenticular nucleus	**102**, 184
infundibulum	**79**, 80, 184
infundibular nucleus, nucleus infundibulum	**80**, 81
subcostal nerve	152
intercostal nerve	**152**, 161
intrecostal neuralgia, pain of intercostal nerve	161
intercostal artery	176
costal (nerve) sulcus	153
Wallenberg syndrome	64

鷲手　　　　　　　わして
腕神経叢　　　　　わんしんけいそう

claw hand 160
brachial plexus **150**, 152, 160

〔著者紹介〕

齋藤基一郎（さいとうきいちろう）
1940年東京都生れ。
茨城県立医療大学名誉教授。
現・植草学園大学保健医療学部教授、医学博士。
著書「An Electron Microscope Atlas of Neurons」東大出版会
　　「医療のための人体解剖」廣川書店
訳書「目で見る人体解剖」廣川書店
　　「自己はどのように脳をコントロールするか」J.C.エックルス、シュプリンガー・フェアラーク東京

王昌立（おうしょうりつ）
1938年ハルビン生れ。
中国医科大学教授。
著書「医療のための人体解剖学」廣川書店
訳書「目で見る人体解剖」廣川書店

後藤保正（ごとうやすまさ）
1948年名古屋生れ。
首都大学東京健康福祉学部教授、医学博士。
著書「医療のための人体解剖学」廣川書店
　　「リハビリテーション医学講座、3運動学」医歯薬出版株式会社
　　「解剖学」岸清、石塚寛編集　医歯薬出版株式会社

医療のための 脳・神経解剖学の基礎
増補改訂新装版

2009年4月8日　増補改訂第1刷発行

著　者　齋 藤 基 一 郎
　　　　王　　昌　　立
　　　　後 藤 保 正

発行人　浜　　正　史

発行所　株式会社　元就出版社
　　　　〒171-0022　東京都豊島区南池袋4-20-9
　　　　　　　　　　サンロードビル2F-B
　　　　電話　03-3986-7736　FAX 03-3987-2580
　　　　振替　00120-3-31078

装　幀　純 谷 祥 一
印刷所　中央精版印刷株式会社

※乱丁本・落丁本はお取り替えいたします。

©Saito Kiichiro 2009 Printed in Japan
ISBN978-4-86106-174-5 C3047

メモランダム

memorandum

メモランダム

memorandum

メモランダム